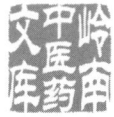

岭南中医药文库·医疗系列

旗峰莞水大岐黄

——聚焦东莞市中医院

主　编　郑志文

广东省出版集团

广东科技出版社

·广州·

图书在版编目（CIP）数据

旗峰莞水大岐黄：聚焦东莞市中医院/郑志文主编. —广州：广东科技出版社，2010.8
（岭南中医药文库. 医疗系列）
ISBN 978 - 7 - 5359 - 5355 - 1

Ⅰ. ①旗… Ⅱ. ①郑… Ⅲ. ①中医医院—概况—东莞市 Ⅳ. ①R197. 4

中国版本图书馆 CIP 数据核字（2010）第 055470 号

责任编辑：吕　健
封面设计：丁青云　李　宏
责任校对：罗美玲
责任印制：任建强
出版发行：广东科技出版社
　　　　　（广州市环市东路水荫路 11 号　邮码：510075）
E - mail：gdkjzbb@21cn. com
http：//www. gdstp. com. cn
经　　销：广东新华发行集团股份有限公司
印　　刷：广州市岭美彩印有限公司
　　　　　（广州市花地大道南　海南工商贸易区 A 幢　邮码：510385）
规　　格：889mm×1 194mm　1/32　印张 11. 25　字数 230 千
版　　次：2010 年 8 月第 1 版
　　　　　2010 年 8 月第 1 次印刷
定　　价：38. 00 元

内 容 提 要

　　东莞市中医院创建于 1965 年 12 月 1
日，40 多年来，医院的发展走过一条艰苦
创业和崎岖曲折的道路。在党和政府及社
会各界人士的关心支持下，经过历任院领
导和全体中医院人的努力奋斗，医院从无
到有，从小到大，从弱到强，特别在开放
改革 30 年来发展迅猛。1995 年被评定为
"三级甲等中医医院"、"广东省示范中医
院"，后又被评定为"广东省高等医药院校
教学医院"、"广州中医药大学非直属附属
医院"，附设有"东莞市中医药研究所"、
"东莞市老年病防治研究所"、"东莞地区中
草药剂型改革中心"。目前东莞市中医院已
建设成为一所突出中医特色，中西医结合，
医教研为一体的综合性现代中医医院。

　　本书为《岭南中医药文库》医疗系列
中的一册。全书通过回眸篇、崛起篇、战

略篇、品牌篇、医魂篇、文化篇、人物篇、展望篇八大章节，全面记述了在绵长中医药应用历史背景下，东莞市中医院一路向上的发展历程、不断提高的医疗水平、应时而动的管理方略、口碑相传的医德医风、风采奕奕的名医群像、感人至深的大事要闻，并辅以大量照片图表，文图并茂，内容显明，重点突出，既有助于大众对东莞市中医院的深入了解，又能为广东省乃至全国中医院的管理建设提供借鉴性极强的宝贵资料。

《旗峰莞水大岐黄——聚焦东莞市中医院》编委会

序

　　岭南，在传统上是指越城、大庾、骑田、都庞、萌渚五岭以南的地区。这个地区的地理和人文环境富有特色，是我国地域文化中的重要分支。广东是岭南地区的核心地域，近代以来社会经济和科技文化发展均走在地区的前列。在这里，传统中医药以独特的作用深得人们信赖，一直呈现生机勃勃的局面。

　　2006年以来，广东省委、省政府先后出台了多个促进广东中医药发展的重要文件，提出要将广东从"中医药大省"建设成为"中医药强省"，这无疑为广东中医药的腾飞增添了巨大的推动力。其中，《岭南中医药文库》（以下简称《文库》）的出版就是一项具体的措施。遵《文库》编委会之嘱作序，略述感言如下。

从中国文化发源来看，中国文化的主流发源于中原一带。中医药学是从中原传入岭南的。晋代有葛洪、支法存、仰道人等活跃于广东，唐代开始有李暄《岭南脚气论》等以岭南为名的方书，可见医学与岭南挂钩，岭南医学成为中医药学科的一个分支，为时至少已有千多年了。

晋唐时期，岭南的中医学就已经体现出自身的特色，例如在研究当时流行的脚弱病（脚气病、维生素 B_1 缺乏症）方面成果突出。唐代《千金要方》卷七论风毒状第一："论曰，考诸经方往往有脚弱之论，而古人少有此疾，自永嘉南渡，衣缨仕人多有遭者，岭表江东有支法存、仰道人等，并留意经方，偏善斯术，晋朝仕望多获全济，莫不由此二公。"可见岭南医学善于创新。另外，从《千金要方》、《外台秘要》、《肘后备急方》等书中还可见葛洪、支法存等对蛊毒、沙虱热（恙虫病）、疟疾、丝虫、姜片虫等传染病有不少治疗方药，对岭南热带地区传染病的研究成就亦较为突出。这些成就不是由中原带来，而是吸取多地民间医药精华，加以总结得之。

宋代开始，岭南医学界人才辈出。先有陈昭遇，开宝初年至京师为医官。陈昭遇与王怀隐等 3 人历时 11 年编成《太平圣惠方》；又与刘翰、马志等 9 人编成《开宝新详定本草》20 卷。绍兴年间（1137），潮阳人刘昉著的《幼幼新书》为岭南儿科学的发展奠定了良好的基础。可见宋代岭南已有国家级的医家出现。元代释继洪撰《岭南卫生方》，其中就收录了不少宋代医家的经验方，标志着具有岭南特色的方药学已初步形成。

明清时期是岭南中医学大发展的年代。明代，有丘濬、盛端明等有名望的医家出现；还有浙江人王纶所著的《明医杂著》，是其在广东布政司任内完成的；一代名医张景岳的《景岳全书》，亦是在粤地一再印行方传世。上述著作对岭南医学的影响很大。清代，对全国有较大影响的医家何梦瑶，被誉为"南海明珠"；儋州罗汝兰著《鼠疫汇编》，丰富了对急性传染病的诊治经验；清末，西洋医学传入我国，岭南首当其冲，出现了朱沛文等主张中西汇通之医家。岭南医学的中医小儿科继续取得突出成就，在清代中期刊行了罗浮山人陈复正的《幼幼集成》后，清末又有程康甫著《儿科秘要》，由博返约，把儿科证候概括为八门（风热、急惊风、慢惊风、慢脾风、脾虚、疳积、燥火、咳嗽）；治法约以六字（平肝、补脾、泻心），举一反三，给人以极大的启发。民国时期儿科名医杨鹤龄继承程氏学说，著《儿科经验述要》。杨氏在育婴堂从17岁起独立主诊病婴，每天巡视、处理危重病婴数次，故育婴堂可称儿童医院之雏形。他积累了丰富的治疗危重病儿的经验，后来自己开业，日诊两三百人。西医张公让曾不断观察其诊证，亦深为佩服其医术之精也！

而广东草药在清代至民国时期也得到很好的整理，名作有何克谏的《生草药性备要》、《增补食物本草备考》和萧步丹的《岭南采药录》等，为中药材增加不少岭南草药品种。

上述可见，岭南医学至清代挟其岭南之特色已达相当高的水平。光绪三十二年（1906）广州就有医学求益社之成立，相当于今天的医学会，以文会友，每月一次。被评得第一名者，发表论文于报端。上月头名即为下一届论文的主审员，无形中开展学术之竞争。后继者有广州医学卫生社。但岭南医学之发展达到高峰则是在民国时期后，主要是在医学教育培养人才方面成绩突出。民国时期，学校教育开始举办，著名的有广东中医药专门学校与广东光汉中医专门学校，均为岭南中医学界培养了许多人才。虽然民国时期受国民党政府消灭中医的压迫，但岭南医学学术仍然日益繁荣，影响至香港和东南亚一带。中医药为岭南人民健康事业立下了不朽的功勋。

回顾岭南医学发展的脉络，晋代中原移民带来的先进医术与岭南地区医药相结合；宋代以后，长江流域的医药学术带入岭南，又促进岭南医药学的发展，加上自身的成就，岭南医药学成为有浓郁的岭南特色的医药学派。历史同时也表明，医药事业与地区社会经济发展状况紧密相关。当代广东改革开放已先行多年，经济文化各方面都打下了厚实的基础，在有力的政策推动下，聚集人才。可以寄望今后，岭南中医药学必将产生飞跃式的发展，实现中医药强省的目标。

二

研究地方医药学，其实也是为中医药学事业整体作贡献。自 1977 年美国恩格尔教授提出医学模式理论以来，西方医学正在由"生物医学模式"向"生物—心理—社会"医学模式转变。其实我国传统医学一开始就重视心理因素、环境因素，中医药学研究还不能脱离地理环境、社会环境、个人体质、时间因素，故应该因时、因地、因人制宜地去研究疾病预防和治疗。

对于环境与人类社会的关系，古今中外都有过各种讨论。我国伟大的历史学家司马迁，在《史记》中分别论述了 4 个主要经济区域与人的性格和社会风俗的关系。西方的亚里士多德也将地理环境与政治制度相联系，认为地理位置、气候、土壤等影响个别民族特征与社会性质。德国哲学家黑格尔的《历史哲学》也将地理环境看做是精神的舞台，认为是历史的"主要的而且必要的基础"，不同的环境会有不同的历史进程。至于自然科学，虽然研究的是事物普遍的客观规律，但科学也具有社会性的一面，客观规律在实际应用中总是有着对特定时间、地点与人群的针对性，不同地区的客观条件也对科学实践与发展有不同程度的影响。

医学既属于自然科学，又具有很强的社会性。医学技术的基本规律是一致的，但其实际应用必须考虑到个体的特点。中医自古以来就深刻地认识到这一点，注意地理环境、气候与人的体质对疾病和医药的影响，提出了"因时制宜、因地制宜、因人制宜"的原则。唐代《千金要方》指出："凡用药，皆随土地所宜，江南岭表，其地暑湿，其人肌肤薄脆，腠理开疏，用药轻省，关中河北，土地刚燥，其人皮肤坚硬，腠理闭塞，用药重复。"就是具体的例子。

我国幅员辽阔，由于地理环境的差异和历史上开发的先后，各个地区医学发展水平不一。而每一个地区医学水平的提高，往往也充实了中医药学理论的实际内涵。元代朱丹溪对南方人体质和疾病的认识，就很好地补充了此前以北方经验为主的医疗知识。明清时期江南瘟疫流行，又促使了温病学派的形成。岭南地区的气候、地理环境和疾病谱也有特殊性，药材资源又相当丰富，若加以认真研究，完全有可能产生创新性理论。每一个地区中医药特点的形成，必然是对传统医学理论的继承性与实际运用的创造性相结合的结果。小的突破，至少丰富了中医临床的风格，增加了地方性的应用经验；大的突破，有可能形成新学说，带来整体性的变革。所以，研究地方医药学，其意义同样是相当深远的。

现代中医药研究，必须坚持以临床为出发点。近代岭南有许多临床水平出众的名医，饮誉国内外。现代岭南中医药发展应继承这一良好传统，抓好临床学术的传承。建设中医药强省的文件中很重视对名医学术的整理和对基层中医的培训，是十分有远见的。本套《文库》也注重对当代名中医学术经验的整理，这种整理就是学术传承的一种方式，并可为更多临床中医提供参考。

另外，岭南中医药的发展也应加强理论的研究。岭南医学发展历程如果横向比较，有全国影响或有重大突破的中医学理论著作还是不多的。这也许与以前岭南远离北方的传统政治文化中心有关。但在学术交流频繁、信息渠道通畅的今天，要想中医药理论有大的发展，关键还是要加强研究，提高水平，要对临床经验进行凝练和升华，对中医药理论进行务实的思考。近年，我们提出的"五脏相关学说"就在全国引起较大的反响，并被纳入国家"973计划"中医药理论基础研究专项。在处于思想解放前沿的广东，完全应该迈出更大的步伐，促进中医药理论的现代化。

现代中医药的研究，又完全可以应用最新科学技术。葛洪《肘后备急方》记载的青蒿治疗疟疾，经过多年的不断研究实践，目前已发展成为世界最先进的抗疟新药。中医药治疗艾滋病、SARS，在临床有效的基础上，对其机制的深入研究有助于阐明其科学原理。但这种研究必须坚持中医药学主体性和中医药理论的主导性。

同样，现代中医药的发展也离不开产业的支持。广东中药产业有着非常好的基础，中药的种植和中成药的生产销售成为许多地方的支柱产业之一。正像民国时期创立广东中医药专门学校的前辈所说："中国天然之药产，岁值万万（现在已远不止此数了），民生国课，多给于斯。"产业的发展既带动了地方经济，又为中医药的研究提供了良好的条件。研究中医药产业的发展策略，也是重要的课题。

《文库》囊括了前述各方面。这些学术、临床、科研及产业等的成果和经验得以系统整理出版，是岭南中医药界的盛事。岭南先贤梁启超先生诗云："世纪开新幕，风潮集远洋。"相信《文库》能以海纳百川的气魄，汇集新知，刊布精义，成为 21 世纪岭南中医药腾飞的基石！是为序。

邓铁涛

2008 年 4 月

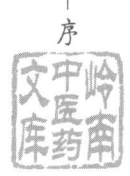

前　言

中华文明源远流长，中国传统医药学历史悠久。作为千百年来养护着中华各族人民身体健康的祖国医学，是中国文化宝库中的瑰宝。在人类历史的长河中，虽然经历了无数风浪和险阻，但是，中医药以自己无可辩驳的科学实践，几千年来为人类的繁衍和昌盛作出了非凡的贡献。中医药学又同时具有鲜明的特色，以其独立而完整的理论体系和丰富的实践经验，自立于世界医学之林。

岭南中医药自有记载以来，悠悠1 000多年，它源于中原中医药文化又广泛撷取了各地的精华。尤其是岭南核心地域—广东，更是纳四海新风，运用南方道地药材，结合地方湿、热、毒等气候因素，遣方用药，自成体系。随着时代的推进，文化积淀丰厚，地理位置优势明显，广东中医药也在特色明显的岭南文化承载中不断发展。

中医医疗机构是中医医疗工作的主要基地，是传承中医药文化和体现岭南文化特色的场所，在保障人民群众身体健康、培养中医人才和临床科研工作中起着重要的作用。广东的中医医院经过解放后60年的变迁、建设、发展、完善，已然今非昔比。中医医院从无到有，从解放初期的1家到20世纪50、60年代数量排在全国同行的前列；医院规模有的从几十张病床发展到千多张，甚至超过2 000张；年门诊人次有的从几万人次到几十万人次，个别的达数百万人次；中医医院的医疗设备有的从几万元增加至千万元，甚至超亿元……中医医院的成长壮大，让广东省近1/3的人民群众都享受到中医医院的医疗服务。真是：六十载薪火相传，半世纪妙手仁心。中医医院前进不停步，中医医院人更是创业不息！华夏文化蒸蒸日上，广东中医继创辉煌。

近几年，更让人欣喜地看到，广东已涌现了一批又一批省的和全国的示范中医院，全国文明、先进中医院，国家三级甲等中医院。这些中医医院成为了地方中医的龙头单位，起到良好的示范和楷模的作用。中医医院人牢记和坚持正确的办院宗旨，坚守救死扶伤、全心全意为社会服务的观念，以人为本、以病人为中心，突出中医优势和特色，在学习继承的基础上，努力创新，不断提高医疗服务质量，依靠现代科学技术发展中医药。这些已在地方享有盛誉的中医医院正引领着全省的中医医疗机构昂首阔步奔向更灿烂的明天！

《岭南中医药文库》（以下简称《文库》）医疗系列所收载的也仅是众多中医医院中的一部分，这些中医医院或是全国（或全省）示范中医院，或是国家三级甲等中医院，均是全国名院单位或名院建设单位，在建设和发展中各有不同的特点和风格，更有各自宝贵的实践经验。每所中医医院单独系统整理成集，出版专书，对传承岭南中医药文化，建设中医药强省应该是十分有意义的。

《文库》的编辑、出版，是一项庞大的系统工程，对中医药行业来说是前所未有，史无前例的。由是，我有幸肩负组织、编写"医疗"和"医家"两大系列的重任，深感责任重大和职责所在，虽已逾耳顺之年亦不敢苟且偷闲。在广东省中医药局和广东科技出版社的重视关怀下，参与两大系列书稿资料的搜集、整理、撰写中更有数百人所付的心血；医院领导统筹兼顾，合理安排人力，审核资料，更是本套《文库》出版的保证。

有缘具体组织编写《文库》两大系列工作，幸甚！幸甚！是为此文。

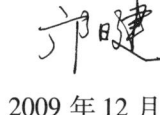

2009 年 12 月

编者的话

2008 年 5 月，根据《岭南中医药文库》医疗系列编写要求，东莞市中医院当即成立了相应的编写小组，并在院部直接领导下积极开展工作。为了这本书的内容能够涵盖东莞市中医院建院 44 年来，全面建设的发展历程，我们乐此不疲。本着"紧扣岭南中医药特色，突出本系列特点，内容真实可靠，概念清楚，数据准确"的要求，积极查考资料，发函收集，召开座谈会议，采访相关的老前辈、老领导及各科知情人士，对东莞市中医院发展的历史和现状进行了深入的调查和考证。通过广征博采，纵横苦索，兢兢业业，集词成书，力求能够编写出一部能够反映东莞市中医院发展历史真实面貌、具有专业特点和时代特色的建院发展史书，尤其希望能够较为全面地呈现自改革开放以来东莞市中医院在跨

1

越式发展中所作出的种种努力。经过 4 个多岁月的努力，至 2008 年 9 月底完成初稿。接着广泛征求意见，几经修改，屡易其稿，最后经过相关领导的审阅，终于迎来本册图书的定稿。回首其间，我们不由心生感慨，本稿成书既是医院领导关心和医院老前辈及各科室人员支持的结果，更是编写小组集体劳动的结晶。

本书稿记述了东莞市中医院自 1965 年 12 月 1 日建院以来的发展历程。全书共分回眸篇、崛起篇、战略篇、品牌篇、医魂篇、文化篇、人物篇、展望篇八大章节，对东莞市中医院医疗水平发展历程、教学的发展历程、科研的发展历程、医院管理的发展战略、医院历年的重大事件、医院的名医名家等做了详细的记录，并附以大量图表照片以使内容更加显明。恰逢广东省"建设中医药强省"的时机，我们编写同仁，谬当重任，有幸之至。无奈学识浅陋，秃笔艰涩，谬误及遗漏之处难免，敬请见谅和指正。

编者

2010. 3

目录

旗峰莞水大岐黄

岭南中医药文库

目录 岭南中医药文库

旗峰莞水大岐黄

引　言

　　东莞，地处岭南，位于珠江口东岸，东南连惠州、深圳，西北隔江接番禺，水道南下香港、澳门。自东晋咸和六年（331）立县，初为宝安。唐至德二年（757）县治移至"涌"（莞城），更名东莞。县级行政建制1 600余年。1985年撤县建市，1988年升格为地级市。

　　东莞作为粤省大邑，人口稠密，经济富庶，历来重视文化教育，哺育了不少名人和学者，这也为中华传统文化之国粹—中医的传承与发展提供了一方宝贵的热土。自清代中期以来，莞城中医界名家辈出，各领风骚，开创岭南中医学派之先河，其业绩蜚声海内外。新中国成立后，在党和政府"中医药是伟大的宝库，必须加以发掘和提高"的精神和政策鼓舞下，中医界有识之士意气风发，共襄振兴中医伟业。

东莞与全国各地一样，不失时机地成立了中医院。

东莞市中医院创建于 1965 年 12 月 1 日，44 年来，医院的发展走过一条艰苦创业和崎岖曲折的发展道路。在党和政府及社会各界人士的关心支持下，经过历任院领导和全体"中医院人"的努力奋斗，医院从无到有，从小到大，从弱到强。特别在改革开放 30 年来发展迅猛，1995 年被评定为"三级甲等中医医院""广东省示范中医院"，后又被评定为"广东省高等医药院校教学医院""广州中医药大学非直属附属医院"，附设有"东莞市中医药研究所""东莞市老年病防治研究所""东莞地区中草药剂型改革中心"。目前东莞市中医院已建设成为一所突出中医特色，中西医结合，医教研为一体的综合性现代中医医院。

作为东莞市医疗水平，尤其是中医医疗水平的实力代表，它汇集了几乎全部的东莞市著名老中医。翻开东莞市中医院的名医薄，映入眼帘的是李翼农、何炎燊、谢其彦、刘石坚、何世东……一个个闪烁着光耀的名字，他们以精湛的医术，高尚的医德，全面诠释着中医济世救人的理念。

说到东莞市人民对东莞市中医院的喜爱，有一个细节可以说明这点：如果您要在周六、周日开车前往东莞市中医院看病或者探访亲友，那么您一定要赶早，不然，您甚至连停车的地方都找不到——医院本就不太大的院子里，早就停满了大大小小，多达百辆的汽车。这些车都是四里八乡甚至来自港、澳的看病群众或者探访者开来的。

那么，让我们一起走近东莞市中医院（见图 1），看看他们背后的故事……

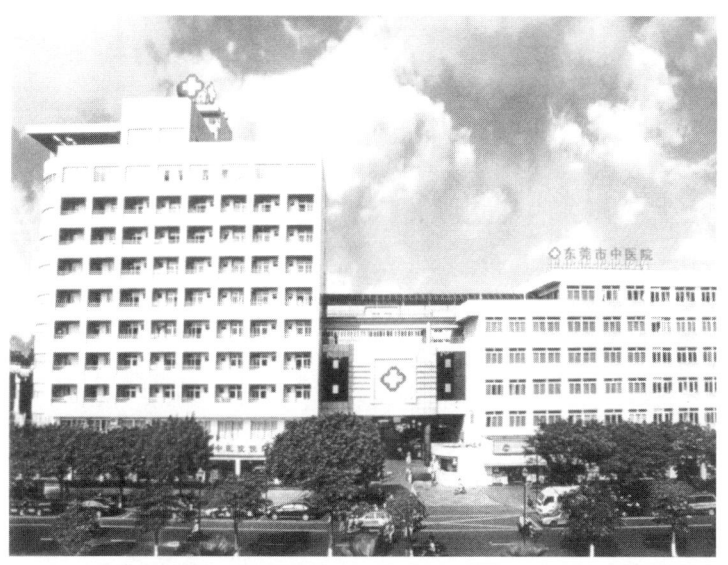

图 1　东莞市中医院外观图

回眸篇：
一段激情燃烧的岁月

中医，作为五千年华夏文明璀璨王冠上那颗最耀眼、最夺目的明珠，其博大精深的内涵，其精妙玄奇的功效，其普济众生的智慧，深深地吸引着世人不断钻研。

经历过清末的辉煌、民国的衰败、新中国的复兴，东莞中医界，正以全新的面貌，精湛的技艺，谱写着新时代的崭新篇章。作为东莞市中医界代表的东莞市中医院，其44年的创院历程——艰辛的创业期、迷茫的摸索期、挑战的发展期，不正是这段激情燃烧岁月的最好注脚吗？

回首其间，有失败，也有成功；有泪水，也有喜悦。这是一段不容遗忘的历史乐章，也是一首激励后来人勇敢前行的进行曲。

——题记

一、百年莞医，魅力永存
——东莞中医的历史沿革

明亮的门诊大堂，紧张有序的候诊人群，当我们迎着初夏的暑气，踏进这座华南地区久负盛名的中医院——东莞市中医院时，见到的是一幅整洁、有序的场景：病人们在门诊挂号窗口前有秩序地排着队；护士小姐礼貌地为病人引路。透过玻璃窗，还可以看到房间内的医生，正在细致地为病人诊断、撰写医案。

步入会客室，一位双臂略微颤抖，却精神奕奕的老者，早已坐在沙发上等候。这位和眉善目的老人，就是广东省甚至全国都赫赫有名的老中医—何炎燊。

何炎燊（见图2），人称何老，广东省东莞莞城人，从21岁起从事中医工作，至今已是67载春秋。执业之初，独自悬壶莞城，后于1953年组建东莞第一所中医联合诊所并担任所长。1978年任东莞县中医院副院长。1988年任东莞市中医院名誉院长。因其刻苦钻研，博采众长，兼收并蓄，不拘一格，经近70年的临床实践磨炼，终成一代中医名家。更由于

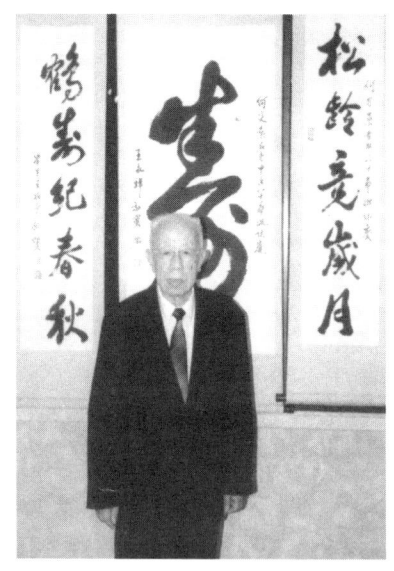

图2　何炎燊近照

在医疗、教学工作中的杰出贡献，1978 年获广东省人民政府授予其"广东省名老中医"称号，1986 年卫生部授予其"全国卫生文明先进工作者"称号，1991 年国务院批准其享受政府特殊津贴。

几十年来，作为东莞市中医院的建院元老和学术权威，何炎燊对东莞市中医院的成长以及发展历数于心，而他对中医的观点与看法，更在一定程度上决定着东莞市中医院在未来发展上的方向与做法。

因为一早已约好，一待我们坐定，健谈的何炎燊就用清晰的语言、精确的回忆，开门见山地跟我们聊起了东莞中医及东莞市中医院多年来的发展历程。娓娓叙述中，一幅幅充满东莞中医人奋斗艰辛与收获喜悦的精彩画面扑面而来……

（一）清末民初，群英荟萃

东莞人对于中医的喜爱与接受程度，远远高于其他地方，这一点，从现时东莞中医院的发展情况来看也颇能体现。对此，何炎燊认为，首先得益于东莞历代名医的乐善好施、医技精湛和高尚医德给莞人创造了良好的信中医、用中药的历史传统；其次，在于东莞中医与时俱进、不断吸纳新知识并创新技法，为中医行业带来的欣欣向荣的局面，增进了患者的信心。

据史料记载，莞邑先祖在两千多年前，为了子孙繁衍，就开始懂得人畜分居、掘井而饮；唐代，人们通过生产劳动已经开始积累了以药用草木、金石来治伤疗病，以白木香等植物焚烟避疫等朴素经验；到了明末清初，中医中药更是渐盛，悬壶济世者渐众，药铺渐兴。不但百姓喜欢使用中草药、针灸来防病治病，而且在民间也涌现出不少名医术士。现有据可查的就有 17 世纪的方桂元、李元弼、梁宪等人，分别著有《医方奇剂》、《尊生要览》、《医方杂说》等传世。现在想来，当年东莞能出现这样的繁荣局面，与它所处的地理位置是密不可分的。东莞自古就是通商要津，各地商贾川流不息，这为新技术的推展提供了肥沃的土壤，中医自不例外。然而，尽管明清时期的东莞中医已经隐隐露出兴旺的苗头，但总体来说尚处于医各散在的状态，未能形成气候。

如果要算它真正开始兴盛的时期，要从 150 多年前的清朝咸丰、同治年间说起。此时的东莞开始出现在整个岭南都卓有名望的中医及远近闻名的中药店铺。如以善治虚劳著称于世的钱谷人、精擅儿科的钱颖根、垂老犹研医不辍的罗漪兰等著名医家，不仅以厚实的中医功底奠定了清末民初东莞中医发展的基础，更传授、培养了一批东莞名中医。

清末民初是东莞中医成熟发展时期，期间涌现了许许多多医术精湛，医德高尚的著名中医，如在莞邑比较有影响的中医叶兰台、张子绳、袁仰山、邓寿生、欧月生、卢月湖、苏爵臣、莫联障、叶藩宜、陈杏圃、王牛咸等。其中，有两位特别值得一提。

其一是袁仰山。他以治愈清末鼠疫大流行中的患者出名的。袁仰山（1865—1919），名万，又名硕原，字凤翔，东莞温塘人，为清末监生，废科举后，专攻医术。学有所成后迁居莞城行医，先后设馆于莞城东门正街、卖麻街和阮涌尾。

光绪二十年（1894），东莞首次鼠疫流行。由于来势凶猛，当时的医生都束手无策。袁仰山细研病状，用解毒活血峻剂，并按经络循行部位辅以引经佐使之药，治愈患者甚众，因此名声大振。

民国初年，鼠疫再度流行，莞城群众纷纷远走他乡，许多医生也因为害怕被传染而停业逃遁。此时，袁仰山再度挺身而出，不畏传染，以驱疫济世为己任，主动为患者医治，当时被传为佳话。

袁仰山医术高明，学贯各家，尤得力于《河间六书》，故治温热病有神效。当时，新塘传教士欧金（译音）病危，外国医生均束手无策。无奈之下，欧金经人介绍，求诊于袁仰山。袁仰山活用古方，清毒排热，把欧金治愈。此举，改变了外国人轻视中医药的态度。

袁仰山著作颇多，传给徒弟的有《医案》和《存疑》等手稿。抗日战争时，袁仰山的子孙全部逃入内地，所有医书和著作，除所著《鼠疫札记》已由李翼农整理发表传世外，其余已散失迨尽。

其二是邓寿生。他医术精湛，救活过不少病危患者；医德高尚，为贫苦大众诊病，不收分文。邓寿生（1854—1926），名仁孚，也作寿山。祖籍福建上杭县，其父邓自明来粤经商，先在石龙开染布作坊，后迁至莞城定居。邓寿生为家中排行最小的第五子，19岁中秀才。

由于老父多病，染坊倒闭，生活困难，一家老少，均赖赡养，邓寿生遂弃文从医。中年以后，东莞医道大行，于是，邓寿生租旨亭街一号关氏祠为医馆。省会、邻县远近病者皆慕其名前来求医。

邓寿生以善治白疹（伤寒）病著称，独得不传之秘，救活过不少病危患者。他著有《白疹论》《白疹病理与治疗》和《安胎验方》《痢疾验方》等多种手稿，惜抗日战争时期，原稿多散失。此后，所著《辨舌秘略》由李翼农整理，《白疹证治》及《医案》由何炎燊整理，均在《广东中医》发表。

邓寿生提倡"不药是中医"，他继承中医治病的优良传统，以扶原养神，补中益气为本，增强患者的体质及抗病力，不得已才用药。邓寿生纯厚爽直，豁达大度，疏财好客，所交皆邑中文士、名医，因此在民国十一年（1922）东莞县中医公会成立时，被公推为评议长。此外，他常对贫苦病人赠医赠药，不收分文，曾亲撰一副春联阐明心意：

囊中有药皆仁术，天下无疴是我心。

邓寿生寿至 72 岁。去世后，他的挚友、学者骆冕廷曾专写挽联：

泮芹早掇，薄良相愿为良医，着手尽成春，人颂万家生佛；

硕果仅存，数名流共推名宿，骑箕醒大梦，公成上界飞仙。

其人的医术、人品由此可见一斑。

可以这样说，东莞中医在这个时候迎来了第一波兴盛的时期。

（二）民国受制，凋零一时

然而，经历了清末民初快速发展、名医辈出的年代之后，东莞中医在重西歧中的民国医疗政策的打击下，发展举步维艰，甚至备受摧残。

民国九年（1920），国民政府实施"废止旧医以扫除医事障碍"方案。虽然在全国中医药界及广大民众强烈抗议下，于民国十八年（1929）被迫取消，但其间近 10 年的实施，已经深深阻碍了中医的发展，以至出现中医人才凋零、后继乏人的局面。值得一提的是，即使方案取消后，国民政府仍继续歧视、限制、排斥中医。

民国九年（1920），广州《越华报》医事顾问许修五陆续发表诋毁中医的文章，大肆攻击中医"不科学"等等。其时，东莞常平屋厦乡青年周伯（字军民，后从医）奋力投书反驳，引发了一轮争论战。

由于国民政府的长期歧视，中医在各医疗机构中也无立足之地。为此，一些中医或在医道上有一技之长的人只好转行经商或执教于私塾。而从医者只好开设私人诊所售药兼坐堂行医，或游乡串户"走江湖"为民众治病，借此养家糊口。

尽管境困时艰，但由于东莞中医直接面对贫苦大众，且技术精湛，治愈了不少病人，所以在民间声誉颇佳。

民国十一年（1922）4月18日，东莞中医界名宿张子绳、卢月湖、邓寿生等人发起组织成立东莞县中医公会，以联络感情、交流经验和保障中医权利等，入会者有全县各地中医394人。

民国十九年（1930），民国中央政府成立国医馆，广东省设支馆，作为中医学术与行政管理机构。

民国二十　年（1932），广东省国医支馆委派邓秋生为东莞国医支馆（也称东莞县国立医院）馆长。邓秋生走马上任即发号施令，强行颁布一项严苛规定—中医处方统一由东莞国医支馆印发，每张收银五分；国药店每配药一剂，须缴银一角。

此项规定一经颁布，引发东莞中医界哗然，许多中医纷纷进行抵制。后经中医公会派员向省交涉，才取消此苛税，并将东莞国医馆归属于东莞中医公会主办。李雨泉、徐寿如等人曾先后任馆长。由此可见，其时东莞中医依然有不俗的影响力。

民国二十五年（1936）春，莞城中医自发倡建中医留医所，由全城名医负责诊治。为此，澳洲华侨黎和兴慷慨赞助，答应筹措建所资金。然而，国民政府却以"查留医制度，乃西医医院所有，中医自古以来，并无留医所之名"为由，不准兴建。

民国二十六年（1937），国民政府颁布"中医师条例"，凡开业中医，一律须经考试院考试或检核合格后，始能领取卫生部的中医师证书。当时领取证书者达500余人，除走方郎中及药店老板外，实际挂牌执业中医仅200余人。其中，较有名望的首推李翼农、叶仲衡、骆渠孙、刘篷洲、陈渔洲、朱敬修、莫椿龄、单叔俊、周树勋、周国宸、谢其彦、何炎燊等，图3为名医朱敬修中医开业证书。

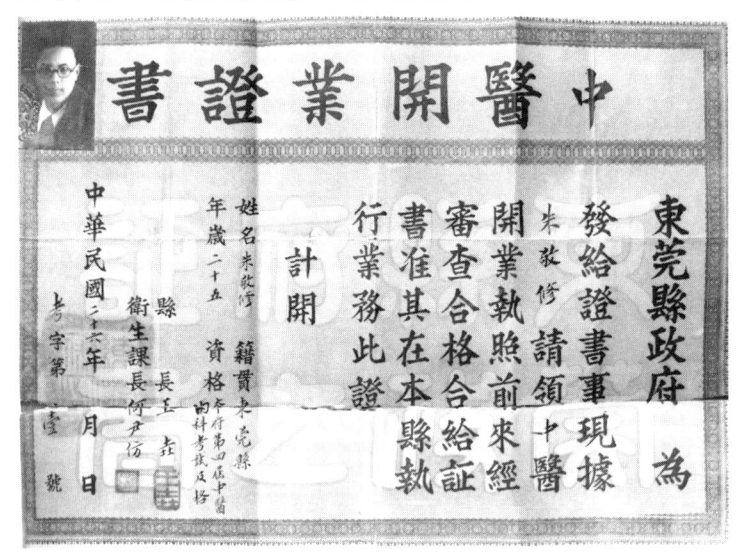

图3　广东省名老中医朱敬修的开业证书

作为袁仰山的徒弟，李翼农在莞城中医的继承与发扬中

旗峰莞水大岐黄

所作出的贡献，功不可没。

李翼农（1890—1984），莞城县后坊人。15 岁时在名医袁仰山处学医，刻苦学习 5 年，20 岁出师，在大朗蔡边乡赠医馆赠医，4 年后回到莞城行医。其时，莞城有两次鼠疫流行，李翼农像老师袁仰山一样买治鼠疫药赠送群众，并免费为病人治病。

"书山有路勤为径，学海无涯苦作舟"，青年时代的李翼农，把这两句诗写在墙上，作为座右铭，勤于钻研，锲而不舍。从医几十年，曾在全国报刊上发表过数十篇论文和医案体会，他的学术观点受到中医界的重视。1959 年，被邀参加全省中医验方验案审阅工作。1961 年和 1978 年，两次被省卫生厅授予"广东省名老中医"称号。1980 年 12 月，被评定为主任中医师，并担任惠阳地区中医学会名誉理事长、东莞县中医学会名誉会长。

几十年来，李翼农治愈不少急症、重症、顽症，使不少病人起死回生。大朗蔡边乡有位侨居菲律宾的华侨钟祥毛，患黄疸肝炎，久治不愈，给李翼农治疗半个月便痊愈。莞城有位妇女咳嗽、气喘，在省、港找名医治疗，用过大量针药都无效；经李翼农治疗，只吃 3 剂药便痊愈了。

除了医术精湛之外，李翼农更令人称道的还有他的过人胆识。他从张仲景《伤寒论》和孙思邈《千金方》中，见有用大剂量治病的先例，即试用大剂量药治愈道滘刘丽元的臌胀症和腰痛症。此后，他遇到重症、顽症，看准就用大剂量，有时一张处方多至 30 味药，一味药用七八十克，甚至 450克，由是，时人尊称之为"李大剂"。

李翼农不但医术精湛，还热心培养下一代，先后担任过几期中医培训班讲授任务。遍于省、港各地的学生不少已成名医。李翼农一生从医，兢兢业业，堪称医林楷模，临终前几天仍给病人治病。

抗日战争期间，东莞中医再次遭受严重打击。东莞中医公会活动停顿，许多名老中医，纷纷赴内地避难，许多医疗书籍散失，传艺授徒活动一度停顿。

抗战结束后，莞城中医重新恢复发展，新中国成立前夕，全县计有善堂、赠医所8所，私人中医诊所340所，175间中药店铺中设坐堂医生的有63间，全县共有中医415名。

（三）尊医重教，焕发新春

新中国成立后，东莞县人民政府非常重视中医事业的发展，认真贯彻执行国家中医政策。东莞县卫生科在成立之初即对私人开业的中医中药人员进行调查登记，并安排部分人员到公办的医院或卫生所工作，鼓励其余人员组织联合诊所。

当时在莞城已久负医名的何炎燊率先响应党的号召，于1953年组织成立了东莞县第一所中医联合诊所，并担任所长。以此为契机，在1953～1956年短短4年的时间里，东莞全县组成中医联合诊所12所，人数64人。再加上个体开业的13人，初步形成了莞城中医发展的基本格局。

为集中莞城中医的优势资源，1958～1959年，大部分联合诊所及个体开业人员被陆续吸收到县卫生院的前身莞城卫生所工作，一批经验丰富的中医人员的专长得到充分发挥。在1959年全省卫生工作评比中，东莞中医工作名列第一。

1959～1960年为发掘祖国医学遗产，东莞县卫生科（局）发起献方运动，将收集到的验方、秘方整理，编印成《中医验方汇编》和《莞城中医验方选》出版。其中，李翼农、何炎燊等人的大力提倡、动员，为此次献方运动的顺利进行，并取得丰硕成果起了决定性的作用。

1962年，东莞县人民政府召开全县名老中医会议，就如何继承和发展中医工作提出意见。其后，组织民间验方调查组，经深入调查整理，于1977年编印了《民间验方单方选》。

在此期间，为认真贯彻执行卫生部"关于继承老年中医学术经验的紧急通知"和有关中医带徒、解决后继乏人问题的一系列指示，壮大和稳定中医队伍，东莞卫生科（局）委托莞城卫生院先后在1959年和1962年举办了三年制的中医学徒班（见图4）。何炎燊等名老中医，亲自担任讲师授徒，而且毫不藏私，对东莞中医的继承发展，作出了巨大贡献。

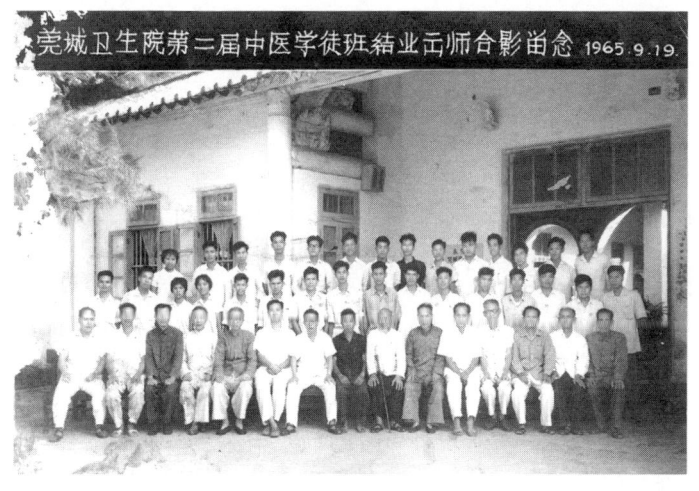

莞城卫生院第二届中医学徒班结业元师合影留念 1965.9.19.

图4 莞城卫生院第二届学徒班结业合影（前排左7为何炎燊）

然而，现在看来云淡风轻的往事在当时来得并不那么顺利。其时，莞城卫生所正当医药合一，主要由中药店里根正苗红的工人们掌权。在这些人物眼里，中医都是"封建余孽"，因此学徒班根本得不到他们的支持。所以，办学条件可想而知，甚至连课室和坐椅都没有。上课的地点，一时在饭堂，一时又挤在中药房楼上的阁子间，一时又挤到西城楼上。由于学习条件差，有两个学员中途退学，也有部分学员不安心学习，于是某些人又乘机飞短流长，吹起一股冷风，学徒班面临散伙的危险。面对这样的困难局面，以何炎燊为核心的老一代教师们毫不动摇，一方面不分昼夜地工作，细心批改作业，一方面对学员进行细致的思想教育，并积极争取上级重视。后来，在广东省卫生厅精神上的鼓励和物质上的支持下，学徒班才能安定地办下去。

然而，还有比这些更让人头痛的事，就是没有什么现成的办学经验和教材可以参考，用什么方法培养学徒使老中医们费尽心思。中医传统带徒方法的优点是学徒随侍老师左右，耳濡目染，老师指点，容易学到实际技术，不足的是老师虽有专长，但通常在某一科、某一病有很深造诣，又不可能天天给学徒讲授中医学理；而直接用学校教学的办法，先向学徒灌输一大套理论，未经验证，可能导致学了后者却忘了前者，到学完理论再到临床时，则是"心中渺渺，指下茫茫"，治不好病。

因此，何炎燊等老中医最后决定用半日分散从师，半日集中上课的方法，采取两种方法之长，而避其短的方法试办一个中医学徒班。他们将那时的广东中医学院的教材选其简要者，编成讲义。学徒每天下午集中上课 3 小时，学习基本理论，上午则分散到各中医诊室，从师诊病。书本上学到的理论在从师诊病中不断得到验证，既深入脑海，又得到即时应用。事实证明，这种教学方法的效果非常良好。

他们的辛勤劳动终于结出硕果，在学徒班学习期满，并参加全县统一出师考试合格者，被认定为中医士的有 42 人。

同期，各医院、卫生院名老中医也积极带徒，经卫生科（局）备案随师学习，期满参加统考合格被认定为中医士的有 78 人。上述人员，逐渐成为各医院的中医骨干，大部分被推荐高聘为主治中医师。1987 年根据省人民政府《关于"文革"前中医学徒班和个别已出师的中医学徒相应学历问题的复函》，东莞市卫生局为有关人员办理申报承认大专或中专学历审批手续。

（四）积蓄人才，全面开花

1979 年秋，根据广东省卫生厅转发中共中央《关于解决中医后继乏人问题的文件》精神，东莞县卫生系统决定招聘录用社会上的中医中药人员。东莞县参加招聘考试 18 人，被录用为中医师 4 人，中药师 1 人，中医士 1 人。此外，在 1979 年底还为 1969～1971 年间出师的 18 名中医学徒补办出师手续；为过去领取过开业执照，一直从事中医工作的职称不明人员确认了技术职称。1981 年为解决中医学徒的遗留问题，再次组织从师 5 年以上的中医学徒考试，被批准出师认定为中医士 11 人。

除了通过开办学徒班的手段，培训中医学徒之外，东莞县还大力吸收外地的人才。1960～1987 年，通过分配，到东莞从事中医工作的大中专毕业生就有 93 名；1977～1987 年 10 年间，经卫生局推荐到省级医院、医学院进修学习一年以上的中医 41 人（不包括各医院自行联系派出学习的人数）。

为了鼓励中医的积极性，政府决定将中医重新纳入技术认证体系。1979 年恢复对中医的技术职称评定工作，东莞县卫生局分别举办初级晋升中级、中级晋升高级的中医基础理论辅导班共 6 期。同年底，参加全省统一晋升考试，被批准晋升为中医正、副主任医师各1人，中医主治医师16人，中医师77人，中医士71人，中药士42人。总晋升率达81.1%。

1987年底，东莞市卫生系统3565名在职卫生技术人员中，中医人员335名，占9.96%。其中，中医副主任医师1名，中医主治医师13名，中医师114名，中医士195名，中医学徒32名。外线医疗单位有中医主治医师1名，中医师5名，中医士1名。此外，从事中医工作的乡村医生有85名。

1981年2月，为了增强学术交流，介绍推广相关经验，东莞中医学会正式成立。学会不但定期举行学术报告，还邀请上级中医院校教授专家作专题学术讲座。同时每年都收集一批论文，推荐到省市级医刊发表，有些还参加全国性的学术会议交流。

1983~1985年，东莞中医学会举办了为期4个月的不脱产的中医经典著作和医古文学习班各2期，参加学习286人次。1987年有会员156人。1992年7月更名为东莞市中医学会，一直挂靠在东莞市中医院。2000年底，有会员256人，其中高级职称50人、中级职称83人、初级职称123人。至2002年底，有会员268人，其中高级职称76人、中级职称112人、初级职称80人。撰写学术论文共63篇，其中在国家级刊物发表8篇，在省级刊物发表38篇。与东莞市中医院合办的各种学术报告、讲座、培训班共147次（期）、出席17181人次；出席国内外各类学术交流活动的有779次共2263人次。

新中国成立以来，东莞中医的社会地位不断提高，至1987年先后有21名中医被任命为医院（卫生院）院长或副院长职务；24人当选为东莞县（市）人大代表；21人当选为东莞县（市）政协委员；2 人获广东省人民政府授予"名老中医"称号。

1990 年后，全市各医院设有中医科及康复理疗科，均以中医为主治疗各类疾病。东莞市中医院于 1995 年评定为"三级甲等中医院"和"广东省示范中医医院"，该院的内科、骨伤科、妇科、五官科等均设中医或中西医结合治疗，并设有"脑血管疾病（中风）防治中心"、"中医高血压医疗中心"、"中医药研究所"和"老年病防治研究所"等中医临床及科研的部门。东莞市市中医药研究所自 1995 年成立至 2002 年间，研制成中药制剂有壮骨片、跌打酒、骨伤外洗剂、清咽合剂、肝康片、康尔胃冲剂、清暑祛湿口服液、滋阴健脑片、丹参一号片等，并获得良好的临床效果。

在论文方面，东莞中医也出了许多成果（见图5）。1980～2002 年间，东莞市中医论文有 69 篇，其中在国家级刊物发表 9 篇，在省级刊物发表 39 篇；中医著作有《食用本草》、《常用方歌阐释》、《中医临床实习手册》、《实用中医内科手册》、《何炎燊临证试效方》、《双乐室医集》、《跌打损伤的防治与疑难解答》等；科研成果有《东莞市老年人健康状况中西医结合流行病学调查分析研究》、《中西医结合治愈两例四肢骨折并主动脉离断报告》、《伸直型肱骨髁上骨折内外侧双夹板固定》、《中西医结合治疗四肢长骨近关节严重粉碎性骨折80 例报告》、《康尔胃抗消化溃疡复发的临床及实验研究》、《中医名家何炎燊临床经验学术思想研究》等。

在改革开放的新时代，东莞中医在继承前人研究与成果的基础上，进行了教学方面的大胆创新——东莞市中医院于 1992 年 4 月成为广州中医药大学的教学医院，这为进一步培养，输送人才创造了可能。

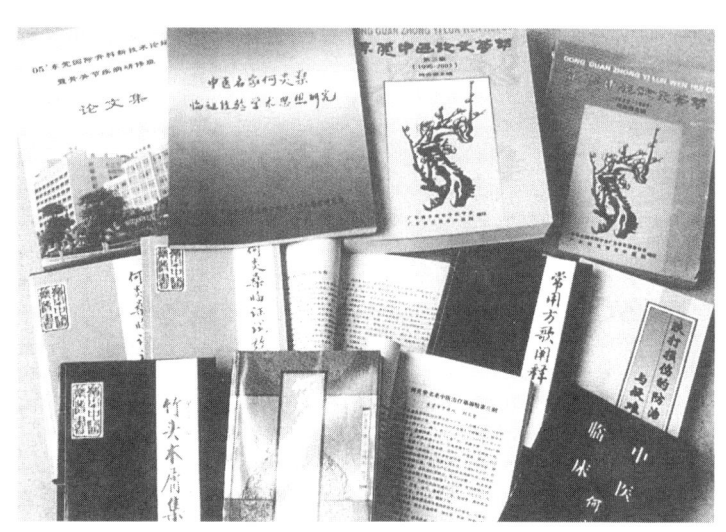

图5　部分著作、论文小览

　　现在回过头来看东莞中医漫漫发展历史，一个名字总会忽隐忽现地闪烁其间，那就是东莞中医的旗帜——东莞市中医院。

二、　愿掬仁心布仁术，懒为良相作良医
——东莞市中医院的历史变迁

（一）一个转机，一家医院

　　"愿掬仁心布仁术，懒为良相作良医"这句话，虽然是何炎燊老中医的座右铭，但将之看作东莞市中医院数十年来的发展动力、济世救人的医疗理念，亦十分吻合。

　　作为东莞市中医院的元老，在东莞市中医院发展初期，起过重大作用，担任过主要职务，并一直勤勤恳恳地工作在

第一线的何炎燊老中医，一直看着东莞市中医院这个在政府关怀下的孩子一步步地成长。他对东莞市中医院的感情不可谓不深。而他对东莞市中医院的介绍与回忆，更让我们感觉到了他对中医院发展所倾注的深情与期望。

1965年12月1日，东莞县中医院正式成立。这绝对是值得大书特书的一个大日子，因为它标志着百年东莞中医史翻开了新的篇章，其后，许多与中医有关的活动，都是在东莞县中医院直接或间接参与下进行的。

谈起东莞县中医院的成立，不得不提一段小插曲。其实，早在民国三十五年（1946年）春，东莞县许多中医，就曾倡议过要兴建中医留医所，并由全城名医负责诊治。这在当时，可算是创举，所以得到了许多热心人士的赞助，澳洲华侨黎和兴就答应筹措建所资金。然而，国民政府对中医十分歧视，以"查留医制度，乃西医医院所有，中医自古以来，并无留医所之名"为由，不准兴建。这成为许多热心的东莞中医心中永远的遗憾。

当然，尽管如此，东莞中医人却从没有停止过对拥有中医自己的医院的追求。新中国成立后，政府十分重视发展中医，这让许多中医生看到了希望。

据东莞市档案馆资料，1958年，当时的东莞县人民委员会终于批准成立东莞县中医院（县改市制前），后因故一直未进入实际操作阶段。

1965年，因为一个事件使这一切突然出现了转机。

1965年6月26日，毛泽东主席接到卫生部关于农村医疗现状的报告，其中有一组数字："1965年，中国有140多万名卫生技术人员，高级医务人员80%在城市，其中70%在大城市，20%在县城，只有10%在农村，医疗经费的使用农

21

村只占 25%，城市则占了 75%。"

对此，毛泽东主席大发脾气，他生气地指出："卫生部的工作只给全国人口 15% 工作，而这 15% 中主要还是老爷。广大农民得不到医疗。一无医生，二无药。卫生部不是人民的卫生部，改成城市卫生部或城市老爷卫生部好了。"

这是对 1949 年以来的医疗卫生工作最严厉的质疑。为了贯彻毛泽东主席的最新指示，改变最底层，尤其是市镇之外的农民缺医少药的局面，卫生部除了继续实行 1965 年之前已经出台的各种防治方案之外，还大力整合农村的医疗资源，健全农村的医疗保障制度。具有"简便廉验"特点的中医自然成为其中不可忽视的重要一环。

当时的东莞虽不属特别缺医少药的穷乡僻壤，但借着这股东风，东莞县中医院，终于在 1965 年 12 月建立起来了，当时为县属单位，副科级行政编制，并委派杜锦任代院长（负责人）筹办。后来，东莞市中医院将 12 月 1 日作为"院庆"之日。

（二）白手起家，众志成城

刚成立的东莞县中医院，可谓白纸一张，不但人员紧缺，而且设施也十分简陋。

从人员上看，虽然有后被评为"广东省名老中医"的李翼农、何炎燊，邑中名医谭为、黄亦群，以及青年俊彦孙康泰、单庆润、张懿等科班出身的中西医名家，但包括后勤工作人员在内，只有 30 余人。

从设施上看，东莞县中医院甚至还不能称为一家独立的医疗机构。当时，东莞县中医院，仅为莞城卫生院一角，院址在莞城镇牛骨巷王氏家庙，建筑（医疗用房）仅 200 多米^2，病床 25 张，科室仅设有内科、骨伤科、针灸科和痔瘘科等。

1966 年 3 月，原东莞县计生办副主任陈根继任院长。当时，中医院虽是县属副科级卫生医疗单位，而其性质却是集体所有制，中央政府只给予管理和指导，并没有实质上的编制经费拨给，困难之大，可想而知。

据何炎燊回忆，当时，中医院留医部病房的床板、办公台，甚至是职工宿舍，全靠莞城支持、解决。

但是，秉承奉献精神的中医院人，并没有被困难吓倒。"团结拼搏，自力更生，一定要把中医院办好"成为当时中医院人一个坚强的信念。

在陈根院长的带动下，全体职工参与劳动，自行规划和设计，在医院周边进行扩建，成绩明显，单是病床就增加了一倍有余，达到 60 张。

另一方面，中医院也大力开拓门诊收入，在东正路和高第街增设两个门诊部，使门诊量大增。

其后，1966 年 12 月，东莞县人民医院中医科并入东莞县中医院，进而调进谢其彦、莫椿龄、叶冠中等一批莞邑名中医。此时，全院职工也增至 60 多人。一时名家荟萃，使中医院声誉日隆。

（三）一枕三指，阻隔麻疹

东莞县中医院的建立，是东莞中医从零散走向集中，提高效率的重要一步。它不单在日常生活中保障了村民健康，更在面临疫病挑战时，构筑了一道最前沿的屏障。

自成立伊始，东莞县中医院便受到了挑战——麻疹，这一种普通得令人忽视的急性呼吸道传染病。

麻疹是以往儿童最常见的急性呼吸道传染病之一，其传染性很强，在人口密集而未普种疫苗的地区易发生流行，一般 2～3 年可能发生一次大流行。临床上以发热、上呼吸道炎症、眼结膜炎以及皮肤出现红色斑丘疹和颊黏膜上有麻疹黏膜斑及疹退后遗留色素沉着伴糠麸样脱屑为特征。

新中国成立前，麻疹的预防和治疗，都没有好办法，许多患儿常因麻疹后引发肺炎等并发症而失去生命。新中国成立后，东莞虽然贯彻综合性的预防措施，麻疹病例逐年下降，因并发症而死亡的人数也逐渐减少，但依然时有流行。

1951～1960 年，东莞共发病 44 874 例，年均发病率为 444/10 万，1959 年为新中国成立后发病最多的年份，发病 19 315 例，发病率达 2 433.87/10 万，死亡 168 例，死亡率为 0.87%；1961～1970 年，共发病 36 215 例，年均发病率为 417/10 万；1971～1975 年共发病 16 726 例，年均发病率为 320.86/10万。从发病情况分析，每两年出现一个流行周期。

东莞县中医院刚成立的那段时间，刚好就是麻疹流行的时期，如何应对麻疹，解决患者的痛苦，就成了摆在所有医师面前的一件大事。

何炎燊等老中医根据历代古方书对麻疹的记载，认为麻疹"出贵透彻，则邪外达而不内陷"，且除了"透疹"之外，喘咳、内陷和忌口都是麻疹的诊断和治疗中重要一步，并由此确定了行之有效的治疗大法。一时间，治愈了不少重症麻疹患儿。

例如当时何炎燊收治的一位 2 岁的小女孩，来诊时咳逆气喘，用手摸头，有明显热感。原来，小女孩在月初便患上了麻疹，因为家长不够重视，所以一直没有求医治疗，身体已经发热了 10 多天。后当麻疹逐渐消散之后，小女孩却引发了麻疹后肺炎。

何炎燊诊断患儿的时候，只见病孩呈急性病容，面色青紫，颈项软而无力，头向后侧仰，扶之不能直，高烧达40.1℃，气喘，鼻煽，痰鸣，胸高、呈三凹征，腹满至心下、绷急如鼓，烦躁神糊，唇焦鼻煤，涕泪全无，大小便闭塞不通。为其搭脉诊治，何炎燊发现她脉滑数，两寸无力。同时，患儿舌边尖干绛，舌苔黄厚，中心焦糙，皮肤干涩无汗。听诊心率达156次/分，心音减弱，两肺皆有明显湿性啰音，呼吸44次/分，神经病理反射阴性。验血后，血象结果为白细胞23×10^9/升，杆状核2%，分叶核62%，淋巴细胞36%。最后，何炎燊诊断为麻疹后肺炎并发心衰。

此病，在中医中，也叫做马脾风恶候。该病是由于麻疹久拖不治，热毒堆积在肺胃，劫津烁液，酿痰内陷，经腑窒塞，包络欲闭，化源将绝的危候。

他当即用吴氏牛黄承气汤为患儿荡涤热痰、开窍通腑，并将大黄10克捣碎，用开水浸泡5分钟后，以安宫牛黄丸1粒和服。

服药2小时后，患儿的头额胸背都有微汗透出，下午体温便降至38.5℃，气喘渐缓。黄昏时，患儿腹中大响，泻下很多黄秽黏稠粪便，小便畅顺，腹胀顿减，烦躁渐止，呼呼入睡。整个晚上除了时有咳喘之外，患儿睡得很安稳。

第二天早上，患儿已经能够自己抬头，颈柱不软，咳喘停止，腹胀消失，体温降至37.4℃，除了舌头依然干燥，咳痰依然频繁之外，已经没有任何急性病征。

短短一天，便令急性病患儿焕发生机，中医的功效可见一斑。

在何炎燊的主持下，东莞县中医院的医师以精湛的医术，热诚的服务，在麻疹流行期间，力抗病魔，拯救了许多患儿的生命。据统计，在20世纪70年代的麻疹流行中，东莞卫生院收治的患儿死亡仅仅2例。这在东莞中医院的发展史上，尤其是起步阶段，留下了值得一书的一笔，也让刚刚成立的中医院在民间用较短的时间赢得了相当良好的口碑。

（四）风波骤起，坚定重生

世事难料，正当东莞县中医院开始步入正轨时，席卷全国、不可阻挡的"文化大革命"浪潮来临。

1966年9月，何炎燊等一批中医就因被错误批斗，囚禁牛棚，这让东莞县中医院的医疗实力大受打击。

1968年，"文化大革命"期间，由于社会秩序混乱，"左倾"思潮泛滥，东莞县中医院一度更被并入东莞县人民医院。

不过，时隔一年，1969年，在许多革命干部和贫下中农的强烈要求下，何炎燊等人被宣布"解放"。东莞县中医院也于同年复办，而且院址迁往东莞县妇幼保健院旧址（今运河东二路27号），病床也有所增加，达80张，门诊量升至800人次/日，员工亦增加至80多人，而且又借调入人员之机，开设了专门的检验室。

然而，在当时全国大环境的影响下，医院整体形势并未得到根本性好转。1969年9月，陈根院长离任。医院同期成立"革命领导小组"，陈桥为组长，钟逸庭、周巧媚、郑就先后为副组长。一波波的"冲击"继续到来，一些享有较高社会名望的老中医不是因"成分"问题，就是因"反动学术权威"，被打成"资产阶级反动分子"而被清除出队、扫出医院或赶入"牛栏"，进行监督改造，极大地挫伤了知识分子的身心。

1972 年 5 月，社会形势有所好转，上级组织部门调陈程任东莞县中医院院长，张治安为副院长。一些被解放出来的老中医也随之恢复工作。

同时，东莞县人民政府先后为东莞县中医院拨款 391 万元扩建院区并添置医疗设备，同时不断充实医疗技术力量，使之成为东莞中医医疗、教学和科研的中心，广东省重点中医院之一。

在首期学徒班取得不错效果的鼓舞下，东莞卫生科（局）于 1973 至 1976 年，继续委托东莞中医院先后举办了各级别的中医班，仍由何炎燊当班主持。

此时的何炎燊等老一辈中医，并未因为前面被错误批斗，在牛棚里待了 2 年多的时间而心生怨闷，而是抱着"要把失去的两年半时间夺回来！"的豪情积极地投身到医院的建设中。

工作之余，他们主动承办了 4 期"中医学习班"教学任务，先后培养了 250 多名中医人才。现在，很多学生已成为当地的中医骨干和名医，为东莞中医事业发展做出了巨大的贡献。

这四期学习班，分别为：

1970 年 3 月"赤脚医生培训班"开课，为时 9 个月，有 36 人参加。

1971～1972 年先后有 80 名西医分别参加两期均为 9 个月的离职学习中医班。结业后，在临床实践中开展中西医结合治疗急腹症、内科急症及骨伤科疾病取得满意效果。

1973 年 4 月，第三届中医学徒班开学［东莞卫生科（局）委托莞城卫生院先后在 1959 年和 1962 年举办了 3 年制的中医学徒班］，为时 2 年，收徒 60 人。

1976年8月，东莞县"新医大学"开学，分中西医两个班。县中医院承办中医班教学任务，共42人，学制3年。

在东莞县政府的关怀下，加上东莞县中医院前期的积累，1975年，经过东莞县政府拨款120万元及医院自筹部分资金，东莞县中医院在莞城东城街60号东莞县（今东城路61号）新建院舍，并于1978年11月建成迁入使用（见图6）。新院址占地5 988米²，建筑面积3 250米²，病床设110张，并新设X线室、超声波室、手术室和制剂室。

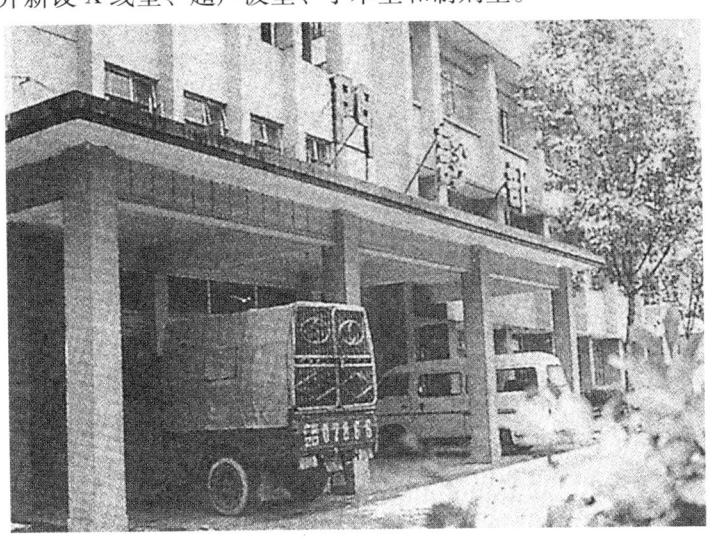

图6　1978年落成的东莞县中医院门诊部

1978年12月，李翼农、何炎燊被省人民政府授予"广东省名老中医"称号。同年7月，东莞县中医院经上级有关部门批准，正式由集体所有制转为全民所有制卫生医疗事业单位。

从此，东莞县中医院告别发展初期的一穷二白，走上全面发展的崭新一页。

崛起篇：
若虹昭揭显毅力，再登高峰无惧心

改革春风吹拂神州大地，旗峰葱葱，莞水泱泱。东莞中医院顺势而动，搭乘东莞经济腾飞的列车，掀开了新的发展篇章。

加强领导班子建设，完善基础设施、基础科室建设，争当弘扬中华传统医学的先锋，实行医院内部管理体制的改革，实行医院服务理念改革，奏响了雄浑的交响乐曲。

——题记

一、 应时而动： 奏响体制改革三乐章

（一） 与东莞经济腾飞的列车一起呼啸

"忽如一夜春风来，千树万树梨花开。"

随着改革开放那激动人心的号角被伟大的总设计师邓小平吹响，全国人民心中蛰伏已久的激情迸发出来。从大雪纷飞的北国，到气候宜人的南疆，出现一股你追我赶的热潮。

东莞，这个广东省内的交通要津，南靠香港，西临广州，凭借着得天独厚的地理优势一跃而起，领跑全国。东莞市中医院随着东莞市这台加速前进的列车，亦开始谱写崛起的篇章。

"天时"、"地利"、"人和"，每每谈起发展，人们总说，这三者缺一不可。东莞市中医院地处东莞这片中医深受群众喜爱的热土，无疑已经同时具备"地利"与"人和"两种条件，而"天时"，这最重要，同时对发展影响最深的一环，在东莞中医院建院 10 多年后悄然来临。

20 世纪 80 到 90 年代是东莞市中医院建院后，第一段迅猛发展的时机。从时间上说，它搭上了东莞经济腾飞的列车，这与全国改革开放的大环境以及东莞市锐意革新的时机密不可分。

同样的，在细述东莞市中医院迅猛发展之前，对这段影响中医院，乃至全中国的历史，不可不简略一提。

1978 年，中国共产党召开了具有重大历史意义的十一届三中全会，正式开启了改革开放的历史新时期。中国人民以一往无前的进取精神和波澜壮阔的创新实践，谱写了中华民

族自强不息、顽强奋进新的壮丽史诗，中国人民的面貌、社会主义中国的面貌、中国共产党的面貌发生了历史性变化。

改革开放是中国共产党在新的历史条件下带领人民进行的新的伟大革命，目的就是要解放和发展社会生产力，实现国家现代化，让中国人民富裕起来，振兴伟大的中华民族。

以邓小平同志为核心的党的第二代中央领导集体，面对十年"文化大革命"造成的危难局面，坚持解放思想、实事求是，以巨大的政治勇气，科学评价毛泽东同志和毛泽东思想，彻底否定"以阶级斗争为纲"的错误理论和实践，作出把党和国家工作中心转移到经济建设上来、实行改革开放的历史性决策，确立社会主义初级阶段基本路线，吹响"走自己的路、建设中国特色社会主义"的时代号角，指引全党全国各族人民在改革开放的伟大征程上阔步前进。

"摸着石头过河"是对那段摸索时期生动的描述，因为怎么走得快，怎么走得好，是没有前人的经验可以借鉴的。作为紧挨香港，又经历过 1978 年"长安大逃亡"群体逃港事件的东莞，到底应该怎么发展才能令群众安居乐业，是当时东莞市政府的头等人事。

1978 年 8 月，一家编号为"粤字 001"的"三来一补"企业——太平手袋厂落户东莞虎门，无意间成就了中国内地"三来一补"的第一只"螃蟹"。在无资金、无技术、无管理经验和外销渠道的"三无"现状中，东莞抓住了机遇，"三来一补"企业一时间，遍地开花。"村村点火，处处冒烟"的结果，是当时东莞的加工贸易迅速发展。

一位研究遥感技术的外国科学家对东莞的城市化进程发出如是惊叹："十多年前，从卫星地图上看，广州和深圳之间是一片空白，但几年间，在这片空白处冒出了一座城市。"

改革开放期间，东莞创造了一个举世瞩目的"神话"，它的经济以年平均22%的增长率超常发展着。现今，这个以户籍人口计算人均GDP已超1万美元、包括外来工在内以1 000万人口计算的人均GDP也已经达到2 000美元的城市，成为中国经济发展的代表性地区之一。

东莞市中医院，也充分利用和把握这个时机，积极探索、寻求新的发展道路，奏响了体制改革的交响曲。

（二）第一乐章：加强领导班子建设，完善基础设施配备

1978年8月，上级委派刘庭玉接任院长，陈裕新为副院长。同时，为进一步解放思想和落实知识分子政策，把名老中医何炎燊及中医骨科张锦坚提拔为副院长。

1980年，东莞著名外科专家莫刘基主任医师调入中医院，任副院长。

1985年9月，东莞撤县建市（县级市），医院更名为东莞市中医院，由孙康泰任院长，熊发任党支部书记，单庆润任副院长，医院实行院长负责制。

东莞市升格为地级市之后，1988年11月，广东省名老中医何炎燊主任中医师任东莞市中医院名誉院长。

1989年6月，陈惠宗任东莞市中医院副院长（副科级）；同年7月，成立党总支委员会，熊发任书记，李镜波、何炎燊为副书记，同时设立院务委员会，医院的重大事情决策均由"两委会"（院务委员会与党总支委员会）共同讨论和研定。

随着医院领导班子组成的不断完善，医院硬件基础的建设亦随之一新。

1981 年，随着医院医疗业务的发展，医院扩建了制剂室、中药加工室、洗衣房，并新建手术室。东莞县政府为支持医院的发展，特拨款 19 万元，兴建了首座职工宿舍楼，建筑面积 1 950 米^2，入住 20 户。

1984 年，东莞市中医院利用政府再拨款并自筹资金，在莞城运河东一路 27 号（妇幼保健院旁）新建一座 7 层高的综合门诊楼，占地 380 米^2，建筑面积 2 678 米^2。

1985 年 9 月，随着东莞县改市，东莞县中医院更名为东莞市中医院。这一年，东莞市中医院利用市政府下拨的 75 万元，并自筹资金，新建一座 6 层高的住院楼，占地 1 385 米^2，建筑面积 8 139 米^2。

1988 年 8 月，住院楼建成使用（见图 7）。至年底，全

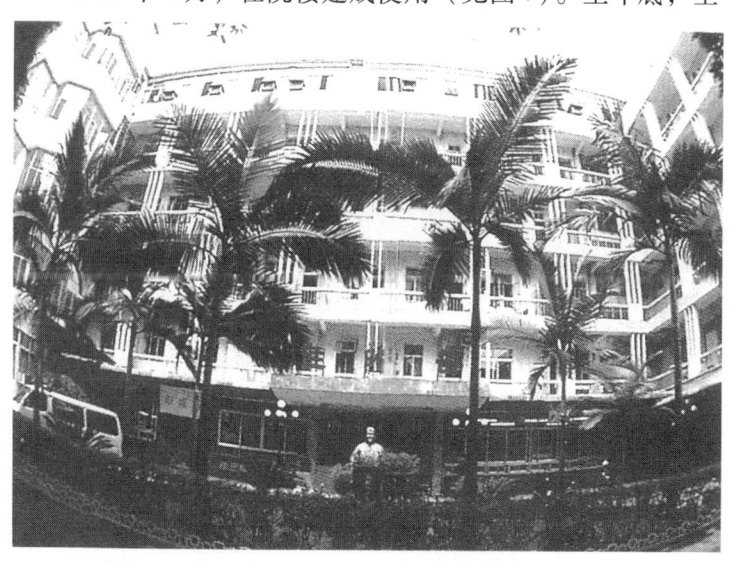

图 7　1988 年建成的东莞市中医院厚门门诊部

院总占地 8 118 米^2，建筑面积 17 777 米^2，放置病床 260 张。

崛起篇：若虹昭揭显毅力，再登高峰无惧心

岭南中医药文库

住院部设内科、妇科、骨伤科、综合病区（五官、痔科）；

门诊设有运河、东门、中兴和院部4个门诊部，分设内科、外科、妇科、儿科、骨科、五官、皮肤杂症、痔瘘、针灸、推拿按摩及气功等临床科室；

辅助科室有X线、检验、心电图、超声波、制剂室、中西药房及中药加工室等部门。

医疗设备也同时大有改善，拥有300毫安X线机，A、B型超声波诊断仪，以及纤维胃肠镜、膀胱镜、床边监护仪、救护车等。

（三）第二乐章：争当弘医先锋，积极培养人才

1981年，在全县中医学界热心人士的倡议下，以东莞县中医院为主体，成立了"东莞县中医学会"。这是当时全县首个民间学术团体。

1982年12月，由莫刘基主任医师总负责的"尿石病研究所"成立。这是国内第一所"尿石症"专业研究所单位（后迁至东莞县人民医院）。

1993年县改市后，在全市中医学界和社会热心人士的倡议、支持下，"东莞市中医学会何炎燊基金会"成立，筹款达50余万元。这是首个以在世名老中医名誉创立的基金会，为发展中医药事业做出贡献。

在人才培养方面，从20世纪80年代初，东莞市中医院就开始探索"走出去，请进来"的方法建设人才队伍。

每一年，医院都派出多人到广州、郑州、上海等地的重点医院进修学习；同时，邀请广东省人民医院、广东省中医院、广州中医学院、中山医科大学等名院及大学的专家和教

授莅临医院指导和应诊。

1984 年，东莞县人民政府聘请广州中医学院副院长、离休干部刘汝深为中医院名誉院长，邓铁涛、梁乃津、岑泽波等多名专家，教授为技术顾问。

随着东莞社会各项事业的发展及外来人口的急剧增加，医院规模的不断壮大，东莞市中医院除了接收应届医科毕业生外，还从省外招聘大批高级人才。

至 1988 年底，全院职工增至 302 人。其中有：主任医师 1 人、副主任医师 5 人（李翼农、何炎燊被广东省人民政府评为"广东省名老中医"）、主治医师 36 人、医师 55 人；主管护师 1 人、护师 26 人、护士 49 人；主管检验师 2 人、检验师 2 人；主管药师 1 人、药师 2 人；其他初级卫生人员 59人；行政后勤 63 人。

同期，中医院还开办了 1 期护士培训班，共有学员 40人。

此外，中医院每年还接收广州中医学院、惠阳卫生学校等单位的大批实习生、进修生，为发展医疗卫生事业做出了应有的贡献。

（四）第三乐章：实行内部管理体制的改革

1978 年 3 月，东莞县中医院转为全民所有制医疗事业单位。

1980 年 1 月，东莞县中医院在广泛听取建议的基础上于一门诊和二门诊试行经济独立核算，极大地调动了职工的工作积极性。

1981 年 9 月，制订了《东莞县中医院规章制度》和《各类人员工作职责》。

1981 年 11 月，东莞县中医院总结了前期经验，制订了经济独立核算试行方案，在 12 个一线科室实行。

1982 年 1 月，撤销原政工股、医教股、行政股，设办公室、医务股、总务股，并建立了图书室、病案室、统计室，有专人管理。

1982 年 7 月，经东莞市卫生局研究批准，成立了"中医院卫生技术职务评议小组"，由 7 人组成，何炎燊任组长、孙康泰任副组长。

1987 年，为了加强医院医疗质量管理，成立了"医疗质量控制小组"，单庆润任组长、黄葆初任副组长。

1988 年初，进行了职称评定改革，实行专业技术职务聘任制工作，受东莞市职改办和东莞市卫生局的委托，医院为"验收"试点单位。

1990 年 11 月，中医院升格为副处级单位，职能部门设有办公室、人保科、医务科、总务科、财务科、护理部等科级机构，并实行各类工作人员上班佩戴"工作卡"制度。

与此同时，作为医院医疗工作重要组成部分的护理工作的改革也受到医院高度重视。

医院从早期的功能制护理，到 20 世纪 80 年代实行责任制护理，20 世纪 90 年代实行以疾病为中心的护理。

1993 年 5 月，建立护理人员业务技术档案和健全资料管理制度，并设有专人负责管理。

1994 年制定了《护理工作制度、护理质量检查标准及评分》，编写了各科常见病的中西医护理常规、中西医护理技术操作流程，建立护士长岗位考核标准。护理工作制度的落实和对护士实行中西医护理技术操作的强化训练，使护理质量不断改进与提高。

二、 以人为本： 服务理念日新月异

如今，"以人为本"这一说法，早已被大家认可。不论是商家，还是机关部门，都有许多规章制度确保"便民"理念顺利推行。医院的便民措施，更是层出不穷。

比如，为迎接上海世博会的顺利进行，上海卫生系统又推出服务新举措。上海市卫生局发布指示，要全市72家二级甲等以上大医院的门诊"便民服务中心"开设"双语"服务，而且要求2009年底前全部到位并上岗。同时，上海市卫生局还要求医院门急诊服务公示流程、门急诊自管病历封面同时标注中英文，对标注英文不规范的应予以纠正。

上海市的这一便民做法，如今已经是屡见不鲜。

但如果将时间逆转回30年前的改革开放初期，这样一些服务措施的推出，足已引发轰动性反响。

东莞市中医院，在改革开放初期的20世纪80年代，便推行过类似的数项做法，其中包含了许多便民的服务理念，在整个东莞中医界引发不小的反响，堪称东莞中医界"勇吃螃蟹第一人"。

（一）方便交流，成立首家民间学术团体

东莞市中医学会，即原东莞县中医学会，是在1981年成立的，它是全东莞首个民间学术团体，以东莞市中医院为主导，并挂靠在东莞市中医院。它的成立，是东莞市中医界便民理念的第一次生动体现，因为它为全东莞市中医师提供了一个经验交流以及学术交流的平台。许多有益于患者，有助于医疗水平提高的措施或者机构，都是在它的倡导下产生的。

其实，在国外，诸如东莞市中医学会这样的民间学术团体，十分普遍。在这类团体中，往往汇集了大专院校、科研所和工厂企业等的精英人士，并体现了多学科的学术思想和科学实践，能够让不同性质、不同专业、不同学派的科技工作者在学术互动中形成互补，构成比单个科学家智力高得多的"集体大脑"。一席谈话，一次研讨，一场争论，往往就能令参与者茅塞顿开，使科研中的难题得以解决，甚至通过众多思想火花的碰撞，导致科学上的发现与突破。著名的法国布尔巴基数学组正是依靠集体大脑编写出版了全套现代数学丛书，他们经常聚会活动，讨论数学问题，在咖啡馆餐桌布上写满了数学公式。他们还定期讨论出书计划、写作提纲、决定主笔，书稿写好后再给大家过目讨论，重写或修改，直到满意为止。

如今，东莞市中医学会依然活跃在东莞市中医界，为东莞市的中医发展提供建议，并指明方向（见图8）。

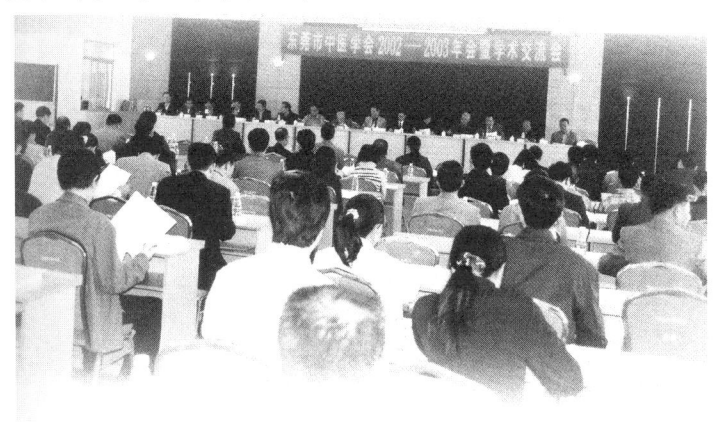

图8 东莞市中医学会年会现场

例如，2008年1月，东莞市中医学会的刘石坚副理事长兼秘书长，便在中医学会的代表大会上，对东莞市中医的发展进行了总结。刘石坚在学会的工作报告中，指出时代在发展，科学在进步，要发展中医药事业，就必须积极开展临床科研工作，弘扬发明创造精神。整个报告肯定了 2007 年来东莞的中医药事业的发展，同时指出了有待改进的方面。

在东莞市中医学会成立的 28 个年头里，许多便民的措施以及机构，纷纷产生。

其中，有 2008 年 9 月成立的针灸推拿专业委员会。此专业委员会的成立大会是在石龙人民医院举行的。委员会的正式成立对东莞市中医事业的发展，尤其是对针推技术的普及、提高、交流、创新和发展具有积极而深远的意义，将针推技术进一步推广，以服务广大市民。

（二）提升水平，"走出去，请进来"

单单靠成立东莞市中医学会来进行中医学术的交流，显然不能满足日新月异的中医技术发展要求，以及人民群众日益增长的医疗需求。如何才能打破这个瓶颈？很明显，就得突破中医原有的门户之别，意气之争，多吸取别人的长处。

20 世纪 80 年代初，东莞市中医院就大胆地采取"走出去，请进来"的方法，以提高自身的中医技术水平。这在当年，刚刚开始改革开放，人们的思想普遍保守的情况下，是一个勇敢而果断的决定。

而这个决定，多少受到当时东莞改革政策的效果影响。当年，东莞依靠"请进来"的做法，引进了许多"三来一补"企业，令东莞经济迅速腾飞。明显的效果，也给同处一地的东莞市中医院以启迪。

20 世纪 80 年代之前，东莞市中医院虽然取得了一定程度的发展，但将少兵寡的情况依然存在，全院医护后勤人员加起来，不过百人，而其中，有精湛技术的医护人员，更是寥寥无几。如此情况，对秉承一心一意为民服务的东莞市中医院来说，无疑是十分严重的短板。

为了尽快解决这个问题，当时的东莞市中医院院领导借鉴了"请进来，走出去"的方法。

东莞市中医院首先让优秀的人才大胆地走出去。即中医院派出一些高年资主治医师或副主任医师带着明确的目的去学习、进修一年半载，回来后能够开展至少是一个专病项目。这些人才的目的地是广州、上海、北京、天津等一些全国著名的大医院甚至国外的一流学府，如广东省中医院、广东省人民医院、广州中医学院附一院、中山医科大学（现属中山大学）、德国基尔大学等。

这些走出去的优秀人才，学成回院后，基本都成为独当一面的能手。如，现任院长的郑志文，曾在中山医科大学进修学习，经过学习，擅长运用中西医结合方法治疗呼吸系统疾病，如慢阻肺、支气管哮喘、胸腔疾病等。再如周学鲁博士亦曾留学德国（见图9），在中西医结合外科方面现已声名鹊起。

其次，东莞市中医院还大胆引进、邀请专家、教授莅临医院指导和应诊，并开设一些医疗科室。

如，1982年12月18日，医院成立了以副院长莫刘基为学科带头人的"尿石研究所"（1983年迁至东莞县人民医院），这是当时我国首家尿石症专业研究单位。

1984年，为了加强业务建设，在政府的关怀下，医院聘请了原广州中医学院副院长刘汝琛为名誉院长，中医泰斗邓铁涛等14名专家教授为医院医疗技术顾问。另外，还招聘了

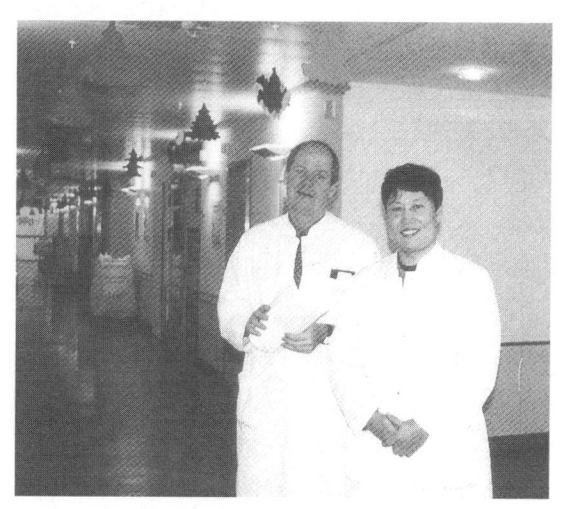

图9　周学鲁博士在德国基尔大学学习

湖南郴州地区人民医院外科主治医生陈德磋，扩大了腹部外科手术范围，开展了泌尿外科常用手术。

1986年4月1日，医院和暨南大学医学院签订合作开展心血管、胃肠道病防治研究和开设中西医结合专科门诊协议书。

1988年1月，为更好地为民服务，各科新并设了多项治疗技术项目。如外科：卡介苗灌注治疗膀胱癌；骨伤科：颅骨凹陷性骨折手术、脊柱的鲁氏棒手术、股骨颈骨折切复螺纹钉加带肌蒂骨瓣内固定术；五官科：上颌窦根治术、五针一线改良法眼睑内反矫正术、鼻中隔矫正术、间接喉镜下喉息肉摘除术和冰冻法、晶体摘除术。

（三）理念超前，老年病研究上马

现在，随着中国老年人的不断增多，老年病的研究与治

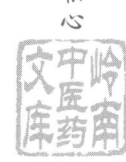

疗，也日益得到医学界的重视。

与许多现在才匆忙上马的老年病研究相比，东莞市中医院明显表现出超前的服务理念。东莞市中医院早在24年前，即1985年12月，东莞市中医院建院20周年之际，经上级有关部门批准，成立了"东莞市老年病防治研究所"，并设专科门诊，由孙康泰院长兼任所长，增添人员设备，开展老年病调查研究工作。

相比于青壮年人，老年人更易患病。因此，相比于青壮年人的疾病，老年病的研究更应得到重视。

然而，在一段时间内，这方面的研究仍是空白。而这，主要是因为老年病的特殊性。因为，老年是青壮年的延续，有些老年病是在青壮年时得的，而到老年期表现更为明显，所以，人们往往只将其当作原有疾病来治疗，而忽视了老年人身体条件带来的制约这一客观原因。

老年病，往往还具有成因不十分明显；病程长，恢复慢，有时还有突然恶化；没有明显的症状与体征，临床表现为初期不易察觉，症状出现后又呈多样化；同一种疾病在不同的老年人身上差异很大；一个老年病患者往往同时患几种疾病等数个特点。

目前，在治疗和控制老年病病情方面，还缺乏特效方法。因此，确诊老年病，不仅靠医师，还必须有护士的检查以及患者本人及其家属的紧密配合。在预防和特殊治疗上，也是如此。

东莞市老年病防治研究所，经过研究，取得不少成果。这些成果，已经应用到东莞市中医院的日常治疗中，成为造福老年病人的一大福音。

（四）技术合作，肾结石治疗带来理念突破

继成立东莞市老年病防治研究所，积极主动开展老年病研究，为患者提供超前服务之后，1989 年 5 月东莞市中医院与深圳美芝公司合作成立"体外震波肾结石治疗新中心"，又是服务理念的一次突破——与公司合作，开展便民服务。

肾结石是一种较为难治的疾病，它的成因，多与水土、饮食习惯、作息习惯等有关。如患者过度摄入酸性食物、生活不规律、食用被污染的食物，如被污染的水，农作物，家禽鱼蛋等。由于东莞人的作息习惯与东莞土壤酸性等原因，造成东莞的肾结石患者多发。

肾结石，多数位于肾盂肾盏内，肾实质结石少见。平片显示肾区有单个或多个圆形、卵圆形或钝三角形致密影，密度高而均匀。肾结石边缘多光滑，但也有不光滑呈桑葚状。在肾盂肾盏内的小结石可随体位而移动，较大结石其形态与所在腔道形态一致，可表现为典型的鹿角形或珊瑚形。有时结石可充满整个肾盂肾盏而类似肾盂造影的表现。侧位观，肾结石大多与脊柱相重叠。

肾盂造影可显示结石的确切部位，了解肾盂积水和肾功情况。造影还能发现少数平片不能发现的阴性结石，表现为边缘光滑的充盈缺损。本病属于中医"淋症"范畴，是以小便不爽，尿道刺痛为特点。常以小便排出砂石为主证，中医称之为"石淋"。

东莞市中医院与深圳美芝公司合作成立"体外震波肾结石治疗新中心"，引进了先进的美芝 JT－E SW LⅣ型体外冲击波碎石机，签订了"合办体外震波碎石中心合同"。

这给东莞地区"肾结石"病者带来福祉，配合中医药治

疗，收到良好的治疗效果。

与公司合作，除了是一种崭新的尝试之外，还为医院的治疗引入公司化管理的新理念，为中医院在服务方面，展开了一道新的窗口——在扩大经济效益的同时，解决群众就医难问题。

此后，东莞市中医院为更加方便患者就医，陆续在中心门诊，新增设口腔科、推拿按摩科和中医妇科。

1991年12月，医院成功地进行了一例开胸探查，解除心包填塞，缝合修补心肌裂口，使病人获救。

1992年5月，将大外科分为骨伤科、外科、麻醉科；大外科床位增至140张，增加新项目：严重外伤大面积植皮、高腿腓肠肌皮瓣移植、腹部带蒂皮瓣移植、肺叶切除、大面积烧伤、超高龄肛瘘等，成为医院的拳头科室。

这些举措，不但令东莞市中医院当年的经济效益取得喜人的增长，还极大地为患者提供了便利，赢得了患者一致的肯定。

（五）肛肠专科，不断创新成拳头

东莞市中医院的肛肠科成立于1965年，是东莞率先成立的具有中医特色的专业科室。

肛肠科以中医药治疗肛肠病为特色，其中应用三黄散、三黄膏、九华膏、九一丹促进创面愈合，并结合以润燥滋阴、清火渗湿、活血祛瘀、养血健脾等中药相应辨证施治，结合枯痔疗法、挂线疗法、结扎疗法治疗各种肛肠疾病，具有简、便、验、廉的特色，广受东莞城镇及周边地区群众的欢迎，更有港澳同胞慕名求医。

20世纪80年代，肛肠科开展硬化剂注射治疗内痔及直肠脱垂，并引进红外线与微波治疗仪治疗各种肛肠疾病。

1989 年，邱丽婵、陈佐经医师在北京广安门医院参加全国消痔灵学习班，系统地学习了消痔灵内痔注射术之后，以直肠脱垂消痔灵注射术结合内服中药及中药外洗方法治疗直肠脱垂，取得良好疗效。

肛肠科在陈佐经主任的领导下，继续开展中药治疗肛肠病的研究，为减少毒副作用，研制无砒的枯痔散，枯痔疗法，并研制麻仁汤用于痔疮术后通便及防治术后便秘，应用痔洗液用于术后创面肿痛，肛缘水肿等治疗。张均和、陈佐经医师还根据自身经验写作多篇论文在全国专业期刊上发表。

20 世纪 90 年代，肛肠科针对慢性结肠炎病人增多的趋势，对肛肠科治疗病种作了进一步拓宽，其中小儿肛周脓肿与小儿肛瘘治疗处于市级单位领先水平，"多切口切开挂线对口引流法"治疗复杂性肛瘘和肛周脓肿，一次性治愈率高，处于国内先进水平。2001 年东莞市中医学会肛肠分会在该院成立，张均和主任任东莞市中医学会肛肠专业委员会主任委员、东莞市中医学会副秘书长，邱丽婵副主任医师被任命为东莞市中医学会肛肠专业委员会副主任委员，确立了东莞市中医院肛肠科在中医特色治疗上的主导地位。

三、 改革见效： 综合水平更上层楼

改革之花，结出累累硕果。

东莞市中医院无论是门诊量、住院人数，还是业务收入、科技创新，都取得了一系列的可喜变化。

以下几个数据，可以说明这点：东莞市中医院 1988 年门诊量 55 万多人次，住院近 3 000 人次，医疗业务收入也大幅

度增长。

1991 年，东莞市中医院在"七五"期间，落实中医院三项达标工作中，扩增病床达 260 张，设备总值 103. 6 万元，临床科室 12 个，经验收合格，3 月由广东省中医药管理局颁发了《广东省中医院三项达标合格证书》。

1992 年，东莞市中医院被授予 1991 年度"文明医院"称号。

科学创新方面，继成立"东莞市老年病防治研究所"之后，1992 年东莞市中医院又成立"东莞市中医药研究所"，有组织、有领导、有规划地开展医学科研工作。

1986 年医院开展肾部分切除术、人工股骨头置换术、直肠癌根治术、全髋关节置换术、巨大卵巢囊肿切除术、前列腺切除术、四肢血管吻合术等治疗项目，取得良好的治疗效果。

中医特色治疗加上先进的科技设备使肛肠科的发展突飞猛进，至 1990 年，肛肠科的门诊量多在 7 000 人次/年，在东莞处于领先地位。

据不完全统计，全院医务人员撰写的医、护、技、药学术论文不断问世——20 世纪 80 年代 38 篇，20 世纪 90 年代 84 篇，分别在国家、省级医学刊物上发表。

主要获奖的论文有：

1988 年 4 月，由孙康泰等完成的《东莞市老年人健康状况中西医结合流行病学调查分析研究》获东莞市科技成果推广三等奖；

1989 年 5 月由陈德瑳等《B、C、G 膀胱灌注治愈的二例膀胱癌》获东莞市科技进步三等奖；

1990 年 5 月，叶伟洪等完成的：中西医结合治疗四肢长骨近关节严重粉碎性骨折 80 例报告获东莞市科技进步三等奖。

……

1995 年 9 月，东莞市中医院被评定为"三级甲等中医医院"、"广东省示范中医医院"；1997 年被评定为"高等医学院校教学医院"（见图 10）。

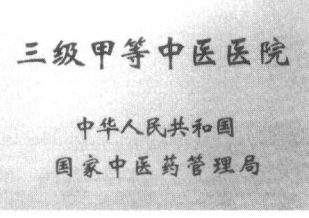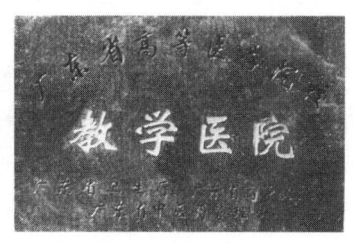

图 10　东莞市中医院牌匾

改革使医院其他部门也更上一层楼。

——除了前述外科方面的跨越式发展外，在内科方面也实现了长足的进步。自 1979 年后，住院部开始分大内科（内、儿）和大外科（普通外科、骨科、五官科及痔科）。医院为了发展外科，在时任副院长的莫刘基的带领下，选派医生到广州的大医院进修骨伤科，在自己培育年轻外科医生、护士和麻醉师的同时大力吸收引进人才，并购买手术器械，因陋就简，因地制宜，开展胃大部切除、肠切除吻合及肾结石摘除等腹部外科手术，使医院的诊疗水平提升了一个新的层次。儿科、五官科主要收治时令病和非手术疾病。同年，增设了皮肤科。1980 年，大外科床位为 55 张。除开展常见腹部外科手术外，还开展了白内障、青光眼等眼科手术。平均每天住院人数在 46 人以上。

——在基础科室建设方面。以护理部为例，作为医院医疗工作的重要组成部分，护理工作从早期的功能制护理，20世纪80年代的责任制护理，20世纪90年代的以疾病为中心的护理，到如今的以病人为中心的整体护理不断地升华，东莞市中医院护理模式的转变标志着护理学科的发展。

1990年以来，根据各专业的发展情况和科室年工作计划，每年派护士外出进修学习，目前医院已增至十二个病区、一个急诊科、三个门诊、一个配备国际先进的层流净化手术室和一个布局流程符合《广东省中心供应室管理规范》要求的中心供应室，共18个护理单元；开放病床500张；在职护理人员289名，其中高级职称护理人员6名，中级职称45名，初级职称238名，护理本科学历8名，护理大专学历138名，大专以上学历占全院护理人员51%。这不仅仅意味数量上的扩大，更重要的是体现了护理人员综合素质方面的提高。

东莞市中医院现时护理管理系统为院长—副院长领导下的护理部主任负责制，实行护理部主任—护士长二级管理责任制。所有护士持证上岗，护理管理工作走向制度化轨道。护理工作注重全面培养、狠抓质量、科学管理，坚持突出中医特色护理，综合水平也随之大大提高，多次受到上级主管部门表彰：2002年护理部被东莞市评为"巾帼文明示范岗"、2004年荣获"广东省中医护理专业委员会护理先进集体"称号、2006与2007年连续"荣获市先进护理集体"称号；护理部主任吕景嫦分别于1994年荣获广东省优秀中医护理工作者、2003年荣获广东省"南粤巾帼建功"活动先进个人及省妇女联合会"三八"红旗手、2006年荣获广东省中医药局优秀护士，并被委任东莞市护理学会第七、八、九届常务理事、第十届护理学会副理事长、东莞市第九届政协委员……

四、 继往开来： 新世纪再攀高峰

优质的医疗，离不开精准的诊断。东莞市中医院，为了能更好地服务大众，为百姓创造优良的医疗条件，硬件方面也在不断完善自身的诊断设备。

迈入新世纪的 2001 年，时任院长的简任昌为了进一步提高医院整体诊疗水平，筹资购置美国进口大型设备——核磁共振（MRI）成像系统，使医院诊疗水平得到进一步提高。据东莞中医院医生回忆，当时，市区、周边镇区医院甚至也将病人送到中医院来检查。

同时，中医院的医疗环境，进一步改善。

2001 年，由东莞市政府拨款 2 500 万元及自筹部分资金兴建的新住院大楼落成使用，楼高十一层，总建筑面积达 19 000 米^2。另外，由医院自行投资 300 万元改扩建的三门诊（中心门诊）于 2003 年投入使用。同时，因原一门诊（运河门诊）为市政工程拆迁，故 2007 年在东城区开设一门诊（怡丰门诊部）。这样，整个中医院计有三个门诊和一个住院部及 5 幢职工宿舍。总计占地面积 12 141 米^2，医疗用房 50 157米^2（见图 11）。

为适应治疗工作的需要，配合医疗业务的发展和医院建设及规模进一步扩大，东莞市中医院在临床科室设置方面作了较大的改进和扩充。

其中，住院病区方面，作为医院重点科室的骨科，由一个大科改为骨一科、骨二科，至 2007 年又增加骨三科及骨四科；内科亦从内一科进而设置内二科、内三科，并增设儿科、妇科、ICU 病区、综合科（痔瘘、五官科），病床数增至 500

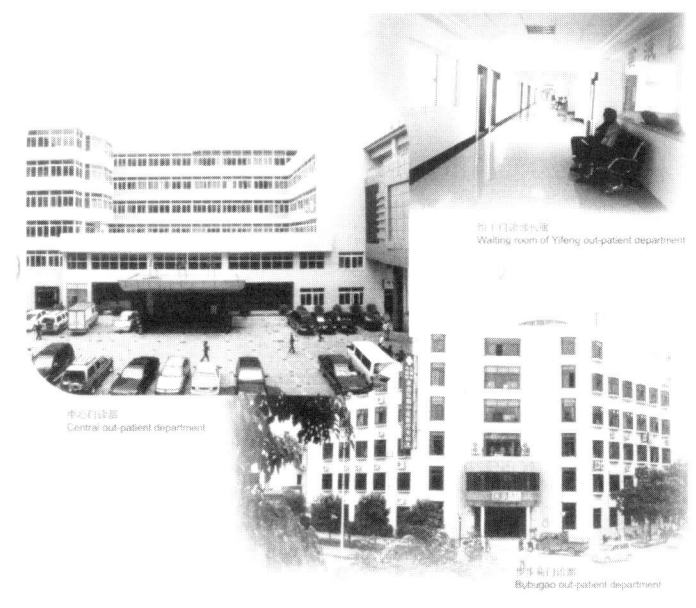

图11 一门诊（右上）、二门诊（右下）、三门诊（左）群像

张。同时，麻醉科扩大，由原3个手术间增至9个手术间。

为方便患者诊断就医，东莞市中医院的门诊部也进一步完善治疗功能，在各门诊均设有中西医科、妇科、外科、骨科、痔瘘科、皮肤科、针灸科、推拿按摩科、五官科及放射科、检验科和中西药房等。另外，在二门诊（步步高门诊）设有中西医结合高血压治疗中心和口腔治疗中心，三门诊设有肾结石治疗中心。

2002年，郑志文接任代院长（2004年任院长），为进一步提高诊疗水平，作了一系列改进措施：

首先，在门诊方面，做出了相应的便民措施。在三门诊正式设置专家及专科门诊，一大批专家、高级医师定期应诊，收到良好的社会效益，增加医院的社会知名度。同时，在二门诊增设科室，增加人员和设备的投入，使其门诊整体业务有了很大的提高。

其次，在人才引进方面，加大了力度。至2007年底，医院兼收并蓄，在吸收人才方面的同时，着力引进和招聘了一大批具高学历、高职称的医、护、技、药人才。至2007年底，全院职工820人。其中主任医师18人，副主任医师57人，主治医师79人，医师95人；主任护师1人，副主任护师4人，主管护师48人，护师84人；主管检验师4人，检验师8人；主管技师1人，技师1人；副主任药师2人，主管药师8人，药师40人；其他初级技术人员235人。医疗业务人员占全院职工81.2%，中医药人员占医疗业务人员70.6%，在医疗业务人员中，具本科学历以上197人，其中有博士6人，硕士37人。

再次，医疗设备方面进一步健全和充实。计有全自动生化分析仪、500毫安胃肠型X线诊断仪、移动式C臂X线诊断仪、500毫安X线摄影装置、800毫安无暗盒X线透视装置、全自动血细胞分析仪、动态心电图、彩色多普勒成像仪、彩色B超、ATB细菌鉴定药敏测定仪、奥林巴斯电子内窥镜、妇科炎症微波治疗仪、欧美达麻醉机、雷鸟呼吸机、手术显微镜、白内障超声乳化仪、全身CT扫描仪、核磁共振（MRI）成像系统等总值达6 000万元。

经过这三项改进措施，东莞市中医院的医疗业务直线上升，从1990到1999年直至2007年，门诊总量分别为61万人次，69万人次，77万人次；住院人次数为4 561人，3 750人，13 008人；医疗业务收入也有相应的提高。

在新的世纪里，东莞市中医院再次开始腾飞！她以其独特的面容、热烈的舞姿呈现在世人面前，让人不得不刮目相看。蓄势待发的她，正如古人云："若虹昭揭显毅力，再登高峰无惧心"。

战略篇：

为东莞打造一个响当当的中医医院品牌

有人说，一个地方的投资环境好不好，不仅看政策环境，还要看资源的配备是否完善，而医疗资源是其中的关键之一。

也有人说，一座城市发不发达，不仅看城市的经济发展水平，还要看人们的生活条件好不好，而医疗条件是其中的关键之一。

东莞是一座位于改革开放前沿的城市，也是港澳台胞乃至全球华人心仪的一片投资热土；东莞是我国地级市经济建设的标杆城市，也是一座拥有品牌效应的城市。

东莞需要医疗资源的品牌，需要中医医院的品牌。东莞市中医院的战略目标，就是为东莞打造一个响当当的中医医院品牌。

——题记

一、 将品牌战略进行到底

这里是"最佳中国魅力城市",这里也是"中国十大最具经济活力城市",这里还是多年"综合实力名列全国地级市第一"的城市……从一个农业县发展到今天的以国际加工制造业闻名的新兴城市,改革开放30多年来,东莞这座古老而富有活力的岭南城市,创造了震惊世界的"东莞奇迹"。

作为中国近代史的开篇之地,在东莞这片热土上,有过林则徐虎门销烟、关天培壮烈殉国的壮伟故事,凸显了东莞丰厚的历史文化底蕴;在这片热土上,有着在全国率先引进"三来一补"创建太平手袋厂、率先实施农民养老保险、率先实行公益文化项目招商等创举,展示了东莞人敢为天下先的精神;在这片热土上,有着 1.5 万家外商投资企业、2 万多家私营企业铸就的东莞制造业神话,演绎了改革开放以来,中国发展现代经济的传奇;在这片热土上,超过千万的外来建设者、数十万港澳台同胞和外籍人士和睦共处,共同讲述着一个现代城市开放兼容的精神。

东莞的辉煌引起了无数专家学者的浓厚的兴趣,人们纷纷研究、探讨着"东莞现象"、"东莞模式"、"东莞气质"。而这些话题,最终都回归到一个词——"东莞战略"。

战略,是一个国家发展的根本方针;

战略,是一座城市发展的整体规划;

战略,也是一家企业、一个组织发展的核心思路。

30 多年来,曾经丰富的土地资源已经渐渐成为"短板",以往低廉的劳动力成本也日渐提高,再加上位于制造业产业链低端的现实,使东莞在金融危机中遭遇了前所未有的困难局面。东莞正面临着进行产业结构升级，创新发展模式的问题。"东莞战略"正在寻求新一轮的突破——

30多年来，东莞人往日悠闲、写意的生活变成了一种忙碌的快节奏生活，人人都相信、喜爱中医的东莞变成了一个汇集了全国各地建设者的新兴城市。这些现状，使得东莞的中医医疗市场发生了重大的转变。东莞中医院正面临着前所未有的挑战。东莞中医院的发展战略也必须谋求新的突破——

在东莞市中医院的领导班子眼中，一位优秀的领导者，首先要是一位出色的"战略家"，他们需要向周围的所有人回答一个问题："我们将去向何方？"而且要用清晰的战略思想确保周围的人也能明确这一方向。战略不仅是未来的一种预见，更是对未来的一种创造。作为务实的未来主义者，东莞市中医院的领导者们一直都在思索：医院应该走向何方才能成功？要怎样在目前的现状基础上创造出理想的未来？

面对着医疗资源的碎片化、医疗服务的市场化，东莞中医院的发展所面临的困难不少、难度不小。

"要打造一家位居广东省地级市中医院行列前列、学科建设达到领先水平的高档次中医院。"提出了这样的目标，东莞市中医院人信心满满，心气不小！

说起近些年来的"东莞战略"，许多专家学者都曾提到两个字——品牌。众所周知，东莞近20年来经济飞速发展，取得了举世瞩目的成就，东莞从一个农业大县发展成为一个国际性的现代化制造业城市，被誉为"世界加工厂"、"制造业基地"。仅以制鞋业为例，曾有专家称：全世界的每十双鞋中，就有一双出自东莞的劳动者之手。

贴牌加工为东莞崛起立下了汗马功劳。东莞从发展以

"三来一补"为特色的外向型经济起步，以贴牌加工为主要经营模式的经济主体就有 7 万户之多，是中国贴牌加工最集中的地区。然而进入 21 世纪以后，无论是作为"世界加工厂"，还是作为"制造业基地"，东莞的发展开始遭遇重重困境：产品附加值低，劳动力价格低廉，环境资源消耗大，东莞人的"辛苦钱"越来越不好赚了。

几年过去了，从"贴牌"工业到"创牌"战略，从"加工业基地"到"两自企业"的培育，东莞的自主创新、品牌升级步伐在不断提速，市政府对驰名商标的百万元重奖，工商部门加大培育、指导、服务、保护力度，特别是在展会中设立商标投诉点提供现场贴身服务，倾力打造国际品牌等种种创举，充分说明东莞在新一轮经济大转型中依然走在时代的前列。东莞"品牌立市"的战略已是锋芒渐露。

"'品牌立市'是东莞战略最核心的组成部分，东莞市中医院的发展战略要与东莞的战略相匹配，目标定位要与东莞的地位相匹配，医疗服务水平也要与东莞人民的市场需求相匹配！"东莞市中医院院长郑志文向笔者说出了这番掷地有声的话语，"要做到这三个'匹配'，医院发展的首要目标就是要打造一个在珠江三角洲、在广东省甚至在全国中医医院行列中都具有一定地位的'名牌中医院'，这样，就是对东莞'品牌立市'战略的最好响应，也是我们用实际行动，对市委、市政府的战略决策做出的支持。"

二、 名医战略：让团队"从优秀走向卓越"

作为一名在市场经济的环境中经营着一家三级甲等中医医院的管理者，院长郑志文早就尝试着将企业的经营理念融入到医院的发展中来。他说："一家企业拥有一个名牌产品，可以带动整个企业的发展；一家医院拥有一个名牌科室，可以带动整个医院的发展；一个科室有一位名医，可以带动整个科室的发展。所以，要将东莞市中医院打造成一家'名牌'中医医院，就必须打造一个以一批名医为首，一大批人才齐头并进的学科群。"

事实上，东莞市中医院从来都不缺少名医——已故的名医李翼农，声名响彻岭南大地；全国闻名的中医学泰斗何炎燊，尽管已是八十多岁的高龄，但仍辛勤工作在临床工作一线；骨科专家、广东省名中医叶伟洪主任中医师和内科专家何世东主任中医师两位享受政府特殊津贴的名医，也是在东莞鼎鼎有名的中医专家；何炎燊的弟子刘石坚、马凤彬早已是各自科室的领军人物之一，名声在外；还有郑志文、蔡立民、张柱权、董明国、周学鲁等一批业务骨干，提起他们的名字，东莞的人们也早已耳熟能详……

可是，正如管理学上的经典理论所说：一家企业需要卓越的领袖，但决不能长期依赖于领袖。作为东莞市中医院的"品牌缔造者"，郑志文深知这一道理："医院的发展需要依靠一批名医的带头作用，但也不能过分地依赖于名医的作用。医院的发展要取得长足的进步，就要想办法将名医们的学术精髓加以总结，并且进行提炼、整合，使之成为整个学科发展有效的资源。"

一位年轻的医生不无感慨地说："医学是一门非常注重经验的科学，中医药学尤其如此。名医们的学术观点一部分来自对前人学说思想的总结归纳，更重要的是在长时间的临床工作中的沉淀积累。有很多经验之谈，往往是'只可意会，不可言传'的。而这些名医们由于时间和精力有限，不可能收太多的弟子，许多年轻的中医师非常渴望学习名医们的学术精髓，却总是不知从何学起。"

"名医们的经验是他们各自的个人智慧，如何将这种个人智慧的结晶融入整个学科的建设与发展中，使之成为一种集体智慧？"郑志文坦言道，这个问题曾经困扰了他很久，直到一天，偶然读到了两本管理学著作，使他茅塞顿开、豁然开朗。

"那是几年前，我的一位朋友从美国回来时，带回了两本英文原版的书，是美国著名的管理学大师吉姆·柯林斯的两部经典著作——《基业长青》和《从优秀到卓越》。当时我还不知道这两本书在国内被翻译成什么中文书名，只是听朋友说，这两部著作介绍了很多非常先进、非常科学的管理理念。其中提到了这样一种观点：一家拥有一位非常强有力的领导者的企业可以算是优秀的，但还称不上卓越；只有当一家企业能不断培养出优秀的领导者，才能始终保持企业的活力和创新能力，才能算是一家卓越的企业。我觉得，这种观点同样适用于医院的管理，尤其是临床学科的管理。"

在郑志文看来，一个科室如果拥有一位甚至多位名医，这个科室应当可以称得上优秀。但是如何让科室从优秀走向卓越，不能光靠一个或几个人的力量，而是要形成一个强有力的团队。对于东莞市中医院而言，在何炎燊、叶伟洪、何世东这样的名医的带领下，已经步入了优秀的行列，但是要打造出一家位居广东省地级市中医院前列、学科建设达到领先水平的高档次中医院，就要将名医们的"带领作用"转变为一种"带动作用"。

"带领作用"和"带动作用"究竟有什么区别？郑志文向笔者解释道："对于一个学科而言，'带领'意味着一个学科团队在一位或少数几位名医的领导下，朝着某一个方向或者目标发展，至于发展到什么地步，很大程度上取决于'带领者'的个人因素；而'带动'则是在一种既定的规划下，形成一个以少数名医为首的人才团队。在这个团队中，名医起到的是一种促进作用，促进整个团队朝着已经规划好的目标发展。前者就像是一个人在朝自己的目标前进，后面有一帮人跟着，而后者就像是大家都在朝着一个共同的目标前进，其中有少数能力特别突出的人在想办法加快大家前进的步伐。"

要打造一支优秀、高效的团队，一方面要培养医院现有的人才，为有发展潜力的中青年业务骨干创造良好的条件和自我提高的空间，另一方面要从外面引进高技能、高学历的人才，来补足科室发展中出现的"短板"，甚至要担当起学科带头人的作用。据郑志文介绍，从2003年至今，东莞市中医院仅高级职称的主任医师、主任中医师就引进了20多位。这些新引进的高级人才不但一进入医院就在各自的科室中起到了骨干作用，而且几乎全都是"带着新项目来的"，而这种"引优"的传统源来有自。

早在1984年，东莞市中医院就从湖南引进了泌尿外科主治医生陈德磋，陈德磋的到来扩大了医院腹部外科手术范围，开展了一系列泌尿外科常用手术，极大地丰富了医院泌尿外科的治疗手段；20世纪90年代初期，东莞市中医院引进了第一批硕士研究生，内科的黄宗青医生便是其中之一。当时，东莞市中医院还没有专业的脑外科医生，一旦遇到大量脑出血的患者，往往手足无措。黄宗青医生率先在东莞地区对急性脑出血病人采取锥颅穿刺减压术，打破了"内科医生只会拿笔开药"的传统，有效地降低了重症颅脑病人的致死、致

岭南中医药文库

残率，填补了医院乃至整个东莞地区一项技术空白；东莞市中医院儿科的学科带头人是一位从外省三甲医院引进的具有丰富的临床经验和突出的管理能力的儿科专家，在他的带领下，2004 年成立的儿科仅仅过了不到 5 年，就已经发展成为一个年门诊量高达 5 万人，年住院病人达 1 200 人次的初具规模的临床科室！

郑志文还告诉笔者，近几年来，东莞市中医院对外引进人才的要求也越来越高，不仅对职称、学历、技术水平、管理经验有了更高的考察标准，而且对外来人才的科研能力也提出了很高的要求。"科研对于一个科室乃至一家医院都是非常重要的。在中医医院的同行之间，大家衡量一家医院的地位高不高，除了看这家医院拥有多少位名老中医，更要看这家医院在各个领域内拥有的学术地位，而科研能力是决定学术地位最关键的因素。"他说，"医院拥有的学术地位越高，医院的品牌也就越'响'！"

从外部引进人才是实现医院快速发展所必须借助的手段，但管理学上的经典理论提醒着东莞市中医院的管理者们：要实现长时间的、可持续的、稳健的发展，不能太过于依赖外部的人才引进。内部人才的发掘和培养，才是解决发展问题最根本的措施。"医院在发展的过程中肯定会遇到许许多多的问题，如果每次出现问题都要靠从外面引进人才才能够得以解决，那还不乱了套？"郑志文开玩笑地说，"有些企业和组织在发展运营中遭遇到一些重大危机时，往往会寄希望于从外部引进一些优秀的人才帮助他们渡过难关，这些人常常被称为'救火队员'。我可从来都不希望医院'着火'。"

郑志文这样比喻着医院的人才战略："稳健、快速发展中的东莞市中医院，应该像一列前进中的火车，而病人就像是乘客。火车的前进首先要靠火车头提供动力，东莞市中医院发展的动力来源于数千年来的传统中医药文化瑰宝，加上医院全体职工的集体智慧与之融合；火车的安全行驶要靠坚实的轨道，而东莞市中医院发展的轨道就是医院科学、严谨的管理；火车在前进中同样需要为乘客提供优质、高效的服务，外部人才的引进，有时就像车厢里安装的空调，或者高级软卧的铺位，是提升医院整体服务水平不可或缺的因素；但火车的顺利前行最最重要的根本，还是要靠许许多多的车轮共同运转，东莞市中医院前进的'车轮'便是医院的各个方面、各个领域的人才，他们是承担医院发展最基本的载体。"

东莞市中医院培养内部人才，提高他们技术水平的做法和眼下许多医院有着很大的相似之处，都是六个字："走出去，请进来。"可是，他们对这"六字方针"的理解又有着许多的不同之处——

"走出去"是带着明确的目的、带着项目去进修，要确保回来的时候"捎回来一些新项目"；

"请进来"是以向北京、上海、广州等大城市的大型学术活动看齐的高层次的学术合作项目。

郑志文在解释东莞市中医院的人才战略时，反复提到了一个词——项目。他说："项目就是技术，而且是能填补我们的空白，拉长我们的'短板'的技术。医院近年来不断引进项目，开拓项目，强化项目。首先，是为了提升医院的整体市场竞争力，新项目的开展意味着医院的诊疗手段的完善；其次，是为了给病人提供更丰富的治疗方案，更多的项目意味着病人有了更多的治疗选择；第三，是为了加强医院的对外沟通与交流，更多项目的开展意味着我们有了更多参加高水平、高层次学术活动的机会；第四，也能为医院带来更多的经济收益，更多新项目的开展意味着医院有了新的效益增长点。"

东莞市中医院的老办公室主任、被称为医院"活字典"的刘树榕告诉笔者："1950～1982年，全院外出进修的人员一共只有45人次，平均每年不到2人。20世纪80年代中期以来，外派人员开始逐渐增多，进修层次也逐步提高，绝大多数外出进修的人员都被派往北京、上海、天津、广州等地的省级一流医院学习深造，进修时间多数为1年，最多2年，最少3个月。1980～2007年医疗人员外出进修人员共110人次，2005年甚至还曾派出一位骨科博士到韩国一家著名医院的脊柱科进修了3个月。"

早在1989年，东莞市中医院肛肠科的邱丽婵、陈佐经两位医师在北京广安门医院参加全国消痔灵学习班，系统地学习了消痔灵内痔注射术、直肠脱垂消痔灵注射术结合内服中药，以及中药外洗方法并结合物理疗法治疗直肠脱垂等当时十分先进的治疗项目，取得了良好的疗效。不久之后，前来就诊的病人便络绎不绝，甚至几度出现病床"吃紧"的现象。谈起这件事，刘树榕显得非常得意："20年前我们就已经经历了床位需提前预约的景象！"

肿瘤患者的治疗，曾经是东莞市中医院的"弱项"。可是现在，东莞市中医院已经能够收治各类中晚期肿瘤病人。为了加强肿瘤科的工作，医院不但先后招入肿瘤方面专业本科及研究生多人，还专门派出吴意红副主任医师到广州中医药大学第一附属医院肿瘤科（中华中医学会肿瘤分会主任委员单位，拥有我国著名的中医肿瘤专家周岱翰教授等名医）进修中医肿瘤专科。现在，东莞市中医院肿瘤科不但能很好地开展中药抑癌扶正治疗，还能针对病人的不同情况，采取中西医结合综合治疗方案，如化学治疗、内分泌治疗、生物治疗、靶向治疗等先进的治疗手段，也都能得到纯熟的运用。

骨科是东莞市中医院的"名牌"科室之一，各个专业方向均在东莞领先，唯独显微外科在几年前曾经一度滞后，限制了骨科向更深层次的发展。为了适应新形势，使骨科的技术水平更上一个层次，东莞市中医院领导班子和骨科的管理团队经过长时间的考察和论证，决定成立一个以创伤显微骨外科、手外科为主攻方向的科室，并未雨绸缪，在科室正式组建前，便派出多名有一定临床经验的骨科医生到全国各地显微外科比较有名的医院"取经"。当这批医生学成归来后，2004 年 8 月，东莞市中医院骨四科正式成立，主攻方向创伤显微骨外科、手外科、足外科，开展了断肢（手指、脚趾）再接、带血管大面积皮瓣移植、带血管骨肌皮瓣移植等一系列全新的项目，填补了医院显微外科的空白。

刘树榕请人找来了一大摞照片，他一张一张地指着照片上的人，向笔者介绍说："这些都是我们从外地请来的有名的专家，到医院来作学术报告。这一位就是鼎鼎大名的广州中医药大学的邓铁涛邓老，这一位是原中山医科大学（现已并入中山大学）麻醉科的骆厚仪教授，这一位是广东省人民医院骨科的陈之白教授，这一位是广东省人民医院放射科的关月欢主任，这一位是广东省著名的骨科专家、深圳市中医院院长肖颈夫教授，这一位是全国著名骨科专家、上海长征医院的赵定麟教授，这两位是原武汉同济医科大学的教授朱通伯、颜小琼夫妇……"厚厚的一大摞照片，才翻开不到一半，数十位全省乃至全国知名的专家纷纷映入笔者的眼帘。这些专家有的来自全国著名的医院和医学专科院校，如广东省中医院、中山大学附属第一医院、广东省人民医院、南方医院、协和医院、中日友好医院、广州中医药大学、天津医科大学、同济医科大学，甚至一些来自发达国家的全球顶尖的专家，也纷纷成为东莞市中医院学术交流活动的嘉宾。

说起"请进来"，骨科的一位医生告诉笔者："外面的有名专家来东莞市中医院传授经验，我印象最深刻的要算1998年的'八一'建军节前一天，医院请来了全国有名的骨科专家、上海长征医院赵定麟教授来医院做了一次手术演示。当时我还很年轻，看到那次手术，可着实让人开了眼界。"连日期都记得清清楚楚，看来，这位医生对10多年前的那次手术演示依然记忆犹新。他也骄傲地说，"赵定麟教授那一次对咱们医院的骨科发展水平也是称赞不已，要是今天赵教授再来咱们医院，比起11年前，估计他更要'赞不绝口'了！"

郑志文说："请有名的专家到医院来做手术演示，是一种非常好的学术交流和经验交流活动。对我们的医生，尤其是一些年轻医生开阔视野、学习技术有着很好的作用。但是，这样的活动，交流范围相对比较窄，一台手术涉及的学术范围也相对有限。要实现大范围的学术交流活动，对我们的人才实施'集中轰炸'式的业务培训，最好的办法就是由我们自己举办大规模的学术活动，把全国各地，甚至世界各地的专家学者都请过来，在某一疾病的治疗、科研领域内，全方位地展示最前沿、最有效的学术进展和成果。"

早在2001年，东莞市中医院便开始酝酿这种大型学术活动。当年11月13日，东莞市中医院骨科新技术高级研修班顺利召开，来自北京、天津、广州的教授和从大洋彼岸的美国跨海而来的国际知名的骨科专家齐聚东莞，给东莞全市的

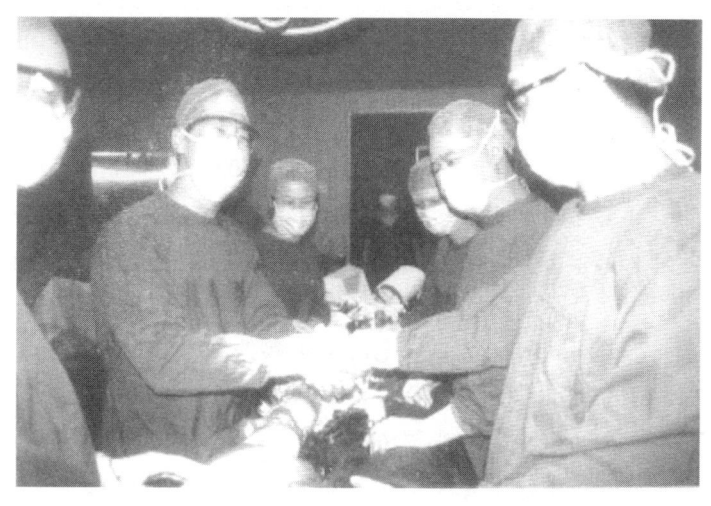

图 12 美国专家与东莞市中医院医生同台手术

130 多位骨科医生演示了当时世界上最先进的骨科新技术。研修班期间，美国加州大学医学院骨关节外科主任 Louis Mr. Kong 教授作了人工膝关节置换手术操作演示（见图 12），由原中山医科大学的骨科权威李佛保教授在手术室进行即时的讲解，坐在大厅的学员们通过多媒体大屏幕观看了手术演示的全过程；美国加州洛杉矶 911 急救系统负责人 Mr. Terry 介绍了美国最新的急救技术；来自中日友好医院、天津医科大学、中山医科大学等著名医院和高等医学院校的专家教授也作了相关骨科学术报告。

"那次活动拉近了我们和世界的距离。"一位骨科的高年资医生回忆起 8 年前的那次学术活动，不禁发出了这样的感慨，"首先，我们看到了自己和世界顶尖水平之间的差距，但是也就是短短的一次研修培训，让我们学习了更多最先进的知识和技术，这种差距被迅速地缩短了；其次，在那之前，我从来没有和外国的专家打过交道，对发达国家先进的理论、技术的了解也仅限于一些学术杂志的介绍，在这一次研修班上，我们不但近距离地领略到了美国专家的风采，也和他们实现了面对面的沟通与交流，拉近了双方之间的距离。"

笔者随手拿起一份资料看到，仅 2003 年，东莞市中医院就一共举办学术活动多达 31 次，参加人员共有 3 220 人次。此外，东莞市中医院还联合东莞市中医学会、东莞市医学会等组织联合举办大型学术活动 12 次，参加人数多达 2 491 人次。随着时间的推移，东莞市中医院的学术地位逐步提高，医院主办、承办的学术活动的规模也越来越大，档次也越来越高。2005 年 8 月，东莞市中医院成功承办了"05'东莞国际骨科新技术论坛暨骨关节疾病研修班"（见图 13），来自世

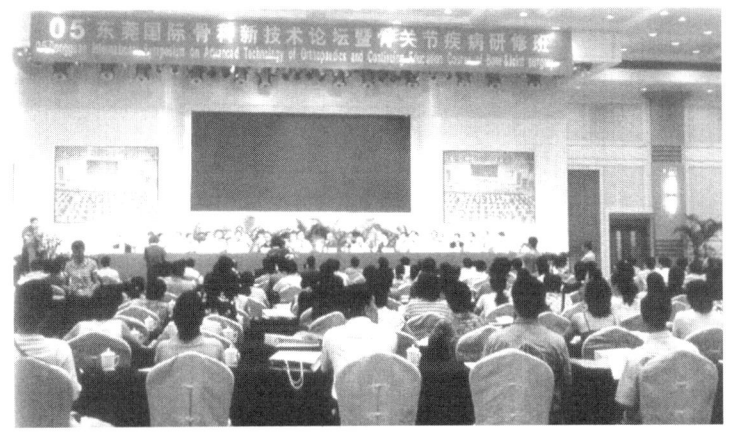

图 13 2005 年东莞国际骨科新技术论坛暨骨关节疾病研修班会场

界各地的骨科精英聚集东莞，展示了骨科最新技术和研究成果，300 多名与会代表通过多媒体视频传送手段，在手术同一时间观摩、学习了全球顶尖的专家的手术演示。东莞市副市长冷晓明出席了活动的开幕式，并对此次活动给予了极高的评价："规模之大、档次之高，东莞空前！"

郑志文说："无论是'走出去'，还是'请进来'，都是为了提高医院人才的业务水平，提升医院的学术地位。最终的目的只有一个，就是打造一支强大的中医人才团队，一支无论是在老百姓眼中，还是在学术界都能称得上'名牌'的中医人才队伍。"

"名医战略"的实施让东莞市中医院人才队伍的整体"档次"得到了明显的提升：截至2007年底，全院职工共有820人，其中拥有正高职称的主任医师（中医师）有18人，副主任医师57人，主治医师79人，医师95人；主任护师1人，副主任护师4人，主管护师48人，护师84人；主管检验师4人，检验师8人；主管技师1人，技师1人；副主任药师2人，主管药师8人，药师40人；其他初级技术人员235人。在医疗业务人员中，具本科学历以上197人，其中有博士6人，硕士37人。这样的一支中医队伍，即便放眼全国，在市级中医医院中也属前列。

综观东莞市中医院的队伍建设，是一种现代化的人力资源管理模式的缩影。医院围绕着"名医"做文章，围绕着"项目"搞建设。东莞市中医院人用一个又一个的事实告诉人们，东莞不止有制造业的品牌，也有中医医疗的品牌，有中医人才的品牌。

三、特色专科战略：紧握"拳头"才更有力量

2005年，广东省提出了一个对全省乃至整个华南地区的中医药事业的发展起到巨大推动作用的战略举措——广东，要建设中医药强省！在时任中共中央政治局委员、广东省委书记张德江同志的领导和号召下，广东省委、省政府专门成

立了"广东省中医药振兴计划领导小组"，张德江书记、黄华华省长亲自担任该领导小组的顾问，常务副省长钟阳胜任领导小组组长，副省长游宁丰、雷于蓝任领导小组副组长，并具体提出了通过振兴中药产业，发展中医医疗，建设中医药强省，实现中医药现代化，来促进广东省的中医医疗、中药产业、中医药科研、中医药人力资源培养四个方面水平大幅提升的目标。

广东吹响了建设中医药强省的号角，向来敢为人先的东莞又岂会甘于人后？东莞市委、市政府迅速响应省委、省政府的号召，第一时间提出了将东莞建设成为"中医药强市"的口号。得知这一消息后，东莞市中医院的全体干部职工无不兴高采烈、摩拳擦掌，准备迎着这一难得的机遇，加快前进的步伐。

但是，也有人提出了这样的质疑："东莞市中医药事业的发展走到了一个十字路口，随着经济、社会的发展，岭南中医药文化目前正在逐渐被市民所遗忘，部分民众甚至对中医药产生猜疑、偏见和误解。"面临这样的挑战，作为东莞市唯一的一家三级甲等中医医院，东莞市中医院能否扛起建设"中医药强市"的大旗，担当起东莞市中医药事业发展"龙头"的重要角色？郑志文院长信心满满地说："我们早已做好了准备，要当东莞建设'中医药强市'的'排头兵'！"

究竟是什么让郑志文如此胸有成竹，东莞市中医院究竟又做好了哪些准备？答案是东莞市中医院的特色专科战略。郑志文说："医院打造一批重点特色专科，早在'中医药强省'和'中医药强市'战略提出之前几年就已经开始付诸实施了。这些特色专科就是我们的'拳头产品'，我们早就握紧了'拳头'，这几年，正好借着政策的东风'重拳出击'！"

谈起东莞市中医院的特色专科战略，郑志文同样借用了企业管理的思路，向笔者做出了这样的解释："人们一谈起大众汽车，首先会想到什么？欧美人想到甲壳虫、GOLF，中国人会想到桑塔纳、捷达；人们一谈起强生公司，首先会想到什么？多半是康泰克、芬必得、邦迪创可贴。甚至有很多人并不知道康泰克、芬必得、邦迪创可贴是强生公司的产品，但是对这些产品却非常熟悉。'拳头产品'对于一家企业的意义，就像《蒙娜丽莎的微笑》对于达·芬奇、《命运交响曲》对于贝多芬、《红楼梦》对于曹雪芹一样，经典的作品是文学艺术家们的代表，而'拳头产品'则是企业的形象代表。"

在郑志文看来，特色专科就是东莞市中医院的"拳头产品"。而这些重点科室，也已经逐渐实现了东莞市中医院"形象代表"的角色，甚至已经成为了医院的"经典"。"现在的东莞人，只要一谈起市中医院，首先便会想起，市中医院的骨科是全省一流的，那里的脾胃专科、中风专科也是赫赫有名的，那里的糖尿病专科、肛肠科也是全市首屈一指的。"郑志文自豪地说，"这一批特色专科在很大程度上代表了医院的形象，体现了医院医疗服务水平的高度。就像有些人一旦得了小感冒，首先想到的便是'吃一粒康泰克'；现在的许多东莞人一旦有了骨伤、脾胃、中风等方面问题，首先想到的就是'找市中医院的专家看一看'！"

东莞市中医院的脾胃专科是国家"十一五"工程重点中医专科建设单位、全国功能消化不良诊疗协作组副组长单位、广东省重点中医专科建设单位，也是广东省政府颁发的中医名科。我国中医学"国宝级"的泰斗何炎燊便是脾胃专科的领袖；何世东主任中医师和刘石坚主任中医师都是鼎鼎大名的中医内科专家，也是国家中医药管理局第三批老中医药专家学术继承工作的指导老师；马凤彬主任中医师和刘石坚主任中医师同为何炎燊的"入室弟子"，也是脾胃病治疗领域赫赫有名的专家；脾胃病学术继承人董明国主任中医师是广东省中西医结合学会脾胃消化病专业委员会委员，东莞市中医肝病、脾胃病专业委员会主任委员，是东莞地区脾胃病方面的权威人物……

在这批名医的带领下，东莞市中医院的脾胃专科已经成为中医治疗脾胃病的一块"金字招牌"，不仅名震岭南，而且扬名全国。"每年都有无数来自全省各地的患者慕名来到东莞，来到我们医院找脾胃科的专家看病。有的患者甚至刚下车就直奔医院，手里还拎着大包小包的行李。"郑志文兴奋地说："不光是外地的患者，有些外国的患者甚至远涉重洋，从澳大利亚、加拿大专程来到东莞，就是为了来我们的脾胃科治一治多年未愈的老毛病。"

东莞市中医院脾胃科的强大，不仅体现在一批名医的个人声望上，还体现在整个科室的医疗水平上，更体现在科研创新能力上。该专科科研成果"中医名家何炎燊临床经验学术思想研究"、"康尔胃冲剂抗消化性溃疡复发临床及实验研究"、"康尔胃Ⅱ号治疗功能性消化不良临床及实验研究"达到国内同类先进水平。1999 年，由马凤彬教授等完成的"中医名家何炎燊临床经验及学术思想研究"更是获得了广东省中医药局科技进步一等奖和东莞市科技进步一等奖两项殊荣；由何世东教授主持的"康尔胃冲剂抗消化性溃疡复发临床及实验研究"也获得了广东省中医药局科技进步二等奖（见图14）。

为强化中医特色和专科建设，脾胃科还根据老中医的经

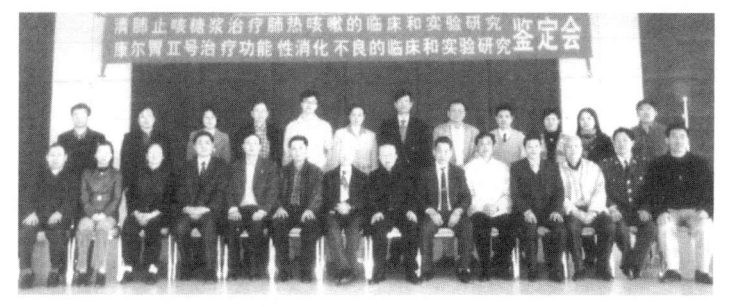

图14 内科两项科研成果鉴定会

验方剂制成了一系列中成药，如人参胃康片、康尔胃Ⅰ、Ⅱ号颗粒、肝康片、健脾开胃饮、健脾消胀片等，疗效显著。不仅深受广大患者好评，对提高脾胃科在中医治疗脾胃病相关领域的学术地位，也起到了巨大的推动作用。

东莞市中医院的另一块"金字招牌"是该院的骨科，其中包括了广东省中医药局挂牌的重点学科。郑志文向笔者介绍说："东莞市中医院的骨科，是在'谭氏正骨'的基础上逐步发展起来的。祖传三代的'谭氏正骨'在东莞地区有着深厚的群众基础。我们在传承和发扬祖国传统中医药特色的基础上，积极吸收现代医学的诊疗技术和手段，逐渐形成一套独特的既有鲜明中医药特色，又与西医相结合的诊疗体系，从而加深、巩固了我们的骨科领先东莞、在全省中医医院名列前茅的位置。在全国中医学界，我们的骨科也有着不可忽视的地位。"

现在的东莞市中医院骨科，已经拥有了四个相对独立的二级科室，分别是关节骨科（骨一科）、骨病骨肿瘤科（骨二科）、脊柱科（骨三科）和手足科（骨四科）。其中关节骨科在学科带头人、广东省名中医叶伟洪主任中医师和业务副院长、东莞市科学技术拔尖人才蔡立民主任中医师的带领下，近年来多次与国内外临床合作和交流，在保持传统中医骨伤特色治疗基础上，不断吸收现代诊疗技术，大大提高了骨伤科常见病、多发病、疑难病、危重病的诊治水平，在珠江三角洲地区久负盛名。近年来，该科又引进了先进的关节镜"微创"治疗技术处理各种关节疾病，成功开展了半月板损伤的关节镜下切除成形及修补术，前后交叉韧带的关节镜下重建、膝关节滑膜炎的全滑膜切除等新的手术项目。这项手术因创伤小，恢复时间短，效果显著，有其独特的优势，取得了传统手术较难达到的疗效，也再次将东莞市中医院骨科的声望和地位推向了新的高潮。

骨病骨肿瘤科建立在以"谭氏正骨"为代表的中医传统骨伤治疗手段的基础之上。"谭氏正骨"以其精湛的保守治疗特色，运用手法复位，小夹板外固定，中药内服外用等传统方法，在四肢常见骨折的治疗上受到了广大患者的一致赞许，赢得了良好的社会声誉。骨病骨肿瘤科非常注重构建医疗技术学习与交流平台，多次与北京大学人民医院等国内著名医院合作，深入开展骨肿瘤保肢手术及新辅助化疗等技术的交流与协作，进一步扩大了东莞市中医院骨科在全国的影响力。同时，该科也是东莞市中医院历年来引进、开展新项目最多的科室之一，早在1985年，就成功进行了第一例人工全髋置换术。2006年，在该科主任梁浩标主任医师的主持下，开始对胫腓骨骨折手术治疗方法进行技术创新，先后自创了360度弹性固定，闭合复位交锁髓内钉内固定术。经过两年多的研究，这两项技术已经取得了初步成果，并在此基础上又展开了对股骨骨折交锁髓内钉内固定方法技术创新的相关研究。这些新项目、新技术、新研究的开展和应用，帮助东莞市中医院骨科的学术地位达到了新的高度。

在脊柱科成立之前，东莞市中医院虽然已经救治了大量脊柱损伤的患者，并取得了良好的效果。但是，当时所采用的脊柱治疗技术相对比较落后，对脊柱损伤伴有瘫痪的患者，主要采取"卢氏棒"内固定，大椎板减压，创伤比较大，脊柱丧失有效活动节段比较多，而且几乎无法拆除，还有一个更大的缺点就是所用的材料为不锈钢制造，不能进行核磁共振检查。针对这一现状，东莞市中医院抽调精干力量，在进行了大量的学习、培训后，投入大量资金购置了核磁共振检查仪器等先进设备，专门成立了脊柱科。脊柱科从成立伊始，便积极开展新技术、新业务研究，使科室的业务技术水平，一步一个台阶地发展：2001 年开展 AF 椎弓根钉治疗胸腰椎骨折，2003 年独立完成腰椎滑脱椎弓根钉内固定合椎间融合术，2004 年开展椎体成形术治疗骨质疏松发生的椎体骨折，2005 年开展颈椎前路椎间盘摘除并椎间融合钢板内固定术，2007 年更是全面开花地开展了颈椎后路枕颈融合治疗上颈椎粉碎性骨折伴失稳、颈椎侧块钢板内固定并椎管双开门术、胸椎后路椎弓根钉内固定及前路开胸减压内固定术、枢椎齿状突骨折空心螺纹钉内固定术、椎管内脊髓外肿瘤摘除术和囊肿摘除术、脊柱结核病灶清除术等六项新技术。迄今为止，脊柱科的疾病诊断水平、治疗技术、手术技巧、治疗效果均已经达到省级三甲医院的水平，在东莞地区已经是遥遥领先。

随着现代社会的高速发展，创伤骨折的病人越来越多，病种越来越复杂，大面积皮肤、肌肉、筋腱、骨组织缺损等病情的出现，常规的治疗已难以解决，导致病残率、死亡率增高。为了适应现代社会对医疗服务越来越高的要求，东莞市中医院于 2004 年成立了手足显微外科。随着显微手术的广泛开展，那些复杂的创伤得到了有效的解决，这不仅使骨外科手术由宏观提高到微观，手术操作也更为精细和准确，大大提高了手术的效果，有效解决了肉眼操作无法进行的问题。手足科使骨科的创伤的修复提高到一个新的阶段，更使骨科的学术地位提高到了一个新的阶段。

"我们骨科的病人，有 80% 都来自外地。"郑志文自豪地说："这已经充分证明了我们的骨科已经是一个有口碑、有品牌的科室了。影响力铸造了骨科的品牌，而品牌传播了骨科的影响力，更传播了东莞市中医院的影响力。"

东莞市中医院的另一个经广东省中医药管理局认定的重点专科是内三科（中风专科）。据刘树榕介绍，东莞市中医院成立之初，条件简陋，分科不细，只是笼统地分出了一个大内科。条件所限，内科的医生通常对心血管、神经、消化、呼吸、血液、内分泌疾病样样都会一点，却无一精通；而像中风、痴呆、颤振、癫痫症等神经系统疾病具有发病率高，致死、致残率高的特点，特别需要专科专治，却没有能揽下这个"瓷器活"的"金刚钻"。

"其实，中医医疗对中风以及中风后的康复治疗是具有一定优势的，作为一家中医医院，我们理应在中风这一领域进行有针对性的突破，造福更多的老百姓。"刘树榕说："医院领导很早就意识到了这一点，1989 年，医院便委派严耀丰医生赴中山医科大学神经科进修。学成归来后，医院将内科分成内一、内二两个病区，其中内一以脑血管病专科为突破点，可以算是中风科的雏形。1992 年，医院又成立了'老年病研究所'、'中风防治中心'，开始为中风专科的建设铺路。前后经过了 18 年的发展，2007 年，医院正式成立了内三科，作为独立的神经内科，并设立了中风防治中心。"

笔者还了解到，在东莞市中医院中风专科长达 18 年的发展历程中，曾邀请国内神经科的知名专家、原中山医科大学博士生导师黄如训教授定期到医院进行讲课、教学查房、解决疑难病例。东莞市中医院引进的首批硕士学历的高级人才中，便有黄如训教授的弟子黄宗青。现任副院长的张柱权主任医师在担任内一病区主任时，便充分发挥中医特色，坚持走中西医结合路线，积极采用针灸、中药针剂、中药熏洗、穴位注射等特色疗法，并对时间窗内无禁忌症的大面积脑梗死或后循环梗死病人采取静脉溶栓治疗，大大降低了这类重症患者的死亡率。正是在这样的基础上，中风专科刚一成立，就成为医院的"名牌科室"，其工作成绩也得到广东省中医药局的高度认可，在成立的当年，即被确立为广东省中医重点建设专科。

今天的东莞市中医院中风专科，主要以治疗神经系统疾病和老年病为主要业务，收治病人的病种包括脑血管病、帕金森症、癫痫、痴呆、脱髓鞘疾病、脊髓病、外周神经病、睡眠障碍等。作为广东省中医重点建设专科，尤其擅长中西医结合治疗中风，在现代医学的基础上充分发挥中医特色。以何炎燊主任中医师学术思想为指导，结合岭南特色进行诊治，灵活采用中药（包括汤剂、针剂、丸剂、口服液）治疗、针灸、耳穴、药贴、药枕、穴位注射、中药灌肠等多种方法，结合传统手法康复治疗，效果十分显著，受到了广大患者及家属的一致赞誉。

另外，中风专科还在抓好医疗工作的同时，走医、教、研相结合道路，大力发展科研，同样取得了显著成果。近年来，该科在国内外各种学术刊物上已发表文章上百篇。该科参与的"三七通舒胶囊治疗脑血管病的四期临床试验"、"温胆合剂治疗急性缺血性中风的临床研究"同时获得了2006年广东省中医药局建设中医药强省科研课题；"健脑通络口服液治疗急性脑梗死的临床疗效观察与实验研究"、"滋阴健脑片早期干预脑梗死后认知功能损害的临床与实验研究"为东莞市重点课题。目前，中风专科已建设成为一个具有鲜明的专科特色，技术力量雄厚，取得了突出成就的省级重点科室。

特色专科战略的成效是显而易见的，这一战略的实施，不仅为东莞市中医院创造了一批特色科室，更让医院拥有了一批省级重点专科，同时也为医院其他科室的发展树立了典范。东莞市中医院人也将始终坚持、贯彻这一战略，要从"春来发几枝"发展到"满园春色关不住"。

此外，郑志文还有着另一套品牌战略的理论，他说："东莞市中医院的特色专科，就相当于医院的一系列'子品牌'。比如韩国的三星，本身就是著名的品牌，而三星的手机其实也有自己的品牌，叫做'Anycall'；再比如著名的苹果公司，旗下的 MP3 早就有了自己的品牌'iPod'，在许多消费者眼里，'iPod'已经成了苹果的代名词。对于东莞市中医院而言，骨科、脾胃专科、中风专科虽然没有自己的'注册商标'，但是这几大重点专科，早已在东莞人的心目中，刻下了中医医疗'名牌'的烙印。"

四、中西医结合战略：中医立院，中西互参

对于"中西医结合"一词，许多人都耳熟能详。事实上，我国从 20 世纪 50 年代开始，就已经初步提出了"中西医结合"的概念。中西医结合是中医、西医两大医学学科的交叉领域，也是中国医疗卫生事业的一项工作方针。50 多年来，中西医结合已经逐渐发展成为有明确发展目标和独特方

法论的学术体系。中西医结合工作不仅在临床医疗和预防保健等方面广泛开展，而且涌现出一批优秀的研究成果，如近年来已创立或正在酝酿的一些新的学科领域，包括中医病理学、实验针灸学和针刺麻醉学等。可以说，中西医结合已经成为一股强大的医学力量，在全中国乃至全世界的医学发展中都有着举足轻重的作用和地位。

中西医结合究竟具有哪些优势？郑志文向笔者举了这样一个例子："假如有一位身患肿瘤的病人，在接受单纯的西医治疗时，病人在进行手术切除病灶组织之后，大多数都必须接受放疗、化疗等后续治疗。可是大家都知道，无论是放疗还是化疗，对病人的身体伤害都是非常巨大的。这些治疗手段在杀死肿瘤细胞的时候，对人体的正常细胞也会造成严重的损害，导致病人的生活质量非常低下。但是，化疗等后续治疗手段往往也是必不可少的，如果不进行这些治疗，肿瘤便有可能在很短的时间内复发。所以，化疗、放疗其实都是医生和病人'不得已'的选择。"

"可是，如果在治疗的过程中加入中医治疗手段，如中药扶正治疗，对患者的生活质量就可以起到很好的改善作用。"郑志文说，"单从杀死癌细胞来看，中医的确做不到西医的手术那么'快'，化疗那么'狠'；但要说到调节病人的身体机能，改善病人的体质状况，那就是中医的拿手好戏了。当病人接受了一段时间的化疗以后，在病情允许的条件下，一些中医治疗的手段也可以起到很好的预防肿瘤复发的作用。"

骨科作为东莞市中医院的"王牌"科室之一，是医院最早将中西医结合应用在临床工作中的科室，也是迄今为止开展中西医结合治疗最广泛的科室之一。郑志文笑着告诉笔者：

"其实骨科几十年前就已经有了西医的'大型'检查设备——X线机了。"

据郑志文介绍，骨折是骨科最为常见的一种伤病。用传统的中医手法治疗骨折，首先要靠医生用手"摸"。判断病人骨折的位置、损伤程度等情况，全凭医生的一双手。"经常会有一些病人赞叹中医骨科医生有一双'神奇'的手，摸一摸就能把病人的情况'摸清楚'。但是，只有当医生拥有丰富的临床经验，才能拥有这种'神乎其技'的本领。一些年轻的、临床经验相对不足的医生，其实没有十足的把握能对每一个病人都'摸得准'，万一出现什么差错，吃亏更多的是病人，医院更不可能让病人承担这样的风险。"郑志文说，"X线机的作用其实很简单，就是拍出一张片子，准确地显示出病人骨折的位置等情况。对照X线机拍出来的片子，年轻的医生也能为病人提供更加'精准'的治疗，病人也就更加放心了。"

"用西医的检查作为诊断依据，能够为医生的判断提供更有说服力的证明，还能避免一些医疗纠纷的发生呢。"郑志文说。

可是，走中西医结合的道路，并非简单地将西医手段与中医治疗相结合那么简单，我国不少地方的中医医院在执行中西医结合的方针上，出现了偏重运用西医治疗，而没有很好地贯彻中医思想的误区，从而导致了人们的非议——

曾有病人发出这样的抱怨：小时候到中医医院看病，开的大都是中草药，那苦中有甜的味道让我回味无穷。可现在的中医医院开出的处方，怎么一大半都是西药？

也曾有学者提出这样的质疑：尽管现在国内有许多高水平的中医医院，但医疗手段却更多地偏向西医。有学者甚至尖锐地认为，我国的一些中医医院所谓的"中西医结合"，已经变成了中医为西医"打下手"！

据相关调查数据显示，我国的一些中医医院所开的中药处方，只约占整个医院处方的3%，有的中医医院开出的中药处方的比例甚至在1%以下；而这些医院开出西药的处方量，却不比西医医院低。

中西医结合变成"中医院西医化"的表现也体现在医疗模式和标准的西化上。曾有一位学者表示，有些医院虽然一直在强调中西医结合，但却将中医、西医分成了两个完全独立的专业范畴，割裂了二者之间的关联。另一方面，中医与西医是两个不同的体系，用于衡量医疗水平的模式和标准也不尽相同。比如，一个中药处方可以治疗不同的疾病，一种疾病也可以用不同的处方来治疗。中医还有半里半表病及阴阳、表里、寒热、虚实之说，这些用西医的理论完全不能解释。所以，一些中医医院以西医的管理经验和办法管理中医医疗，这样肯定会走很多弯路，甚至与中医思想背道而驰。

东莞市中医院的管理者们很早便意识到了这种问题。郑志文告诉笔者："何老早就提醒我们，东莞市中医院走中西医结合的道路是值得提倡的，但首先必须坚持一个前提：中医院必须'姓中'！医院在这么多年的发展中，也从来没有忘记自己是一家中医医院的本质。"

郑志文向笔者解释道："中西医结合的概念，是要将中医医学科学地运用在现代医学中，通过辨证分析，判断病人最需要、最适合的治疗方法。我们的原则是'能中不西'，'先中后西'。"他举例说，"比如骨折的治疗，我们一直都保留着传统的中医手法复位的方法，比如我们传了几代人的'谭氏正骨'就有一套独特的手法。只要病人的病情适合，我们都会尽量用手法复位，再用夹板固定。但是，对于一些病情特别严重的病人，即使是再好的手法也不能确保病人的顺利康复，我们就会考虑为病人做手术，可能还会用到一些西医的内固定器材。"

"但无论如何，我们在为病人治疗时，都会尽可能多地采用中医手段和中药治疗。例如骨折的病人在康复用药的过程中，我们都会尽量地通过中药内服加外敷的手段进行治疗。"郑志文说道，"坚持中医，并不是表面形式上拘泥于中医，而是要更好地贯彻中医学'辨证论治'的思想。无论在治疗过程中采用西医手段和药物的比重有多大，都是为了更好地帮助病人更好、更快地康复。走中西医结合道路的关键是要提高医疗质量，提高为病人服务的水平。"

在东莞市中医院人眼中，要灵活地运用中西医结合的方法，首先要充分发挥中医与西医各自的优势。例如，在亚健康的调理方面，中医相比西医就有着独到的优势。"西医的医疗手段是建立在精确的诊断基础之上的，但是诊断本身需要根据病人的症状和身体反应来进行判断。而人在处于亚健康状态时，本身没有疾病的症状，也没有明显的不适反应。这时，西医就显得无从下手了。"一位在中医预防保健方面浸淫多年的老医生非常骄傲地说，"在这方面，中医就完全不一样了。中医医学历来强调整体，中医理论认为，疾病的生成和发展有一个从量变到质变的演变过程，因此必须对渐变过程中人体的各种功能状态进行辨识和调控，从而达到'治其未生，治其未成，治其未传，瘥后防复'的效果。这就是老祖宗千百年来留下的古训——'上工治未病'。"

郑志文对中医"治未病"的优势也感到十分欣喜。他兴冲冲地说："我国的卫生工作已经提出了'战略前移'，将更多地强调防病重于治疗，促进预防医学的发展特别是中医药预防保健体系的构建。新医改提出了'坚持预防为主、以农村为重点、中西医并重'的方针，强调了中医药预防保健服务在实现人人享有基本医疗卫生服务的目标中发挥的重要作用。新医改充分重视发挥中医药的作用，在医疗服务体系的建设方面，明确提出要积极推广中医药预防保健方面的方法和技术。新医改政策的实施无疑将会更充分地发挥中医药在预防保健中的优势和作用，从而进一步提高预防在医疗保健体系中的比例。这不但是对中医'治未病'思想的全面肯定，也为我们创造了更好的政策条件和更多的发展机会。"

中风患者的康复治疗也是中医的传统优势项目之一。一位中风专科的医生介绍说："病人中风后大多会出现如偏瘫等肢体功能障碍，单纯用西医的方法进行康复，效果并不十分理想。但中医康复治疗的手段就比西医丰富得多，传统的中医医学中的经脉、穴位等诸多学说，运用在中风病人的康复治疗中，往往能起到事半功倍的效果。"但是，这位医生也没忘了强调，"一些先进的西医诊疗手段也是我们需要借助的，比如 CT 就能更准确地帮助我们判断病人的病情，进而帮助我们为患者制定更合理的治疗方案。我们从中医、西医中各取所长，才能为病人提供最好的医疗服务。"

中西医结合战略带来的是东莞市中医院整体医疗效果的不断提升，而对病人显著的疗效带来的是更多的病人慕名而来。1990 年，东莞市中医院的总门诊量为 61 万人次，住院人数为 4 561 人次；到 2007 年，医院门诊量提升到了 77 万人次，住院人数更是激增至 13 008 人次。

郑志文还向笔者透露了他在中西医结合工作的过程中总结的心得："许多西医医学解释不了的疑难杂症，用中医的方法却能药到病除。我当了24年的中医医师，也学习了很多西医知识。但西医知识学得越多，我就越能体会到中医学的魅力所在。例如肺炎的治疗，西医最主要的手段是用使用抗生素，而中医则要根据病人的体质等许多因素，用各种不同的方法进行治疗。所谓'同病异治'、'异病同治'，中医所追求的，是让人体各方面的机能达到一种平衡的状态。"

说到这里，郑志文道出了东莞市中医院实施中西医结合战略的精髓所在："走中西医结合的道路，要以医疗质量为核心，以中医为根本，借助西医的先进手段，用医疗质量缔造医院品牌的核心。中医与西医的结合，最终也要达到一种完美的'平衡'。"

另外，东莞市中医院之所以引进、普及西医先进的诊断手段，除了能够更快，更准确地为患者作出确诊的考虑之外，还有更深层次的考虑——运用西医的检查方法，确定患者病状，甚至沿用西医对该病的叫法，可以让中医更容易得到学术界的认同，尤其是在治疗一些公认的疑难杂症方面。

例如东莞市中医院就曾治疗过一位脊髓空洞症的患者。该患者的经治医师，就是何炎燊。在对何炎燊的采访中，他详细向记者介绍了这例脊髓空洞症的治疗情况，以及这例通过西医确诊的病例带给他以及东莞中医院领导的启示。

脊髓是人体中枢神经的一部分，受大脑的控制，是连接大脑与全身器官的主要通道，它将来自四肢和躯干的各种感觉，传送至大脑，经大脑分析后发出指令，再传送至肌肉，使它们协调地运动。当脊髓发生病变时，就会出现感觉或运动障碍，或者引起低级反射活动的消失，如大小便失禁、腱反射（膝跳反射）消失等。

脊髓空洞症是脊髓的一种慢性、进行性的病变。病因不十分清楚，其病变特点是脊髓（主要是灰质）内形成管状空腔以及胶质（非神经细胞）增生。常好发于颈部脊髓。当病变累及延髓时，则称为延髓空洞症。

这种病在医学界是一个公认的难题，一直没有很好的治疗方法。东莞市中医院接诊的这位女性患者，1991 年来东莞市中医院诊治时，年仅 27 岁。该患者发病已有两年，经其他医院检查，确诊为脊髓空洞症，因无特效疗法，只能任由病情缓慢发展。入院时，患者步履不稳，要由家人扶掖。入院后，主治医师何炎燊依中医的平脉辨证法，为其诊断，发现其病症类似过去所治的"痿躄大症"，于是仿此治法：首先用温肾阳、养肝血之法治疗，接着去附桂之燥热，易以二胶之滋补。

患者在坚持吃药下，居然有不俗的效果：一诊时，尚萎靡不振；再诊时，下肢已能活动；三诊，虽不能快步，但也能稳步行走，上肢虽酸软无力，但感觉好多了。两个月后，患者亲笔来信，虽然只有一页，而且字大而歪，但可以辨认，这就说明，患者的上肢，已经恢复书写能力。患者在信中说，上肢日有好转，而且生活也能自理。

第 2 年，即 1992 年春，何炎燊欣喜地听闻，患者居然已能骑自行车上班了。说起治疗这位女患者，何炎燊的言语中不禁流露出些许对中医疗效的自豪，毕竟，该患者得的病，可是西医目前暂不能很好解决的难题之一。

东莞市中医院通过治疗此例世界公认难治的脊髓空洞症，以及此后的多例疑难病症，在业界竖立起了良好的口碑。许多病人不远万里，慕名而来。据何炎燊、何世东等医师回忆，甚至马来西亚、加拿大等地的患者都前来求诊。

在通过中医方法治愈许多西医难以诊治的疾病之余，东莞市中医院也没有菲薄西医，而且认为，西医的检查方法，值得中医借鉴运用，因为这些检查方法以及检查设备、检查技术，可以让中医的判断更加精准。

韩愈曾言道："玉札丹砂，赤箭青芝，牛溲马勃，败鼓之皮，俱收并蓄，待用无遗者，医师之良也。"在这点上，东莞市中医院兼收并蓄的做法无疑是值得业界借鉴的。

五、人才梯队战略："金字塔"与"百年老店"

古语有云："创业难，守成更难！"东莞市中医院已经树立了自身作为一家市级中医医院的品牌，也确立了在学术界一定的地位。但是，在市场经济的洪流中，再好的品牌也会遭遇到重重挑战，再高的地位也会有后来者奋力追赶。东莞市中医院的领导者，不仅要思考如何打造更优质的中医医疗品牌，还要思考如何让这块品牌长久地保持活力。

过去，曾有人对东莞市中医院表示了这样的忧虑："何炎燊就是东莞市中医院的'活招牌'，但何老退休之后，谁能顶替他的地位？"

对于此，郑志文置之一笑："管理学上有一位大师，是美国通用电气公司的原总裁杰克·韦尔奇。他被誉为'最受尊敬的CEO'、'全球第一CEO'、'美国当代最成功最伟大的企业家'。但是杰克·韦尔奇2001年退休之后，通用电气并没有因为一代传奇领袖的离开而出现发展的停滞，而是一直保持着强劲的发展势头。这才是一家成熟、健康、稳定的企业应该具有的素质。对于东莞市中医院而言，我们要把何老当做杰克·韦尔奇，更要把医院建设成为一家成熟、健康、稳定的现代中医医院。"

"现在，谁都不会担心何老一旦完全退休，东莞市中医院会出现发展困境了。"郑志文坚定地说，"何老的光环确实为医院增添了无数的光彩，我们的许多技术、学术成果都来源于何老。但是，我们继承和发扬何老的学说、思想，并不代表着我们完全依赖于何老。我们医院的叶伟洪、何世东两位名中医，还有刘石坚、马凤彬几位师承何老的名医，谁敢说他们不会成为下一位何老？我们不需要担心何老后继无人，而应该更多地考虑搭建一个老、中、青相结合的稳健的人才梯队。"

郑志文认为，一家医院要实现可持续发展，人才队伍的构成一定要合理。在他看来，一个稳健的人才梯队应该是金字塔形的。"何炎燊、叶伟洪、何世东这样的名医，是医院顶级的专家，他们位于金字塔塔尖的位置；医院的一批主任医师、副主任医师和中医师是业务中坚力量，他们承担了临床、科研、教学三大任务最主要的工作，位于金字塔的中间位置；医院还有一大批主治、住院医师，加上一些刚毕业的学生和实习生，他们是医院基础工作最主要的执行者，也是医院日常经营最根本的力量，位于金字塔的塔基位置。当医院的人才结构保持这样一种状态时，医院才能长久地保持发展与创新的活力。"

东莞市中医院保持科学人才结构的秘诀在于医院丰富的教学经验和强大的教学力量。传统的中医教学方式是"师带徒"，这种教学方式的优势在于弟子能得到名医的"真传"，知识水平能在短时间内获得大幅度的提升，也能更好地学习、体会名医多年的临床经验。但"师带徒"的缺点也很明显，就是名医所收的弟子人数相对有限，而且要求弟子在"入室"前已经具有一定的临床经验和较高的理论水平；而现代中医教学采取的是传统的高校教育模式，其优势在于能广泛地培养中医医学的基础人才，但缺点是针对性相对不足，年轻医生由于临床经验的缺乏，在"实战"中往往会暴露出不足之处。

"要形成金字塔形的人才梯队结构，就必须将'师承带教'的传统教学模式和现代教学模式结合起来。要保持老、中、青三代医生之间一定的年龄差距，因为年龄差距意味着临床经验的差距，这样才能实现管理到位，'以老带新'的措施到位。"郑志文说。

1990 年 8 月，根据广东省中医药局"关于做好老中医药专家学术经验继承人的遴选工作"的精神，名老中医何炎燊主任中医师选定刘石坚主治中医师为继承人，并赴北京出席了"全国继承中医药学经验拜师大会"；2003 年 8 月 22 日，广东省中医药局在广州隆重举行了广东省第三批全国老中医老专家学术经验继承工作暨拜师大会，刘石坚在何炎燊门下顺利"出师"，与东莞市中医院另一位名老中医、主任中医师何世东一同，被国家中医药管理局定为全国第三批带教老师，分别授带宁为民、刘慧卿副主任中医师。此外，弟子们在学习老师学术思想精髓的同时，也经常积极参与一些大型学术交流活动，吸收一些其他学术的先进经验，融会贯通，集众家所长，最终自成体系。

与此同时，东莞市中医院作为广州中医药大学的非直属附属医院，各项教学、实习工作也一直在有条不紊地开展着。为了加强教学工作，东莞市中医院特别成立了一个职能部门——科教科，作为全院教学管理机构，从而使得教学工作的管理更趋于专门化。针对教学医院的工作需要，还特别设立教学秘书，专职管理实习生的教学实施，制定了相关管理规范。在管理方法上也日趋规范化、制度化、常规化。医院还安排每学年4次与医学院校进行对口教学交流活动，学年结束时进行教学经验总结，积极开展评教评学等教研活动，促进教学水平的不断提高。为满足临床教学的需要，医院又制定了教学病例收集制度，收集临床常见病、多发病的典型病例及某些季节性疾病病例和少见的病种，以满足临床实习的需要。医院共有25人被广州中医药大学聘为教授、副教授，8名副高级职称以上的主任医师成为广州中医药大学硕士生导师，在医院负责硕士生指导工作。

为了鼓励医院青年人才努力提高自身的业务能力，同时带动整个东莞地区中医医学水平的发展，东莞市中医院还与广州中医药大学合作，定期在医院开设硕士研究生学习班，组织35岁以下的青年医生集中进行学习。硕士学习班还对外开放，东莞各地的不少中医医师都屡屡从中受益。医院还专门规定：所有医务人员只要有学习进修、提高学历的机会，医院都会大力支持，只要医生能拿回更高的学历，医院将解决全部学习费用。

在抓好教学工作的同时，郑志文也清楚地看到，要提高三级人才梯队的整体业务水平，关键是要提高"塔基"的整体实力。东莞市中医院制定了"1∶3∶1"的人才引进策略，即每引进5名人才中，要有1名博士毕业生、3名硕士毕业生、1名本科毕业生。这样，一方面提高了人才的"准入门槛"，另一方面强化了医院的科研能力。郑志文说："新引进的年轻人中，高学历的越来越多。这些人虽然经验有所欠缺，但思维非常活跃，不但在临床工作中能经常提出一些创新的、有建设性的意见，在科研工作中更是表现出了突出的能力。这批年轻人的加入，就像医院'翅膀'上的'羽毛'，让医院能飞得更高、更稳，他们的贡献是不可磨灭的。"

老、中、青三级人才梯队的形成，为东莞市中医院的可持续发展提供了源源不断的活力。面对着这个充满活力的中医医院品牌，郑志文发出了这样的豪言壮语："我们不但要为东莞打造一个响当当的中医医院品牌，我们更要把东莞市中医院打造成一家中医医疗的'百年老店'！"（见图15）。

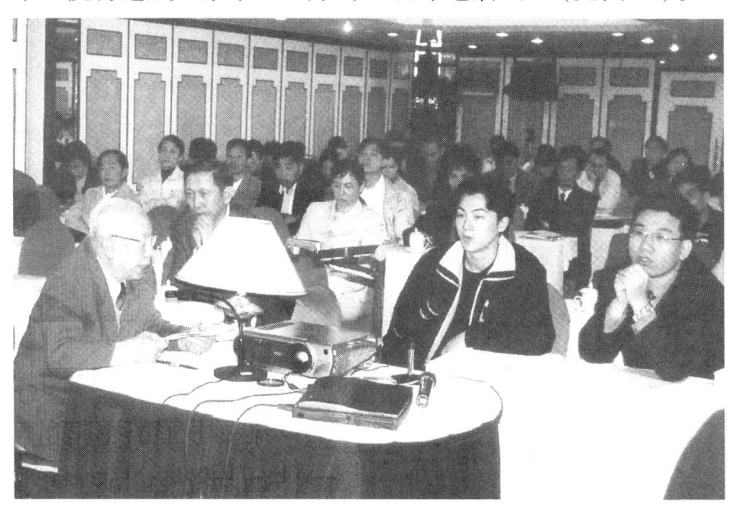

图15　何炎燊在为中青年医生讲课

品牌篇：
为优势资源装一颗永动的心

当今的社会，品牌的时代。人们创造着品牌，也追捧着品牌。

然而，品牌的内核是什么？

是质量与服务。质量是品牌的本质，是品牌的生命；服务是品牌的重要支撑，是市场竞争的焦点。只有质量与服务都搞好了，才能在消费者心中形成美好的形象，才能赢得消费者的赞誉。

同理，医院品牌的树立，也离不开这两点，那就是广大患者对其高超的医疗技术及其良好服务的认可。

东莞市中医院，就是以其独特的超前意识和创新管理，在提高"医术"与"服务"方面下足工夫，从而赢得了广大患者的信赖，树立起他们独特的品牌：骨伤科、中风科、糖尿病科、脾胃科……

——题记

一、省医专家缘何来此 "取经"？

——骨科侧记

采访东莞市中医院，有一件事让我们非常惊讶：1991年春，由于东莞中医院成功抢救了一例严重工伤病人，广东省人民医院院长罗征强在了解治疗全过程后，亲自带领全院67位科主任乘坐两部大巴从广州专程来到东莞市中医院"取经"。此事，一时成为广东医疗行业的美谈。

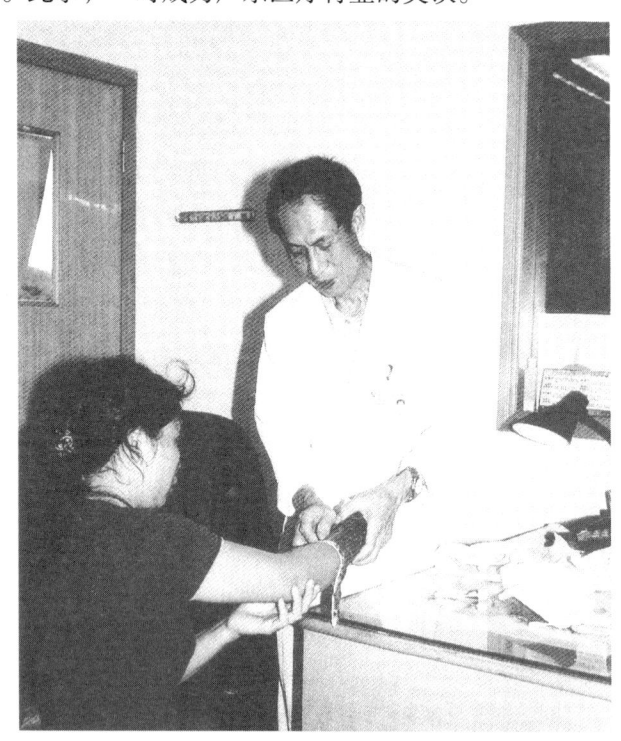

图16 骨科一景

作为广东省医疗行业的"老大"，为何能屈尊到下级医院"取经"，且由院长亲自带队倾巢而出，这么重视？"东莞市中医院有许多东西值得省医学习，其骨科在重症创伤病人的抢救方面表现非常突出，甚至超过了省医！"东莞市中医院人知道，罗征强的这些话尽管多少有谦虚及溢美之意，但他们还是实实在在体验到了医院这些年的巨大变化，感受到骨科（见图16）乃至全院的综合实力迅速增强带来的那份自豪。

（一）谭氏正骨饮誉莞邑

说东莞市中医院骨科，就不能不谈"谭氏正骨"。

骨折，是一种普通而又复杂的疾病。说它普通，是因为太常见了，不论什么年代、随时随地、任何年龄的人都会遇到；说它复杂，则是因为各种骨折病情可完全不同，千变万化，治疗起来也百人百样。

自古以来，人类治疗骨折积累了丰富的经验，治疗方法五花八门，其中，我国的正骨手法可谓独步医界。早在2 000多年前的先秦时代，我国民间就已出现了神奇的正骨医术。对此，经典名著《黄帝内经》就有明确记载。何谓正骨医术？就是医生完全采取推、按、捏、拿的手法将患者骨头复位，再施之以夹板固定，然后配合以汤药、膏、丹、丸、散、酒、熏、蒸等方法，使患者痊愈的治疗方法。

新中国成立前，莞城就有了一家远近闻名的谭氏诊所，以专门治疗跌打创伤见长，运用自制药酒、药丸治疗骨科疑难杂症，效果奇佳。凡是哪家谁谁谁摔伤了、骨折了，第一个想到要找的，便是谭氏诊所。"谭氏正骨"饮誉莞邑。

说起谭氏正骨，可以追溯到到清朝光绪年间。相传一位曾在少林寺习武的功夫教头流落到东莞乡邑，招收了两个徒弟，教他们拳脚功夫。这位武师不仅拳脚了得，更有一手治疗跌打损伤正骨手法。他的两名弟子以习武为主，兼学正骨医术，均有所造诣，其中一位弟子就是谭氏正骨的创始人——谭洪辉的岳父。

谭洪辉不喜习武，却热衷医道，务农之余，虚心跟岳父习医。他勤于钻研，接触的病人多了，自然也在骨伤方面有新的探索。随着他医术日益精进，那时候民团盛行，总有打架斗殴事件引起的创伤，又或者时值芒种，农民争时下地劳作不慎扭伤或者骨折，都会找谭洪辉治疗。久而久之，谭洪辉开始遐迩闻名……

谭氏正骨的第三代传人，也是东莞市中医院骨伤科著名正骨医生的谭成基回忆起爷爷谭洪辉时是这样子说的："那时候乡下都很穷，很多人会没钱治病，但是爷爷都一样给他们治疗，甚至倒贴钱给他们抓药，他觉得只要治得好病人，其他的都是无所谓的。更有病重不方便行走的人，爷爷也会送医上门，说当医生就要为病人着想。正是爷爷这种大医思想的影响，谭家后代许多人都立志要当医生。"

1965年，东莞市中医院成立，请来的第一批医生，就是谭氏正骨的后人谭为。以后，随着骨科业务的扩大，更多的谭氏后人加入进来，其中，最具代表性的是谭为、谭成基、谭泽林等人。谭氏正骨由于其手法简单、快捷，且患者痛苦少，骨折愈合快，功能恢复佳等效果，特别是收费低廉，群众非常欢迎，从而使东莞中医院声名鹊起，也带来较好的经济效益。

1979年，医院开始分大内科和大外科，谭氏正骨是外科的主力。人们对"谭氏正骨"的信任也奠定了东莞市中医院骨伤科的发展基础。

时至今日，医院已开枝散叶，分专划细，成立了四大骨科，谭氏正骨依然屡建奇功。如股骨颈骨折，现在许多医院九成以上都以手术治疗，但是谭成基却九成以上均施以非手术的谭氏正骨手法治疗，效果颇佳。

（二）突发事件彰显团队力量

时光的隧道进入到 20 世纪 80 年代，我国开始了如火如荼的改革开放。作为改革开放前沿地带，珠三角正酝酿着一场史无前例的改革，东莞自然也不例外，东莞市中医院也不例外。

"随着东莞市社会经济的发展，人们对医疗的需求也在发生变化。如何适应这种变化，路子只有一条，那就是迅速提高骨科诊疗综合水平。"院领导经过苦苦思索后，终于找到答案。

"送出去，请进来"是医院制定小步快跑的发展方略。

每年选派骨干到广州、郑州、上海等地的重点医院进修学习。广东省人民医院、广东省中医院、武汉协和医院、北京中日友好医院、上海瑞金医院以及国际上一些名医院均留下了莘莘学子的足迹。同时，中医院也邀请各大医院派出专家、教授莅临医院指导和应诊。1984 年，东莞县人民政府聘请广州中医学院副院长、离休干部刘汝深为中医院名誉院长，邓铁涛，梁乃津，岑泽波等多名专家，教授为技术顾问。

"'送出去、请进来'的结果是团队力量的迅速增加，骨科技术才有了质的飞跃，医院综合治疗水平提升到了一个新的水平。"提起往事，获国务院"有突出贡献自然科学专家"称号、广东省名中医、退休返聘的原副院长叶伟洪津津乐道。

1986 年，骨科为 3 例病人成功完成股骨头置换术，这标志着骨科已经从中医传统正骨治疗发展到一个新的中西医结合阶段。1988 年，更开展了多项治疗技术项目，如颅骨凹陷性骨折手术、脊柱的鲁氏棒手术、股骨颈骨折切复螺纹钉加带肌蒂骨瓣内固定术等。

有二件突发事件至今让许多人记忆犹新。

20 世纪 80 年代后期的一个深夜。东莞一家烟花爆竹工厂发生爆炸，浓烟滚滚，火花四射，情况非常危急，很多工人被困火海，为了求生不得已都从楼上跳下。东莞市中医院是在接到求助电话后第一个赶到火灾现场的医院，那一幕悲壮的情景至今让叶伟洪难忘。

"那些烧死的工人，尸体仅存一点，有的已经被人家用胶袋装了起来，一个胶袋那么一点；为了求生而从楼顶跳下来的人，断手的断手，断脚的断脚，简直是惨不忍睹。"东莞市中医院的医务人员立即将数十位伤员送到医院，马上抢救。因为跳楼所致的大都是骨伤，所以整个晚上都是骨科手术。在他们夜以继日的抢救下，一个个生命得救了！

事后，广东省组织烧伤、骨伤科的专家对参与抢救的医院进行了系统考察。结果显示，东莞市中医院对这次意外灾害的治疗处理效果是最好的。为此，东莞市中医院得到了中央、省、市领导的批示表扬。

还有件事发生在 2005 年 6 月。当时东莞市公路局一队由 35 人组成的考察团在贵州遵义境内发生车祸，其中两名旅客当场死亡，其余也有不同程度受伤，大都是手脚的骨折，严重的是腰椎脊椎受伤。伤员被送至当地医院进行救治，无奈乡镇医院的医疗设备不够完善，只能做初步的清洗消毒处理，最后全部的伤员都被专机送回了广东。

事发后的第一时间，东莞市中医院就接到了市领导的命令，全程负责这次的抢救任务。蔡立民副院长亲自带着救护车队去到白云机场的停机坪旁边，接了这30几名伤员之后十万火急地奔回东莞市中医院。

32位伤员，人数之多，伤势之重，又是一次罕见的艰巨任务！因为遵义当地乡镇医院的条件差，当伤员抵达东莞中医院的时候甚至伤口上还有泥沙，情况非常糟糕。骨伤科上下齐心协力，立即安排进行伤口的处理与手术的治疗，不畏困难，全力抢救，伤员最终全部抢救过来！此事又得到了全国总工会以及省市领导的赞赏。

迅即高效处理突发事件，不畏劳苦打好艰难战役，充分体现出东莞市中医院团队强悍的作战精神以及他们较强的综合治疗水平，也体现出骨科的高超技艺。

（三）抬着进来，走着出去

创伤、脊椎病、关节病是东莞市中医院骨科的三大过硬技术。

走访骨科，我们了解到3个令人感叹不已的病例——

1986年，外科接到一位膝关节开放型粉碎性骨折合并股神经血管断裂的病人。病人的股静脉、股动脉、股神经都断了，膝盖也是粉碎性骨折，曾在某大医院手术，未成功。

当时，接诊医生是叶伟洪副院长。诊治这么一位年轻病人，叶伟洪的心理压力是巨大的。按常规处理，保住性命最好的选择便是：截肢。然而，由于病人的苦苦哀求，再加他实在太年轻了，让叶伟洪不得不做出了风险性极大的治疗方案：接合血管、神经，再保守治疗。有经验的医生都知道，这种病人手术难度高，但最难度过的关口，还是术后的肾功

品牌篇：为优势资源装一颗永动的心

能衰竭与全身脏器的衰竭，导致患者丧命！

本着对病人高度的负责心，叶伟洪请来了医院元老何炎燊一起研究病情，制订治疗方案。在反复讨论后，他们决定采取中西医结合治疗。真可谓艺高人胆大。手术非常成功，病人的血管接合上了，神经接合上了，骨头接合上了，跟下来，他密切注意着病人的肾功能情况。

临床上判断病人肾功能的一个重要指标是：尿量。尿少，表明肾功能下降，而无尿，则说明病人肾功能进入了衰竭状态。

此例病人，术后果然出现了无尿！

叶伟洪先是按西医方法，紧急给予病人利尿药，半小时过去了，一小时过去了，病人仍然无尿。此时的他依然不慌不忙，在对病人进行了中医辨证后发现，病人属肺热气壅，尿路阻塞，脾气不升，肾元亏虚，膀胱气化失司所致无尿，这就是中医里面所说的"癃闭"。他开出了一个独特的方子——"大成汤"。结果病人服药半天，就有尿液排出。叶伟洪再根据病人每天的实际情况对药方加减，病人的尿液逐渐增多。

病人终于得救了！

此例病人的成功救治，表明了东莞市中医院在创伤救治方面达到了新的高度，也表明了他们在中西医结合治疗创伤方面走出了一条新路。

一个四川籍的女病人，罹患强直性脊椎炎15年，且髋关节也有了病变。那是让人怜惜不已的场面：28岁妙龄女郎，两腿不能张开，不能下蹲，上下床需要父母抱。她这15年的求治历程，伴随着太多的屈辱与痛苦。1998年，她与家人抱着最后一丝希望，来到了东莞市中医院骨科。

经仔细检查，医生们决定给其施行两侧髋关节的置换手术。那天，恰恰是圣诞节。欢乐的人们在节日为手术成功而欢呼！

3 年后，该女孩不仅结了婚，生了孩子，而且，莞城还经常看见她骑着自行车上下班矫健的身影！

1987 年，高埗镇一位 50 岁的农民，椎管里面有肿瘤，根本无法下地走路，也是在东莞中医院，医生们为他做了"高位颈椎切开内固定术"，经 19 天，老人便轻快地走出院了……

"抬着进来，走着出去"是东莞市中医院骨科以创伤、脊椎病、关节病三项过硬本领创造的一个又一个奇迹。这些奇迹引来群众对医院的美好口碑，也铸就医院的骨科品牌。

（四）分专划细，四拳并进

"为了全面提升医疗水平，更好地服务于东莞人民，必须在原有基础上更进一步。我们的做法是，分专划细，四拳并进。"

今天，东莞中医院骨科规模在三角洲首屈一指，且一分为四：骨一、骨二、骨三、骨四科等，每一科都承担着不同的临床与科研教学任务。

骨一科是关节骨科，它是东莞市中医院的重点科室骨伤科的创始科室。结合了"谭氏正骨"的闭合手法整复与现代医学的诊疗技术，形成了一套独特的具有鲜明中西医相结合的诊疗体系。近年来，在骨伤科学术带头人、广东省名中医叶伟洪主任中医师和业务副院长、东莞市科学技术拔尖人才蔡立民主任中医师的带领下，该科加强国内外临床合作和交流，在保持传统中医骨伤特色治疗基础上，不断吸收现代诊疗技术，中西医并重，大大提高了对骨伤科常见病、多发病、疑难病、危重病的诊治水平，年收治病人1 100余人次，得到了广大的患者的认可和好评，甚至吸引了香港和澳门等地患者慕名前来看病。

其诊治范围包括四肢关节损伤和脱位、关节退行性变、关节周围骨折，亦擅长治疗各类四肢骨折、骨盘骨折、脊柱骨折并截瘫、脊柱退行性改变，各种复合损伤及软组织损伤等，进一步开展双侧人工髋关节置换术，人工全髋关节翻修术，全膝关节置换术。近年来，他们更采取"微创"治疗技术，成功开展了半月板损伤的关节镜下切除成型及修补术、前后交叉韧带的关节镜下重建、膝关节滑膜炎的全滑膜切除等手术。

骨二科是骨病骨肿瘤科。在梁浩标主任的带领下，继续传承中医骨伤特色，发挥四肢骨折的保守治疗的优势，在开展简单四肢骨折手术治疗的同时，亦逐步开展了一批当时较为先进的新技术，如人工全髋置换术；在脊柱方面，从1992年起，开展了东莞市中医院首例腰椎间盘突出症后路髓核摘除术，对椎体骨折的手术治疗，由早期的棘突钢板（1984年），到Staff内固定系统（1998年），还有RF内固定系统（2004年）亦成功运用于临床。2001年进行了首例陈旧性股骨颈骨折切开复位空心螺钉内固定带股方肌蒂骨瓣移植术。

随着业务的扩大，病种的增加，人民群众对医疗需求的不断提高，骨二科在对普通常见骨病诊疗经验的基础上（如：骨髓炎，骨软骨瘤等），分别于1998年、1999年成功独立开展了股骨下段尤文氏肉瘤，胫骨上段成骨肉瘤的新辅助化疗，以及保肢假体置换手术，并取得了较理想的手术预期效果，在东莞更属首例。2006年独立开展了胫骨上段骨巨细胞瘤病灶清除植骨术，腰椎椎体结核前路病灶清除植骨融合钢板内固定术病例，均随访 2 年以上无复发。2008 年邀请北京大学人民医院教授专家亲临指导，开展了一例胸 11 椎体骨转移癌前路椎体切除钛网植骨钢板内固定术。同年，独立成功进行了一例颈 5 椎体骨转移癌椎体切除，椎间植骨融合，前路钢板内固定术。还先后开展了骨纤维结构不良病灶清除植骨内固定术，非骨化纤维瘤、骨化纤维瘤病灶清除植骨内固定术，以及复杂性骨囊肿病灶清除植骨内固定术。

骨三科是脊柱科。在陈硕敏、叶建勋、卢国樑三代科主任的带领下，对于腰椎的退行性变疾病，尤其是椎间盘突出症等治疗技术独到。在医院的大力支持下，购置了核磁共振检查仪器，使临床检查与医学影像结合，大大地提高了脊柱疾病的诊治水平。同时积极开展新技术、新业务的推广使科室的业务技术水平迅速发展。2001 年开展 AF 椎弓根钉进行胸腰椎骨折治疗；2003 年独立完成腰椎滑脱椎弓根钉内固定合椎间融合术；2004 年开展椎体成形术治疗骨质疏松发生的椎体骨折；2005 年开展颈椎前路椎间盘摘除并椎间融合钢板内固定术，并随后开展前路椎体次全切术、植骨或钛钢网融合术、钛板内固定术；2006 年 8 月开展了胸腰段前路胸腰联合切口或肾切口病椎减压术、植骨固定融合术；2007 年 5 月开展了颈椎后路枕颈融合治疗上颈椎粉碎性骨折伴失稳、颈椎侧块钢板内固定并椎管双开门术、胸椎后路椎弓根钉内固定及前路开胸减压内固定术、枢椎齿状突骨折空心螺纹钉内固定术、椎管内脊髓外肿瘤摘除术、囊肿摘除术、脊柱结核病灶清除；2008 年开展了脊柱退行性变侧弯矫形术……

业内权威专家指出，骨三科从疾病的诊断水平、治疗手段、手术技巧、治疗效果，已经达到省级三甲医院的水平！

骨四科是显微外科，拥有一支技术力量强、战斗力旺盛的老中青结合的技术梯队，能完成断肢（指、趾）再接手术、游离足趾再造手指手术，大面积皮肤缺损带血管皮瓣移植术，严重骨缺损带血管骨肌皮瓣移植术，血管、神经损伤移植修补术，肌腱断裂移植修补术，复杂关节内及关节周围骨折、骨盆、髋骨折及四肢柱骨折、陈旧性骨折、骨不连、骨损等手术，均效果显著。

四大科室，各有侧重，优势互补。东莞中医院的骨科以一种全新的面貌呈现在莞邑人民面前，赢得肯定，赢得喝彩。

（五）百尺竿头，更进一步

"百尺竿头，更进一步"是永不满足的人追求的意境。

东莞市中医院骨科人就是永不满足的一个群体。

经过20多年的努力，东莞市中医院骨科取得了骄人的成绩。

据不完全统计，骨科总床位达240多张，占医院总床位数的43.3%，每年收治病人4 200多人次；结合临床实践发明跌打丸、驳骨片、壮骨片、关节通片、创面灵、骨关节洗剂Ⅰ号、Ⅱ号、跌打酒、跌打膏等一系列中成药，临床疗效显著；近十年发表论文70余篇，其中获省级奖项2篇，市级奖项多篇。

1996年10月，叶伟洪主任中医师获"有突出贡献自然科学专家"、"东莞市科技拔尖人才称号"、享受国务院特殊津贴，并应邀赴澳大利亚参加"国际中医药暨传统医学特色疗法学术交流大会"，并获优秀论文证书，其后亦多次赴欧洲、新加坡、香港、澳门等地作学术报告。

2001年12月，由广东省人民医院等有关单位的7位专家、教授组成的鉴定委员会对骨科的省立项课题"创面灵治疗感染创面与烧伤的临床及实验研究"进行了鉴定（见图17）。鉴定委员会一致认为，该项研究采用临床与实验相结合，设计合理、数据可靠、统计方法正确、结论恰当，已达到国内先进水平，具有较高的实用价值及推广价值；2002 年该项目获得广东省科技进步三等奖；东莞市科技进步一等奖。

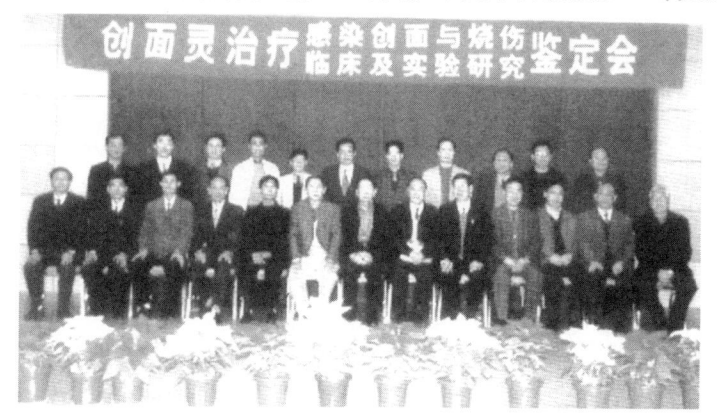

图 17　骨科科研成果鉴定会

2005 年 8 月东莞市中医院承办"05 东莞（国际）骨科新技术暨骨关节研修班"会议，来自中国北京、上海、广州、台湾、香港、澳门及美国、澳大利亚、法国、新加坡、马来西亚等国内外院士、专家、教授及省内各大医院代表500 多人参加。

……

东莞市中医院骨科声名鹊起，远播海外。

"现在我们又到了一个新的起点，我们的目标是达到 400张床位，强化中医特色，继续走中西医结合的路子。"谈起未来，叶伟洪一脸兴奋。

品牌篇：为优势资源装一颗永动的心

101

"当前我国新医改已吹响了进军的号角。我院将认真贯彻新医改精神，在'简、便、验、廉'上下工夫。因此，骨科将更注重发掘传统医学理论，整理发扬'谭氏正骨'宝贵财富，为解决看病难、看病贵做出应有贡献！"蔡立民副院长如是说。

据悉，2000 至 2010 年是世界骨关节年，最关注的就是老年人的关节病与骨质疏松症。东莞中医院骨科也正结合当地实际情况，开展相关科普宣传及攻关研究。

人们相信，憋足了劲的东莞中医院骨科人定将创造出更灿烂的未来！

二、 他们瞄准的是世界难题
——脾胃病科侧记

东莞市中医院脾胃病科鼎鼎有名，它头顶上的光环让人惊叹——广东省中医名科、全国功能性消化不良诊疗协作组副组长单位、国家"十一五"重点中医专科建设单位。

脾胃病科集临床、科研、教学为一体，以国家级名老中医何炎燊的脾胃学说思想为指导（见图18），在继承和发扬传统医学和名老中医特色诊疗方法的基础上，积极吸收现代医学的诊疗技术和手段，形成了具有鲜明中西医结合特色的脾胃病专科。

"一家地市级医院如何取得如此成就？其中又有什么奥妙呢？"

脾胃病科的学术带头人董明国带着我们剥茧抽丝，层层探进，终于解开了笔者心中的疑团。

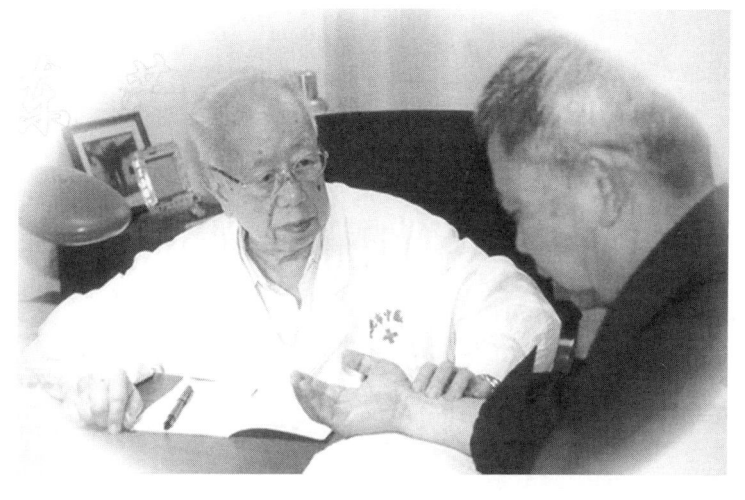

图18　以何炎燊学术思想为指导的脾胃病专科

（一）独特的人才梯队

现代医院的综合实力表现在多方面，但人才是核心。人才决定着医院的服务水平及发展方向。

说起如今脾胃病科的人才队伍建设，董国明连连称道："非常有意思！我们有四代人才四层阶梯，中医的，西医的，中西医结合的；我们的医生年龄跨度大，最老是88岁的何炎燊，最年轻的是刚刚毕业的24岁的研究生；我们老中青相结合，老的有经验，中的有学术水平，年青的有创新精神！"

确实，这是一支很有意思的人才梯队，也是一支非常独特的人才梯队！

请看名单目录——

第一代人才就是"开国元勋"何炎燊；

第二代人才就是何世东，还有何炎燊的弟子刘石坚、马凤彬；

第三代人才则是经过高校系统医学理论洗礼的董明国、何金木、王世平；

新生代人才就是青年才俊周正、王文辉、王家华、袁瑞兴。

你若是再认真一看，就会发现莞邑赫赫有名的以治疗脾胃病著称的四位医生皆云集于此——全国著名中医临床家、广东省名老中医何炎燊，广东省名老中医、享受国务院特殊津贴的著名老中医专家何世东，何炎燊30余年来言传身教精心培养的唯一女弟子、主任中医师马凤彬，作为全国名老中医药专家学术继承工作指导老师之一的刘石坚等均为擅长治疗脾胃病的中医专家。

著名老中医何炎燊行医60余载，在几千年传承下来的中医治疗脾胃病的经验上，加上自己多年的心得体会，形成了独特的临床思维与用药心法，他主张以"健脾养胃"、"顾真阴扶胃气"为原则，灵活运用"温脾阳不忘祛湿，补脾气须佐平肝，养胃阴须佐泄降"等治则，擅长治疗脾胃病疑难杂症。且何炎燊医德高尚，医风正派，在业界享有盛名，求医者络绎不绝。时至今日，88岁高龄的何炎燊还奋战在临床一线，老骥伏枥，壮心不已。

马凤彬多年来一直在何炎燊左右工作，"全面继承何炎燊的学术思想，协助何炎燊整理临床经验"，这是1976年马凤彬在中医学徒班毕业时陈程院长对她的叮嘱。马凤彬不负众望，刻苦钻研中医经典著作，继承了何炎燊的学术思想，也帮助何炎燊整理他的毕生学说，编著了关于何炎燊学术思想的著作《中国百年百名中医临床家何炎燊》、《常用方歌阐释》、《竹头木屑集》、《何炎燊医案集》等等，在业界引起了很大的反响。

何世东是全国第三批名老中医药专家学术经验继承工作指导教师之一，也是享受国务院特殊津贴的广东省名中医，他奋战在临床一线多年，治疗的疑难重症数不胜数。曾有一个病人在20年间三次濒临死亡都被何世东亲手救了回来，缔造的"三死三生"故事被人传为美谈。

刘石坚同为何炎燊的弟子，深得何炎燊真传，同样是全国第三批名老中医药专家学术经验继承工作指导教师，从事临床工作40余年，以治疗脾胃病和温热病著称。刘石坚与马凤彬合作整理何炎燊的临床经验，共同出版过《两乐室医集》一书，他也发表过学术论文20余篇。

随着第三代人才的到来，东莞中医院脾胃病科医术水平则又有了新的提升。董明国是现在的脾胃科的学术带头人，也是医院里的第一个研究生，同期的医生有何金木、王世平。董明国带领着他们，不断地重复一句话："我们可不是颠覆前辈的学术，只是继承了他们的精华，再取现代医学的长处，强强联合而创新！"他们都虚心好学，传承之中又有创新，成为脾胃病科的中流砥柱，形成一个"发挥中医优势与特色，采用西医先进医疗技术设备，坚持中西医结合原则"的医疗团队。

脾胃病学术继承人董明国为广东省中西医结合学会脾胃消化病专业委员会委员，东莞市中医肝病、脾胃病专业委员会主任委员。他主张"肝、脾、胃"并重，脾气胃阴并重，重视微生态理论，中西医结合，擅长治疗慢性胃炎、急慢性肝炎、消化性溃疡、肝硬化、慢性结肠炎、功能性胃肠疾病等。

副主任中医师何金木为广东省中西医结合学会脾胃消化病专业委员会委员，东莞市中医肝病、脾胃病专业委员会副主任委员兼秘书长，擅长治疗慢性胃炎、急慢性肝炎、消化性溃疡、肝硬化、慢性结肠炎、功能性消化不良。

副主任医师王世平具有娴熟的电子胃肠镜诊断及消化道介入治疗技术。消化系统多种疾病可经内镜来诊断，部分疾患还可经内镜进行相应的治疗，许多项目已达到东莞市先进水平。如胃及食管疾病的诊断、结肠疾病的诊断、食管及胃内异物取出、消化道的息肉切除、消化道出血的急诊内镜的诊断和治疗。

而新生代周正、王文辉等的加入，是可贵的新鲜血液的注入。他们不仅有着良好的现代医学基础，更有着"初生牛犊不怕虎"的干劲。

独特的人才梯队体现了脾胃科特色，也构建了结出硕果的基础。

（二）四招绝活铸就闪亮品牌

一家医院若是要有优势，那么必须院有专科，科有专病，病有专药，人有专长。东莞市中医院的脾胃病科就是以其人才优势形成了四大绝招而驰名莞邑。

1. 溃疡反复要说不

消化性胃溃疡病是目前医学界的难题，大多都是病程长、病情反复，经科学研究发现，消化性胃溃疡与幽门螺旋杆菌（Hp）感染、疤痕形成、局部微循环障碍、情绪异常、饮食不当等因素有关，而治愈后容易复发，一直以来是医学界的难题。

东莞市中医院脾胃病科一直致力于抗溃疡病复发的研究。

脾胃病科医生们根据中医理论"脾主化，胃主纳；脾主升清，胃主降浊；脾为阴土，喜燥恶湿，胃为阳土，喜润恶燥"，认为降胃气是治疗脾胃病的重要大法；又发现消化性溃疡在中医来说多属虚实夹杂，他们根据何炎燊"顽难重病用复方"的原则，治疗初期多用泄浊、疏肝、消导以降胃气，中后期多以健脾养胃以降胃气；另外根据"胃为多气多血之腑"、"久病入络"的理论，在治疗溃疡的整个过程中不忘活血、行气，从而大大降低溃疡的复发。

一位 15 岁的男孩，因平时学习紧张、饮食起居无常而致腹部不适、食量下降、多食则腹胀并呕吐。到某医院照胃镜后发现他幽门局部管腔变形变窄，十二指肠球部有巨大溃疡，医生诊断为十二指肠球部巨大溃疡并幽门不完全梗阻，建议施以手术治疗，但是病人家属拒绝了，带着病人转到东莞市中医院脾胃病科就诊。

初诊时症见患者形体消瘦，食后腹胀，甚至呕吐。东莞市中医院脾胃病科医生诊断患者起病于饮食不节、劳倦思虑过度而致脾失健运、胃失和降，根据中医"急则治其标"和何炎燊理论"治急病，须行霸道"，采用了通下法，用小承气汤合温胆汤加减让患者服用。患者服药 3 剂后，腹胀呕吐症状减轻。医生再根据何炎燊的脾胃病理论"脾胃同治，甘柔通降并用"，运用四君子汤合麦门冬汤、百合汤加减以服之，另外再用新开河参 10g、石斛 10 克、三七 10g 另炖以益气养阴活血。一年后患者的各种病症逐减，再查胃镜时显示十二指肠球部见一白色溃疡疤痕，球腔轻度变形，镜身通过顺利。患者现在间断服用东莞市中医院院内中成药制剂人参胃康片和健胃消胀片，以巩固疗效。

以中药的内服代替手术的治疗，让病人，尤其是老年人与青少年更加容易接受，这也就是以中医来治疗脾胃病的一个优势。北京西苑医院院长唐旭东（国家中医药管理局"十一五"脾胃病重点专科组长）对东莞市中医院脾胃病科运用中药防治溃疡复发作出高度评价，认为其"防治溃疡复发的水平已达到国内领先水平"。

2. 慢性胃炎有良方

慢性胃炎与转成胃癌的癌前病变都是脾胃病中的难治顽疾。

慢性胃炎的难治在于它的成病机理尚不明确，其临床表现为进食后出现上腹部饱胀或疼痛、嗳气、泛酸等表现。西医对此病的治疗多用抑酸剂、胃黏膜保护剂或胃肠动力药，但症状容易反复，不易根治。

东莞市中医院脾胃病科专家们经多年研究后认为，慢性胃炎病机为肝气犯胃、情志失调导而致的脾失健运、胃失和降、气血不畅等。针对性地提出治慢性胃炎有 6 法：降胃气、升脾气、舒肝气、调气血、清湿热、养胃阴，其中通降为根本。

患者李某，42 岁，男性，最初患的是浅表性胃炎，由于工作繁忙，未能得到系统的治疗。2003 年患者形体日渐消瘦，胃脘部不适加重，到医院作胃镜检查时发现胃黏膜较粗，呈花斑状，色泽灰暗，血管透见，胃酸分泌功能降低，病理诊断为慢性萎缩性胃炎（中度）。中医诊断属于胃阴胃气俱虚之证，脾胃病科专家用益气养阴，和胃降逆之法来治疗，方用《金匮要略》麦门冬汤并百合汤随症加减来治疗，并用吉林人参、三七切片，每日早晨含服。患者坚持服药 1 年，诸病症逐渐减轻。2008 年胃镜复查，病理报告为慢性浅表性胃炎（轻度）。病人至今间歇服药调理，情况良好。

萎缩性胃炎伴有中重度不典型增生、肠上皮化生，如果不积极治疗，可能向胃癌方向发展。在目前而言，逆转胃癌癌前病变，西医没有特效的方法。

何炎燊将胃癌癌前病变归属于中医的"胃痞"，病位在脾胃，病机是胃阴不足，失其和降，治疗上以甘柔清养为主，稍佐微苦清泄之品，以遂其通降之性，利用麦门冬汤并百合汤加减以防治胃癌癌前病变，且大部分病例都取得了良好的效果。

3. 功能性消化不良创新药

功能性消化不良表现为餐后不适或上腹疼痛，部分临床表现与慢性胃炎相同，西医多用抑酸剂或胃肠动力药，但症状易反复。脾胃病科根据《素问·阴阳应象大论》的"浊气在上，则生䐜胀"、《临证指南医案》"胃宜降则和"以及"六腑以降为顺，以通为用"等中医理论，认为功能性消化不良的基本病机是胃失和降。治疗功能性消化不良的基本方法是通降和胃，再结合临床辨证分型施治，如肝郁者疏肝理气以通降，胃热者清热以通降，脾气虚者健脾理气以补降，胃阴虚者滋养胃阴以润降。根据这一理论，脾胃病科的医生们潜心研究，配制了健胃消胀片和康尔胃Ⅱ号来治疗功能性消化不良。其中健胃消胀片主要功效是降气、消胃胀，适用于实证和餐后不适综合征。而康尔胃Ⅱ号则是健脾行气，消胀止痛，适用于虚实夹杂和上腹痛综合征。此外，在中药、中成药的内服基础上，再辅助中医外治法如中药敷贴、中药封包、耳穴治疗等，效果显著，弥补了西医治疗法的单一。

首都医科大学附属北京中医医院消化科主任张声生（国家中医药管理局"十一五"重点专科功能性消化不良协作组组长）对东莞市中医院脾胃病科以"通降理论治疗功能性消化不良"的疗法作出高度评价，认为这是具有高度的创新性和适用性。

患者叶某，女，32 岁，上腹反复出现胀满症状已 3 年，曾到多家医院诊治，胃镜检查均显示浅表性胃窦炎（轻度），C14 呼气试验中幽门螺旋杆菌显阴性，她长期服用吗叮啉，但是症状时轻时重。2006 年患者前来东莞市中医院就医，首诊症见食后腹胀，时嗳气，无反酸，也无明显腹痛。中医辨证为肝气郁结，胃失和降，治疗宜以降气消胀，医生在选方时用健脾消胀方，患者服用 7 剂后，各种病症基本消除。现在患者间隔服用健胃消胀片，脾胃病科随访其病情后发现患者预后情况良好，消化不良症状几近消失。

4. 攻疣状胃炎难关，15 年终成正果

疣状胃炎是一种内镜下具有特征性改变的特殊类型胃炎，在慢性胃炎分类中被称为隆起糜烂性胃炎，其内镜下特点为"再发性或持续性胃黏膜多发疣状隆起病灶，圆形或不规则形"。在第十届世界胃肠病大会上，该病被列为具有高度癌变倾向的疾病之一，目前现代医学上无理想的治疗方法。因此，临床和科研工作者对其给予了越来越多的重视。

为了攻破这个难题，脾胃病科专家们在何炎燊的学术思想指导下，进行了长达 15 年的研究，发现疣状胃炎的中医病机是寒热虚实错杂，且病程长，难以速愈。加上该病有特征性隆起糜烂病灶，而《黄帝内经》有言"坚者削之"，从中医辨证角度考虑不外血瘀、痰湿凝聚等，究其病本应有脾虚之基础，脾胃病科专家们认为疣状胃炎应以健脾清胃活血为基本治法。

据何炎燊治疗寒热虚实错杂之胃病时提倡"顽难重病用复方"的原则，采用四面合围的方法，在健脾的同时，针对该病特征性隆起性病变，取张仲景的泻心汤法则，用人参、黄芪补气，白芍、甘草养脾阴，珍珠层粉养胃生肌以治虚；

取蒲公英、旱莲草两药专为清胃消除炎症功效；用三七、海螵蛸活血通络；用郁金、佛手理气化浊，浙贝母散结化痰浊。这个方是专为疑难胃病而设，方中益气、清热、活血等多法并用，集中医治胃病多法共一炉，治疗疣状胃炎治愈率达53.6%，总有效率为80.4%，疗效居国内领先水平。

患者张某，男，50岁，近6年来时有上腹部不适，时胀满，时疼痛，服用抑酸剂、胃黏膜保护剂无效，2006年5月到东莞市中医院就诊，电子胃镜检查时发现胃体和胃窦均有密集的疣状糜烂，诊断为疣状胃炎。由于患者病程长，病情反复，正气已伤，结合内镜像，中医辨证为寒热虚实错杂，专家以健脾清胃活血法以治之，选人参胃康方加减，患者服用上方7剂后自觉症状减轻，继续服用汤剂1个月后转服人参胃康片。1年后病人复查电子胃镜，见胃体部的疣状糜烂已消退，而胃窦有7处疣状糜烂，继服用人参胃康片1年，电子胃镜竟然显示已转为浅表性胃炎，糜烂灶也消失了。

（三）科研奠定临床发展基石

科学技术是第一生产力。医院要发展，科研工作举足轻重。东莞市中医院脾胃病科一直致力于科研工作，并取得了不凡的成绩。

东莞市中医院第一个拿下科研奖的科室就是脾胃病科——1997年，何世东针对消化性溃疡而立项的"康尔胃冲剂抗消化性溃疡复发临床和实验研究"获得广东省中医药科技进步二等奖，这个项目为以后的抗消化性溃疡系列科研研究立下了不可磨灭的功劳。何世东在此研究基础上再研发了康尔胃Ⅱ号，所主持的课题"康尔胃Ⅱ号治疗功能性溃疡复发临床和实验研究"于2003年获得广东省中医药科技进步二等奖、东莞市科技进步二等奖。

在全国名老中医、何炎燊指导下，由刘石坚、马凤彬等人完成的"中医名家何炎燊临床经验及学术思想研究"于1999年获得广东省中医药局科技进步一等奖和东莞市科技进步一等奖（见图19）。

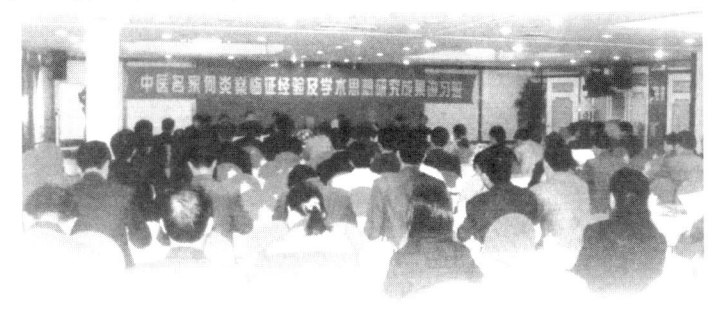

图19　何炎燊临床经验及学术思想研究成果讲习班

2005年，院长郑志文、医务科副科长董明国赴北京，参加由科技部、国家中医药管理局召开的国家"十五"科技攻关课题会议，课题为"名老中医学术思想临证经验研究"。

回想起这个攻关课题，董明国不由感叹道："全部与会的单位都是省级三甲医院，只有我们是地市级医院。这么些年一路走来真是艰难，但是我们顶着全部的压力坚持了下来，不停地摸索、研究、探讨，还好我们最大的优势就是我们研究的学术思想的对象（何炎燊）还健在嘛，还有很多的病案、处方是可以让我们研究参考的。"

凭着东莞市中医院人在科研上自强不息、不惧艰难的奋斗精神和夜以继日、勤勤恳恳的工作状态，就如中国古语说"苦心人天不负"那般，何炎燊学术思想经验传承研究课题终于在2007年国家"十五"科技攻关计划课题验收会议上以 95.73 分的高分顺利通过验收。

这标志着东莞市中医院在科研上一个新时期的到来，这不再是一个区域范围内的科研成果了，而是已经达到了全国的先进水平，一路高歌，为祖国的科研乐章增添了动听音符。

2007 年，脾胃病科在以董明国为首的科研小组的领导下，针对现今医学界常见的难治顽疾疣状胃炎成立了一个新的科研课题"健脾清胃活血法（人参胃康片）治疗疣状胃炎临床及试验研究"，在名老中医多年治疗脾胃病的经验基础上苦心钻研，2009 年取得了喜人的成绩——该科研项目获得了东莞市科技进步二等奖，他们也将这个科研成果应用于临床，疗效显著，造福了广大病患。

脾胃病科不但发表论文 100 篇，且在中药制剂方面亦是成绩不俗。脾胃病科研发的院内制剂多立足于以下原则：一是处方用药紧扣中医理论、重视脾胃学说的基本内涵，如胃宜降、脾应升、肝得畅等，二是用药多轻灵、规范；三是健脾气、养胃阴、降胃气贯穿始终；四是擅用活血化瘀治疗脾胃病中的痛症及疑难杂症；五是临床疗效平淡见神奇，非常优异。目前，已经研制了院内中成药制剂 6 种——健胃消胀片、人参胃康片、康尔胃Ⅰ号颗粒、康尔胃Ⅱ号颗粒、肝康片、健脾开胃饮等。

此外，脾胃病科也是东莞市的重要科研点，每年都会担任很多政府的科研项目，几乎都是占了东莞市中医院科研项目的一半以上。现在正在研究的项目就有 4 项，其中 1 项是政府斥资 20 万人民币立项的"脾胃病的智能化诊疗系统的研发"——把东莞市中医院脾胃病科治疗脾胃病的经验做成电子信息来推广。董明国说："这是一件好事，也是一件实事，把好的经验推广，让更多业界同行一起学习，相互促进发展。"

目前，脾胃科正向建设"国家'十一五'重点中医专科"冲刺，在今年将会验收。按照建设方案的要求，脾胃病科必须要举行 1~2 次的全国性学术会议，科研成果要有 2~3 项、学术论文 10 篇以上。谈到这点，董明国神采飞扬道："我们每年都有在业界影响较大的全国性学术会议，比如连续 4 年举办了'何炎燊名中医临床经验研讨班'；2008 年已举办了'脾胃病诊治指南研讨会'；今年则是'珠三角肝病高峰论坛'，业界的精英都汇集在这，高朋满座，大家一起研讨学术，为推进脾胃病科的发展而共同努力，这也是业界的盛事啊。"

最后一个验收的要求就是门诊部跟住院部的年治疗人数要以每年 10% 的幅度增长。对于这点，一直兴致昂扬的董明国却面露难色。

"现在脾胃病科年诊治病人近 8 万人次，年住院人数1 500人次，住院病人要增加不是难题，难的是现在每天门诊病人都有 250 人左右，我们的医生少，每天的诊疗时间基本上都达到了饱和，很多医生为了看完挂了号的病人都延迟下班时间了。"

确实是这样子的，那天马凤彬的采访推迟了就是因为她的门诊病号有 70 来个。而且正如笔者所见，在脾胃病科不管是名老中医诊室、专家诊室，还是专科诊室，全部门庭若市。

（四）瞄准的永远是疑难杂症

脾胃科火了！慕名前来诊病的患者，不仅来自莞邑，还来自珠三角其他地区，更有来自港澳、东南亚……正所谓，"金杯银杯，都不如老百姓的口碑"！

然而，他们并不因此而稍有懈怠。对此，董明国告诉笔者："脾胃病科今后的发展方向，将瞄准胃癌、肝硬化以及病毒性肝炎的防治，坚持走以中医为主、中西医结合的路子；将更重视中医药理论研究，继续整理名老中医的专方、验方，探寻出治疗这些疑难杂症的更有效的方法。"

　　笔者了解到，对于胃癌与癌前病变的防治，他们将加大力度开展电子胃镜普查和宣传，并且利用计算机技术开发智能挖掘系统，对该病的中医诊治规律进行整理，充分发挥中医药特色疗法的优势，研发新药。

　　肝炎、肝硬化、肝癌是肝炎患者自然进程的三部曲。乙型肝炎的治疗，国内外的肝病专家都认为必须抗病毒治疗，但可惜的是，针对乙肝病毒并没有特效药。对此，脾胃病科上下毫不气馁，他们将继续坚持何炎燊的"理脾"理论——清热祛湿以逐邪、养肝阴、益脾气、活血化瘀治疗乙型肝炎。充分发挥中医药辨证论治的传统优势。

　　而在治疗肝硬化方面，他们则将利用中医药在肝硬化防治中的特点，来延缓或阻断病情的恶化。具体做法是研究何炎燊的经典方"二甲调肝汤"在肝硬化治疗中的应用。

　　"一切为人民服务"，不仅喊在他们口上，更深深地扎根他们心里，忙碌的生活与巨大的工作压力让许多人都处在亚健康状态，脾胃病科积极依托社会需求而动。他们正在筹划根据个体的差异，给每一个前来求诊的群众提供个体化的中药药膳和健康指南，让人们学会中医保健以及"治未病"，防患于未然。

　　"路漫漫其修远兮，吾将上下而求索。"人们期待，求索不止的脾胃病的医务人员，创造出更多的辉煌！

三、 打造中医脑科的优秀品牌
——中风科侧记

脑血管病（中风）是严重危害人类的三大疾病之一，尤其对于中老年人群更是一颗随时可能被"引爆"的"定时炸弹"。据国外权威机构研究表明：脑卒中是目前中国人群主要的死亡原因，在总死亡人数中所占比例，城市为20%，农村为19%。全年龄组急性脑卒中平均年龄标化发病率为116/10万，平均死亡率为81/10万，平均患病率为3‰。随着我国老年化社会的日益临近，脑血管病的严重性时时敲响时代的警钟。

（一）专科专治，打造科室品牌

笔者在东莞市中医院内三科（中风专科）的病房里见到了一位正在进行康复治疗的老人，这位老人正在一边进行肢体的康复训练，一边口齿含糊地与医生进行交流。但是出乎笔者意料的是，这离老人突然中风住院并没有多长时间，医生回忆，病人刚刚被送到东莞市中医院时，情况十分危急，经过医务人员的奋力抢救才惊险地保住了生命，那时老人的肢体功能几乎丧失殆尽，完全无法开口说话。可是几个月之后，经过内三科医护人员的精心治疗，老人已经可以借助一些简单的工具下地行走，口齿虽然不太清楚，但已经可以清楚地表达完整的语句了。

内三科宁为民主任中医师告诉笔者，这样的例子在东莞市中医院可谓不胜枚举。而中风专科之所以能达到这样的水平，主要在于他们对中医优势的把握和运用。

对老年病的治疗本来就是中医的传统优势之一，近年来，东莞市中医院充分发挥优势，将医院的中风专科打造成为一个享誉莞邑，美名远播至广东各地乃至全国的重点科室。老书记张长吉说："中风专科的创建、发展、壮大可以看作是中医院发展史的一个缩影。"

据张长吉介绍，东莞市中医院成立之初，由于条件简陋，分科不细，只是笼统地分出一个大内科。医生往往重博不重精，心血管、神经、消化、呼吸、血液、内分泌疾病样样都会一点，却少有能够深度研究的。但中风等神经系统疾病具有发病率高，致死、致残率高的特点，特别需要专科专治。在医院的重视下，1989 年派严耀丰医生赴中山医科大学神经科进修。学成归来后，医院将内科系统分成内一、内二两个病区，其中内一以脑血管病专科为突破点。1992 年，内一科在张柏根主任的领导下，建立起"老年病研究所"、"中风防治中心"。随着业务量的不断增长，在医院的大力支持下，经过艰苦的筹备工作，于 2007 年 3 月分出内三科，作为独立的神经内科。

（二）中医为本，中西贯通

内三科在发挥中医治疗中风优势的举措上，首先把历代医家治疗中风的方药进行挖掘、对比研究，探讨组方特点，并整理出常用有效的方剂供临床参考使用。他们根据众多中医典籍和许多名老中医撰写的著作和文献，围绕中风的防治、并发症、后遗症进行文献整理和研究。由于众多文献都论证了"瘀血"和"痰浊"是中风致病的两大因素，东莞市中医院的专家们提出"痰瘀同治"方法，在整个中风病过程中，始终贯彻"活血化痰通络"的方法，取得了显著的成效。

另一方面，东莞市中医院对名老中医的学术思想和临床经验进行了整理和提炼。比如何炎燊主任中医师对中风就有着自己独到的见解和丰富的临床经验，由郑志文院长领衔开展的"十五"国家科技攻关计划——"何炎燊名老中医临证经验，学术思想及传承方法研究"，其中系统总结了何炎燊关于中风病的学术思想与临证经验，并应用于临床，整合到该科的单病种诊疗常规中。何炎燊善用古方化裁，扩大经方应用范围。加减防风通圣散、增损补阳还五汤，是何炎燊治疗中风一急一缓的代表方，应用于临床，屡有良效。再如专家们对"育阴潜阳"大法进行整理后，广泛应用于中风、眩晕、呆证的辨证治疗中。此外，中风专科有两名全国第三批名老中医师带徒学术继承人，分别师从名老中医何世东、刘石坚，三年来，对老中医的学术思想和临床经验进行整理、总结，并应用于临床。

坚持特色中医疗法也是东莞市中医院中风专科的优势之一。该科开展的中药局部熏洗"内病外治"治疗眩晕、痿证、麻木、中风瘫痪等，穴位注射治疗难治性面神经炎，音乐疗法治疗中风后抑郁，贴耳穴治疗失眠，中低频脉冲辅助中风后肢体康复，磁效应结合电按摩治疗眩晕病，跌打酒预防中风患者褥疮的形成等诸多中医特色疗法都卓有成效。与此同时，东莞市中医院的专家们也没有放过任何在治疗中风方面有独到疗效的民间偏方。如中风后遗代表方可主治中风后遗症，肢体乏力；蝉蜕蚯蚓方可主治成人中风阳闭之症（脑血管意外）及小儿风热惊痫抽搐（各种脑炎）；龟蛇羹可主治中风后遗症，四肢乏力，走路蹒跚，手握乏力等。

内三科以中医为根本，但并不拘泥于中医，一些有效的西医诊疗手段也应用到了该科的日常工作中。例如神经科有一句话叫"时间就是大脑",因为大脑是生命中枢,而脑细胞相当娇嫩,一旦死亡就无法再生。重症脑梗死患者死亡率高,即使存活,也往往遗留有偏瘫、失语、大小便障碍等,对病人及家属在精神上、经济上都是严重负担。该科对多例时间窗内无禁忌症的大面积脑梗死或后循环梗死病人采取静脉溶栓治疗,取得了极好效果,有效降低了致死、致残率;另外,还对急性蛛网膜下腔出血病人在常规治疗基础上进行脑脊液置换治疗、"3H"治疗,减少了并发脑积水、脑血管痉挛的风险,达到省级先进诊疗水平;在癫痫的诊治上,利用脑电图进行指导分型、治疗,均取得了满意的疗效。

目前,内三科已建设成为东莞市中医院一个具有鲜明的专科特色,技术力量雄厚,取得了突出成就的省级重点科室。宁为民告诉笔者,内三科已经制定好了详细的重点专科建设规划,到2011年,要完成"八大任务",包括临床基础规模建设、卒中中心建设、电生理室建设、诊疗规范与质量控制、中西医结合康复、脑血管病信息化管理、脑血管病(中风)基础研究与临床科学研究、人才引进与培养。"到那个时候,人们看到的不再仅仅是一个优秀的科室,而是一个优秀的中医脑科品牌!"

四、 十年磨一剑
——糖尿病专科侧记

在东莞市中医院的糖尿病专科门诊,患者把门诊医生里一层外一层地围住,走近细细一听,才知道医生在跟大家讲解糖尿病的相关知识;在糖尿病专科诊室,"妙手仁心、医术精湛"、"医德高尚、医术高明"等众多荣誉锦旗挂满白墙；在住院部，有些糖尿病患者为了得到糖尿病专科专家的治疗，不惜住在走廊上……这些小小的细节，无不凸显了患者对东莞市中医院糖尿病专科的认可和信任。

十年磨一剑。十年前，东莞市中医院尚未成立糖尿病专科；十年后，东莞市中医院的糖尿病专科已成为集临床、科研、教学为一体的科室，每年住院收治糖尿病患者约 1 000人次，年门诊量达 2 万人次，居东莞市各医院前列，并以优质的服务和良好的疗效在患者中赢得良好的口碑。那么，他们是如何在十年间磨出这一把利剑的呢？

（一）一个人开始的专科

1999 年科室刚开始创建。忆起那段岁月，糖尿病专科带头人黄淑玲主任说得最多的字眼就是"累"。那时候，作为一名普通的专科医生，她一个人既要负责科室的住院患者、门诊患者，又要负责其他科室糖尿病患者的会诊，所有工作量都压在她一个人肩上。黄淑玲坦言，那段时间是最累最难熬的，但也是最充实的。这样的状况维持了一段时间后，黄淑玲发现许多患者为了找糖尿病专科医生当面诊病，经常直接跑到病房找她。这样既影响她查房，也影响住院患者的休息。为了兼顾门诊患者及住院患者，黄淑玲向院长建议开一个糖尿病专科门诊。

专科门诊开设初期，黄淑玲不但要在门诊值班，还要管病床。有时轮到黄淑玲下午在门诊值班，晚上又正好值夜班，那么她到了第二天中午才能下班，24 小时忙得连轴转，完全没有时间休息。有时候其他科的患者血糖很高，没办法进行手术，黄淑玲就要对这部分患者进行会诊。经常中午一两点的时候，可以看到黄淑玲拿着其他科室的会诊单楼上楼下地跑去会诊。

随着患者数量的不断增加，工作量越来越大。黄淑玲深知一个人的力量终究是有限的，"不吃饭不睡觉也不能把所有的事情干完"，她需要一个强有力的团队。于是她一方面向医院申请派人去进修，一方面积极动员其他医生加入这个团队。这时候院方得知麦敏有意愿往内分泌科的方向发展，当即送她到中山大学附属第二医院进修，两个人的糖尿病专科小团队就这样诞生了。后来，在黄淑玲和麦敏的不懈努力下，专科的发展越来越好，陆续有侯淑芳、周宇清主动加入，就这样一步步走来，糖尿病专科的发展现已初具规模。目前已有糖尿病专科医生 8 名，包括主任医师 1 名，副主任医师 1 名，主治医师 4 名，住院医师 2 名及糖尿病专科护士 2 名，其中拥有硕士学位的医师 3 名。

（二）中西医结合治"未病"

"不治已病治未病"是早在《黄帝内经》中就提出来的防病养生谋略，是我国传统医学最早的"预防为主"的战略思想，它包括未病先防、已病防变、已变防渐等多个方面的内容，它要求人们不但要治病，而且要防病，不但要防病，还要注意阻止病变发生的趋势，从而达到"治病十全"的"上工之术"。十年来，在继承和发扬祖国传统中医特色的基础上，糖尿病科室积极吸收现代医学的诊疗技术和手段，逐渐形成了一套独特的既有鲜明中医特色，又与西医相互结合的治病防病体系，对糖尿病前期和糖尿病并发症的诊断和治疗积累了丰富的临床经验。

据统计，我国糖尿病的发病率已从 20 世纪 80 年代的 0.6% 增至目前的 3.2%。现有大约 3 000 万糖尿病患者，此外还有几乎同等数量的糖耐量减低（IGT）患者，作为糖尿病大军的"后备役部队"，源源不断地充实到糖尿病大军当中。值得庆幸的是，糖耐量减低患者如果发现及时，治疗得当，可以转为正常的血糖水平，减少糖尿病的发病率。东莞市中医院糖尿病专科正是从这一人群入手，开始进行理气活血化痰法治疗糖耐量减低的临床研究，用中医疗法干预糖尿病前期，以期从源头上遏制糖尿病。此外，在多年的临床工作中，黄淑玲主任观察到 IGT 患者多肥胖，另一方面又缺少运动，因而大多存在气滞、血瘀、痰湿的特点，故以理气活血化痰法为治则制成消瘅片，协同理气活血化痰法共同干预糖耐量减低状况，并对患者的生活方式进行适当干预，多管齐下，疗效显著，成功地把多名 IGT 患者从糖尿病"后备役部队"中解救出来。

例如，一位 67 岁的女患者，反复头昏一年有余，后来病情加重，并伴有心悸。入院后接受检查，发现有高血压、糖耐量减低。经进一步检查发现患者有高胰岛素血症。根据患者的情况，他们运用消瘅片进行治疗，并辅以运动和饮食方面的相关指导。两个月以后，这位女患者糖耐量减低的状况被成功逆转，血糖恢复正常，高胰岛素血症也明显减轻。

据黄淑玲介绍，单纯用西药治疗糖尿病虽然降糖快，但存在容易反复且副作用大的缺陷，中医治疗虽然无法立刻见效，却能有效调节机体阴阳平衡，增强身体抵抗力。在多年的临床实践中，糖尿病专科巧妙地将中西医结合在一起治疗糖尿病慢性并发症，在运用西医手段控制好血糖的同时采用中药口服、中药敷贴、中药封包、中药熏洗、耳穴治疗、针灸康复等中医特色疗法，治疗糖尿病合并大血管病变、小血管病变、微血管病变、视网膜病变、糖尿病足等并发症，效果显著，弥补了西医单纯治疗的不足，减少了糖尿病患者的致死率、致残率，受到患者的一致好评。

有一位公安系统的患者，脚指头溃烂，经检查才得知患有糖尿病。脚指头溃烂是糖尿病引起血管病变，下肢动脉硬化的表现，属于糖尿病并发症。主治医生决定采用中西医结合疗法对他进行治疗，运用西药严格控制好血糖，在这个基础上，给予东莞市中医院骨科自创的"创面灵"清洗、湿敷病足，并且运用活血去腐、生肌疗法内服中药。最后运用扶正疗法来健脾补肾，经过两个月的悉心治疗，该患者很快伤口愈合出院。

还有一位40多岁的门诊患者，糖尿病导致他的手脚麻、无力，还时时伴有疼痛感，痛感让这位40多岁的汉子经常有想自杀的感觉，对他来说，从医院走到附近公园都极为困难。经过仔细诊断，门诊医生决定采用中医疗法。在把血糖控制好的情况下，内服中药以减轻痛感。经过一段时间的个性化治疗，患者疼痛感慢慢减轻，逐渐可以行走自如，对生活也重新有了自信。

创品牌科室必须走特色之路。经过多年的发展，糖尿病科室已经逐渐形成了"中西医结合治疗糖尿病"的品牌特色，同时不断完善诊疗流程，对技术精益求精，得到了患者的广泛赞誉。

（三）因地制宜开展糖尿病健康教育

在目前的医疗条件下，糖尿病是无法根治的。作为一种终身性疾病，糖尿病需要进行长期的综合性治疗。1995年，世界糖尿病日宣传的主题为"糖尿病教育"，口号是"无知的代价"，明确指出在"饮食控制、运动疗法、血糖监测、

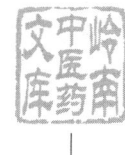

药物治疗和糖尿病教育"五大防治内容中，糖尿病教育是核心。由此可见，糖尿病教育对防治糖尿病的重要性。

临床发现，很多糖尿病患者因为缺乏糖尿病相关知识，对糖尿病的危害所知甚少，他们或者自己买药应付，或者听信偏方，延误了看病时机，到医院看病时病情已经相当严重。

莞城一位60多岁的阿伯，有十多年的糖尿病病史。但是他一直固执己见，认为"看医生是没用的，医生不能治好糖尿病"，所以一直不愿意看医生。2008年1月，阿伯开始觉得脚麻，却完全没有意识到这与糖尿病有关，只是认为是年纪大血气运行不好，于是自己用草药烫脚。结果病情越来越重。3个月后，当阿伯来到医院诊治时，双脚已经严重化脓并蔓延至膝关节以上。医生想尽办法治疗，既抗炎又降糖，最后也只是保住了一条腿，另一条腿还是必须截肢。"如果阿伯在3个月前还没出现伤口，至少不需要截肢。而如果5年前、10年前，甚至在糖尿病前期他能找专业的医生，那时候还未发生不可逆转的功能逆转，他根本不需要忍受这样的痛苦"，黄淑玲无奈地说。

多年来，东莞市中医院糖尿病科室收治过许多跟阿伯一样因为忽视病情而延误治疗时机的患者，每一次，黄淑玲和她的同事都感到十分痛心。为了最大限度地减少这种情况，他们提出"因地制宜教育糖尿病患者"，目的是要让患者知晓糖尿病可防可控，进而达到"知晓率高、降糖达标率高"的目标。为此，他们除了定期举办糖尿病专题讲座外，还会不定期更新宣传栏上的内容，患者每次来复诊，看到的宣传栏内容都是不尽相同的。正如文章开头描述的那样，糖尿病科室的专科门诊，经常会出现患者把门诊医生里一层外一层围住的景象。有时候他们还会想尽办法让患者以身作则教育其他患者，效果显著。

莞城一位患者，有多年的糖尿病病史，纯粹的药物治疗已经控制不了他的血糖。鉴于这种情况，专科医生建议他使用胰岛素。他却不愿意打，甚至对这位医生产生了误解。为了不延误这位患者的治疗时机，这位医生坚持了半年，反复跟他讲解更换诊疗方案的原因，半年以后，这位患者终于同意打胰岛素了。打完以后，他感觉胰岛素的疗效很好。现在，这位患者已经可以用自己的亲身经历来教育其他患者了。

值得一提的是，由于每位糖尿病患者的身高、体重、生活习惯和家族史不同，病因、病程、病情各异，特别是胰岛功能的生理病理状况、并发症的有无或轻重也不相同，东莞市中医院糖尿病科根据这些个体化差异为患者提供了个体化的中药药膳和健康教育方案，确保让每一位患者在长期稳定控糖的同时，延缓或远离并发症，享受正常的生活。

（四）科教兴科造人才

科室要长久发展，就必须有一支强有力的团队。这是糖尿病专科由建科之初就确立的理念。

为建立一支专业的糖尿病专科团队，科室创建伊始，就开始有计划地分批选送医生到中山大学附属第二医院、广东省人民医院、南方医院、北京协和医院等省内、外大医院内分泌科进修、深造，培养糖尿病专科人才。值得一提的是，为更好地完成对病人的护理服务，陈对群、吴燕红等护士亦先后到广东省人民医院、南方医院等处进修糖尿病专业知识，现在她们已经可以作为糖尿病专科护士协助医生对患者进行饮食、运动等方面的专业指导了。如今科室还计划选派 1 名护士前往香港进修 1 年糖尿病专业知识，全力打造一个拥有

岭南中医药文库

专业医生和专业护士的专业团队。

糖尿病科室有一个惯例，医务人员在进修之前，必须在科室临床实践一段时间，"一名实习生与一名在专科临床工作过三、四年的医生一起去进修，他们收获的东西是不一样的，所以在进修前必须把基础打好"。科室医生周宇清，初来时缺乏临床实践经验。有一次，一位患者因为糖尿病并发症住到心血管科的病房里，血糖非常高。周宇清当时就用了胰岛素，可是血糖还是居高不下。黄淑玲主任经仔细检查分析，发现是胰岛素使用不当导致。经调整用药，患者的血糖很快稳定下来。就这样，虚心好学加上传帮带，一年后，周宇清已成为科室的骨干医生。

在专科前辈手把手的指导下，年轻医生们进步得非常快，整个科室形成了共同进步的融洽氛围，除了互相切磋医术，科室人员还十分注重科研技术的创新和开发，近年来他们进行了多项省级、市级科研项目，其中省级科研项目"理气活血化痰法治疗糖耐量减低的临床研究"已结题，并拟申报成果，市级科研项目"胰岛素治疗与药物治疗对初发 2 型糖尿病的胰岛 β 细胞功能的恢复对比研究"正进行临床研究。近年来本专科共发表医学论文 20 多篇，其中发表于《中国中医药科技》的医学论文《消瘅汤逆转糖耐量减低的临床研究》获东莞市中医学会优秀论文三等奖和东莞市第四届青年科技学术交流会优秀论文三等奖。

短短十年间，糖尿病科室不但获得了患者的认可，还获得了业内同行的肯定，从"默默无闻"成长为"品牌科室"，在这背后，凝结了科室全体人员多少心血和努力。

"现在我们最想要的就是增加病床，不用让住院患者睡在走廊；近期还会派人专门去进修（糖尿病足筛查）专业知识，及时排查及时预防，减少患者的痛苦"。说起未来，黄淑玲想得最多的还是患者。

五、 用科研促进发展
——东莞市中医院科研之路

几年前，中南大学某学者曾经爆出一个让全国震惊，让全国中医医学工作者和传统文化的学者、爱好者、支持者感到非常愤怒的言论："中医药是伪科学！"

此言一出，立即引来铺天盖地的口诛笔伐，人们纷纷表示，中华民族上下五千年的历史文化中，中医药文化是最璀璨的明珠之一。在欧洲人还在向神灵祈求驱走病魔，西医医学尚未出现的时候，中国人早已懂得用中医治病救人。有比较激烈的学者甚至对"伪科学"的提出者斥骂道："说中医药是'伪科学'的人，他的祖先在遭受疾病的折磨时，难道是被西医治好的吗？"

中医药的科学性是不容置疑的。但是有关"中医药是伪科学"的言论也对一批理智而冷静的中医药工作者产生了一定的冲击——我们不必怀疑中医药的科学性，但是我们对老祖宗留下来，先辈们世世代代传下来的这门学科的研究却显得有所不足。一门学科，要有研究才能有发展。相比西医医学近半个世纪以来的迅猛发展，由于受到一些现实条件和历史因素的影响和限制，中医药科研工作还是慢了一拍。

东莞市中医院有这样一批人，他们既是悬壶济世的医生，也是担负着发展中医医学、发扬中医药文化重任的科学工作者。在他们的心中，有着这样的信念：总有一天，我们将会向全世界证明，并且让全世界人欣然接受——中医药是一门伟大的科学。而他们的行动，就是用自己辛勤的科研工作，帮助这一信念能更早地实现。

（一）科研有传统，创新成果丰

笔者翻阅了东莞市中医院的历史文献发现，东莞市中医院的科研工作，其实从数十年前刚刚建院时就已经开始了。已故的广东省名老中医李翼农擅治温病，热疫危症盛行，李翼农每每以大剂量的寒凉药治愈病人，同业都说他胆大技高，故有了"李大剂"之称。李翼农认真总结经验，锲而不舍，著述颇丰。新中国成立前，他在《广东七十二行商报》等报刊上连载《伤寒存津液论》、《运气不足凭证》等10余篇论文。新中国成立后，他在《中医杂志》、《广东中医》等医刊发表论文、验案33篇，甚至还曾与全国中医泰斗、著名老中医蒲辅周开展学术争鸣。1959年，受广东省卫生厅之聘，参与广东省中医验方文献审阅工作，能独抒己见，观点精辟，为人赞赏。

名老中医何炎燊主任中医师为岭南温病学的主要发扬者。他创立了肝、脾、胃并重的脾胃学说思想，扩大了中医下法在危重病抢救中的应用；他运用"育阴潜阳法"治疗各种疑难杂症，屡起沉疴；他创立"伤寒温病融合论"，对肝硬化、尿毒症、冠心病、癫痫等病疗效显著；根据其临床验方研制出的人参胃康片、肝康片、健脾开胃饮、清肺止咳糖浆等中成药，疗效甚佳。何炎燊勤奋著述，至今已发表论文60多篇，部分论文多次在俄罗斯、日本等国被转载。他出版的专著有《岭南中医药名家〈何炎燊〉》、《常用方歌阐释》、《竹头木屑集》、《双乐室医集》、《何炎燊临证试效方》等七部，成为中医医学的宝贵财富。

在两位泰斗的引领下，科研创新在东莞市中医院已经形成了一种传统。虽然科研的投资大，见效慢，但是东莞市中医院为科研工作提供了强有力的物质基础，坚持每年投入50万元以上的资金用于科研工作，对有亮点的科研项目进行全力支持。医院更是不失时机地成立、组建了一批科研单位，为科研工作创造了良好的条件。

1981年，中华中医学会东莞县分会成立并挂靠东莞中医院，由何炎燊主任中医师任理事长（1992年7月更名为东莞市中医学会），给医院发展科学研究提供了良好的条件；1981年末，东莞市中医院成立了"尿石研究所"，由时任副院长的莫刘基领衔，成为我国第一所尿石症专业研究单位；1981至1982年，为了中药制剂研发需要，医院斥资扩建了制剂室和中药加工场，后来又通过搬迁、投资扩建、申报验收，组建了市中草药剂改中心；1985年，"东莞市老年病防治研究所"成立并挂靠东莞市中医院，设立了专科门诊，开展老年病防治的临床科研工作，承担继承、整理、研究中医防治老年病和养生学理论及经验的任务；1989年，针对东莞市群众肾结石发病率高，东莞市中医院与一家大型医药企业合办了"体外震波肾结石治疗中心"，并于同年设立了相关的学术委员会；1995年，东莞市中医院设立了东莞市中医药研究所，应用现代科技手段和传统中医药理论进行中医、中药、中西医结合防治疾病，也开展中药制剂、药理学等的研究工作；1999年，东莞市中医院引进了新项目"高血压病辨证分型个体化诊疗系统"，成立了"中医高血压（东莞）医疗中心"。

自20世纪80年代以来，随着科研活动的开展，东莞市中医院医务人员撰写的医学论文在全国性医学杂志上的数量骤增，质量趋高。据不完全统计，1994 年至 2007 年末，东莞市中医院医务人员所写的论文，在地市级、省级及全国性学术刊物上及国际期刊上发表的共有 406 篇，其中国家级以上 294 篇，省级 112 篇。2003 年至 2007 年期间所发表论文有 244 篇，占了总数的 60%，体现了东莞市中医院人前进的紧凑步伐。

"要说东莞市中医院的科研传统，看看这本书就知道了。"医院脾胃病科现今的科研学术带头人，亦身为科教科主任的董明国向笔者展示了东莞市中医院的一部响当当的科研成果：1991 年由何炎燊主编，东莞市中医院、东莞市中医学会编印的《东莞中医论文荟萃》一书。该书共收集论文 235 篇，77 万字，收录了新中国成立 40 年来东莞医务工作者在省级以上医刊发表或在省级以上的学术会议上交流的中医和中西医结合学术论文。"看看这本书，七十多万字的内容，全部都是东莞市历年来的中医科研成果。这一个七十多万字，我们用了几十年。但我可以向您保证，下一个七十多万字，到再下一个七十多万字，我们所用的时间肯定越来越短，内容也会越来越精！"

（二）授病人以鱼，授医生以渔

东莞市中医院院长、党委书记郑志文对科研工作有着这样的看法："搞科研有两种类型，一种偏向于理论研究，比如在物理、数学等领域这是非常重要的，是带动整个学科发展的基石；还有一种更注重应用，对于医学的科研工作，如何将研究成果应用于临床才是最重要的。尤其对于中医医学科研而言，'辨证'的最终目的是为了'施治'。所以，我们的科研工作，一切都要以真正为病人解决实际问题为根本原则。"

东莞市中医院的专家学者们在开展科研工作的过程中，始终坚持贯彻郑志文前述的这条"不成文"的原则。董明国说："临床工作是科研的最初来源，只有在临床工作中发现问题，才能提出解决问题的想法，这样就是为科研提供依据，才能不断地去钻研、挖掘、深究这个问题。"

1999 年出版的《中医名家何炎燊临床经验及学术思想研究》是东莞市中医院将科研与临床实际相结合的一个典型的成果。据董明国介绍，这个项目的立项是名老中医思想传承工作的典型。过去，中医医师们重视的都只是名老中医的临床经验，但是现在重视的是名老中医的思想的研究与传承。过去大家总是在学名老中医开什么方给什么病人看什么病，这就像是"授之以鱼"。因为每个病人的病也是有所不同的，同样的案例虽可以成为典范，却不能生搬硬套。所以我们要学会"授之以渔"，通过对病例的分析，总结临床经验，摸索出一个规律来，将名老中医的学术思想传承下去。

一部学术著作，何以能体现"为病人解决实际问题"的精神？董明国这样解释道："每个病人去医院看病都是想要经验丰富的名老中医给自己看病，但是哪里有那么多的名老中医啊，就算是有，这些名老中医的号也是相当难挂到的。一位名老中医就算一天不吃不喝不休息，也只能看几十个病人，但是每天想找这些名老中医看病的病人，至少也有几百人。那么我们就把名老中医的最丰富的学术思想当作科研项目来研究，最后总结出精华，做成教科书，来对外推广，其他医生都可以学，让更多的医生掌握名老中医的优秀医术，来为病人服务。这就是让病人可以得到'名老中医般'的技术治疗。"正是这种"让病人可以得到'名老中医般'的技术治疗"的效果，"中医名家何炎燊临床经验及学术思想研究"这一项目获得广东省中医药管理局科技进步一等奖和广州市科技进步一等奖。

中医科研的另一魅力在于，它能将医师个人丰富的临床经验转换为对病人先进的治疗手段。东莞市中医院还有一项全国闻名的科研成果——1998年的"康尔胃 I 号"治疗抗消化性溃疡复发科研项目。胃溃疡总是治愈不久又复发是该类病人最头痛的一大问题。东莞市中医院的医生经过总结，并查阅大量文献资料后发现，西医治疗胃溃疡，80%的病人会出现复发的情况，而在东莞市中医院接受胃溃疡治疗的病人，却很少有复发的反映。在其他不少地方的中医医学也有类似的现象。于是，东莞市中医院的专家们结合了中医理论来作理论探讨，确定了以活血行气来降低胃溃疡的复发是非常有效的。在这一理论的基础上，东莞市中医院研制出了一种全新的药物——康尔胃 I 号，并顺利地通过了有关部门的评审而应用到临床。实践证明，在使用康尔胃 I 号之后，50%以上的病人未见复发。

东莞市中医院几代人通过不断总结临床经验，研究名老中医验方，加上不懈的拼搏创新，至今已经成功研制出康尔胃冲剂（ I、II 号）、胃康片、健脾开胃饮、人参胃康片、肝康片、清肺止咳糖浆、骨关节洗剂（ I、II 号）、关节通片、跌打丸、壮骨片、创面灵等用于临床治疗，疗效显著。董明国兴奋地说："现在，已经有不少西医医师都在用我们研制出来的药物，反映相当不错！"

（三）中医有优势，创新促科研

创新是一个民族发展的灵魂。对于中医医学科研工作而言，创新更是中医药事业发展的灵魂。郑志文说："老祖宗留给我们的财富是不可限量的，但是老祖宗们也将许许多多没有解决的问题留给了我们。先辈们将我们领到了起跑线上，我们决不能停滞不前。只有在科研工作中不断坚持创新，才能将中医药事业的发展提高到一个新的高度。"

近年来，西医医学的发展速度十分迅猛，以癌症为例，随着手术技术的日益提高，加上生物治疗、分子靶向治疗等新兴治疗手段的出现，癌症病人的生存时间越来越长，人类攻克癌症已经不再是遥远的梦想。看到西医发展的喜人局面，不少中医工作者们也纷纷摩拳擦掌，跃跃欲试。但东莞市中医院对此却有着非常清醒的认识。董明国告诉笔者："西医科研从来都是走在世界的前列，是非常可观的科研，严谨而且严格。但是由于西医研究大多都是用动物模型，他们非常注重标准化的疾病与标准化的治疗，而对疾病与病人的个体因素则关注不足。对于西医的科研，我们国家，尤其是像我们这样的基层医院，一般能做的就是跟在他们后面进行模仿而已，并且水平跟大城市的大医院相比也差好多。所以，我们更加重视在自己的优势上花工夫，用中医力量来探索西医治疗效果不佳的疑难杂症。"

在董明国看来，中医科研相比西医的研究有着独到的优势。首先，随着法律意识的加强，中医已经学会了如何保护自己的知识产权；其次，中医有着几千年的文化特色，中医科研解决的是老百姓的实际问题；第三，西医的治疗有自身的局限性，单一、长期用药时多会出现副作用，而中医治疗、用药的价格低，副作用小，更便于它的推广。他还开玩笑地说："西医科研都是先从动物实验开始，而对于中医而言，我们的老祖宗已经帮我们做了几千年的'人体实验'了。"

东莞市中医院在坚持科研创新的过程中，走出了自己的一条特色之路。中医有其独特的理论体系与临床经验，传承一般有三个方法，一是浩如烟海的古代文献，二是老中医、名医大家的临床经验积累，三是民间的偏方。东莞市中医院一方面继承前人的经验，提高自己的学识，通过临证、辨治、读书、实践来提高自己解决临床上问题的能力，另一方面则是在中医理论体系基础上来创新。董明国表示，先辈留下的学术因年代、地区的不同而各有所异，但是他们都曾取得比较重大的成果，后人则在传承的同时根据临床实际创新理论。

2005 年 4 月，郑志文和董明国赴北京参加由科技部、国家中医药管理局召开的国家十五科技攻关课题会议，课题为"名老中医学术思想临证经验研究"。回想起这个攻关课题，董明国不由感叹道："这一路走来真是艰难，全部与会的单位都是省级三甲医院，只有我们是市级医院。但是我们顶着全部的压力坚持了下来，不停地摸索、研究、探讨。因为我们有一个很大的优势，就是我们研究的学术思想的对象何炎燊还健在嘛，还有很多的病案、处方是可以让我们研究参考的。"

凭着东莞市中医院人在科研上自强不息、不惧艰难的奋斗精神，夜以继日、勤勤恳恳做研究。就如中国古话曰"苦心人天不负"那般，何炎燊学术思想经验传承研究课题终于在 2007 年国家"十五"科技攻关计划课题验收会议上以 95 分的高分顺利通过验收。

这标志着东莞市中医院在科研上一个新时期的到来，这不再是一个区域范围内的科研成果了，而是已经达到了全国的先进水平，一路高歌，为祖国的科研乐章增添了动听音符。

郑志文对笔者说："东莞市中医院始终坚持'科技兴院'

的方针，坚定科学发展、和谐发展，努力更新医院科学研究工作，争取在科研认识、科研组织、科研内容、科研保证以及科研效果上都有更大的进步。"

六、 让学习成为制度
——东莞市中医院教学侧记

曾经有不少人发出了这样的疑问："在四大文明古国中，为什么只有中华文明得以延续五千年，而其他三大古老的文明或是销声匿迹，或者半途中落？"

对于这个问题，或许只有历史学家能做出最完美的解答，但是中国的中医人也有着自己对中华民族传统的中医药文化得以源远流长的答案，那就是"师带徒"，代代相传，生生不息。

可是到了现代，中医事业的发展对人才的需求开始呈现出规模化的趋势，过去讲求"兵贵精不贵多"的中医传统的"师带徒"教学模式开始逐步被高等院校的教学模式所取代。然而相比"师带徒"，高校教学的模式也存在一定的不足之处，有中医学专家说："中医教育并非单一的院校教育所能涵盖的。就像学习京剧，无论是否经过高等院校教育，均需拜师一板一眼地学习唱腔。如果所有唱京剧的人都唱成一个调调，那京剧也就离失传不远了。"

东莞市中医院是一所承担着重要教学任务的中医医院。在他们的眼中，高校教育与"师带徒"两种教学模式不是矛盾，而是可以相互结合、相辅相成、一同构成科学的中医教学的两大"利器"。

岭南中医药文库

（一）联手高校，为医界提供新鲜血液

从1992年开始，东莞市中医院便成为了广州中医学院（现广州中医药大学）的教学医院。1993年，与广州中医药大学正式签订了教学协议书，从此，医院主要接收广州中医药大学的大专、本科层次的实习生。

经过多年的经验积累和带教人员的不断增加，东莞市中医院在教学方面做了大量的工作，经过不断的努力，东莞市中医院于1997年正式被广东省高教厅、卫生厅批准为"广东省高等医药院校教学医院"。2005年12月，东莞市中医院与广州中医药大学签订共建广州中医药大学的非直属附属医院，这意味着东莞市中医院在教学上创建了新里程，也让医院提高了一个级别。众所周知，高校附属医院是培养高层次临床医学人才的摇篮，有更强劲的高校人才做后盾，担任着高校人才培养的任务，也更大程度地吸纳了高校的人才。

董明国说："随着高校的扩招，医学院的毕业生逐年增多，到医院来实习的学生亦然，所以我们不可能像传统中医那样说'师带徒'而做到'一对一'的教学。因为学生在学校里面接受的大多都是理论，临床经验相对匮乏，我们只能从基础开始，从简单开始。要是一对一教学的话，指导老师跟学生讲疑难病例，学生无法理解消化，也无法跟指导老师进行讨论，这就会使学生有一种挫败感，会影响学生的心态。采用高校教育的模式，学生们一起上课，这也比较符合他们在学校的环境，大环境会让他们感觉比较轻松，思维也更能活跃，比如对疑难病例，大家可以一起讨论，共同学习，共同进步，这才达到了实习的目的。另一方面，这也节约了指导老师们的时间，让他们在最短时间内使带教效率最大化。"

东莞市中医院在高校学生的实习教育中，采取的是以临床为主的"带教"模式——在教研室采取更多的临床病症的讨论，跟学生分析案例以求其解。在实习期间，每逢周四，医院会安排一些至少是硕士学位以上的有丰富临证经验的医生、教授来给学生们讲课，授课的指导老师包括内科、外科、内分泌（糖尿病）科、骨伤科等多个临床科室的医生，讲授的知识"大而取精"，让学生们能有更好的学习效果，得到更多的专业知识的培训。

为了加强对来院实习生的教育和管理，东莞市中医院按照非直属附属医院的评审要求，在原有的设施基础上，添加了不少教学设备及教学用具，建立了内外妇儿四大教研室并为各教研室配备示教室及专用教学病房，以更好地完成实习带教任务。医院也非常重视临床教学工作，设立了一名副院长作为分管教学领导，由科教科作为全院教学管理机构，设立教学秘书专职管理实习生的教学实施情况，制定了相关管理规范，设置内、外、妇、儿、护理教研组。董明国还告诉笔者，医院每年都会拨出至少50万元教学经费，以确保教学工作的质量。

没有规矩不成方圆，为了让带教工作顺利、有序进行，东莞市中医院还专门制定了《教研室主任职责》、《教学秘书岗位职责》、《带教老师职责》、《实习生职责》等管理制度，要求教学活动按照《医疗教学控制主流程》开展工作。果然，在制度的引导下，东莞市中医院的教学工作更上一层楼。

而今，东莞市中医院接收了包括广州中医药大学、南方医科大学、湖南中医学院、广州中医药大学职业技术学院、天津中医学院、广东药学院、潮州卫校、惠州卫校、湛江中医卫校、连州卫校、广东食品药品专科学校、嘉应学院医学

137

院等多家高等院校实习生的带教任务和教学管理，还接收了来自香港浸会大学和香港中文进修学院等见习生的见习带教任务并受到各个院校实习学生的一致好评。

笔者在东莞市中医院还看到了一封感谢信，信中写道，多谢老师们毫无保留的带教，带教过程中老师们兢兢业业、全心全意的教学态度，让很多实习的学生都非常感动。老师们将自己的学识毫无保留地传授给学生们，而不是当学生们是"打杂"的，让学生们在实习的过程中学到了许多"有技术含量的东西"。

据统计，1970 年至 2007 年，先后来东莞市中医院实习的本科及大中专毕业生共有 310 批，计 1 438 人次。其中有不少人，现在已经成为了东莞市中医院的医生，用他们在东莞市中医院所学，造福东莞人民。

（二）名师带徒，延续传统中医风采

过去，中医教育曾经遭遇过这样一种尴尬——许多中医陷入西医的思维模式，遇到炎症就清热解毒，遇到高血压就平肝熄风，其"以方套药、废医存药、中药西药化"的做法，脱离了中医辨证施治的原则，也丢掉了中医学术的精髓和特色。一些医生不在中医理论指导下用药，一旦治疗无效，往往求助于西医、西药，甚至不反思自己的对错，反而认为中医疗效就是不如西医，从而离中医越来越远，进入恶性循环。

为了将中医的精髓挖掘出来，传承下去，发扬光大，1990 年，人事部、卫生部、国家中医药管理局联合发布了《关于采取紧急措施做好老中医药专家学术经验继承工作的决定》，遴选有丰富学术经验和技术专长的老中医药专家为

指导老师，选配优秀的中青年业务骨干为他们的学术继承人，开展名老中医药专家学术经验继承工作，开始了新一轮的大规模"师带徒"人才培养模式。

董明国说："'师带徒'的教学模式最大的优势就是学生能够真正传承老中医们的学术，防止中医技术的失传。'师带徒'模式是博大精深的中医学术能够流传下来的重要途径，一个中医师经过多年的临床诊治会形成它独有的的行医风格，学生若是能这样子跟着来学习的话，那么就可以掌握更好的技术，也不会受到其他学派的'干扰'，形成特有的医术特色。"

跟过去的"师带徒"有所不同的是，新的"师带徒"教学中的学生，不再是那些对中医一无所知，需要从"启蒙"开始学起的"白纸"，而是一群本来就拥有扎实、过硬的理论基础知识和比较丰富的临床经验的医生。这些医生本身绝大多数都拥有主治以上职称，有的甚至已经是主任医师。他们从师于名老中医后，将在最短的时间内最大限度地学习、消化老师们的临床经验与理念思想，并进行融会贯通。

东莞市中医院的何炎燊选定的学术继承人是当初医院开办的中医学徒班上的一名学生——刘石坚。他刻苦勤奋，名列前茅，从学徒班毕业走上中医师工作岗位后的时间里依旧跟何炎燊保持联系。新的"师带徒"教学工作开始之后，刘石坚赴京出席全国继承中医药学经验拜师大会，再次成为何炎燊的学生。

成为何炎燊的"入室弟子"后，刘石坚曾经发出过"我是被逼出来"的感慨。这句看似抱怨，实为感激的话语，源自何炎燊对弟子近似于"严苛"的要求。那时的刘石坚已经是一位50多岁的高年资医师了，在东莞当地也算是小有名气。然而对于这样一位弟子，何炎燊竟然要求他重新把《伤寒论》、《黄帝内经》、《神农本草经》和《金匮要略》这四大中医经典著作背得滚瓜烂熟，随时都要抽查。为此，年过半百的刘石坚竟然在很短的时间内就把所有的中医经典著作都背了下来。刘石坚将老中医的经验记载下来，积累了大量宝贵的病例资料。经过 3 年的学习，刘石坚的医术更是取得飞跃性的进步，他于 1994 年顺利地完成出师考核，成为享誉莞邑的名医。如今，成为名医的他依旧虚心学习，坚持帮何炎燊抄方，不断地提升自己。

曾经在拜师大会上身为"徒弟"的刘石坚，而今也荣升为"师傅"了。2003 年，广东省中医药局在广州的广东大厦隆重举行了"广东省第三批全国老中医老专家学术经验继承工作暨拜师大会"，刘石坚被国家中医药管理局定为全国第三批带教老师，选定刘慧卿为弟子，将他毕生所学的技术倾囊相授，也像当年何炎燊那般来严格地带教刘慧卿，使她于 2006 年顺利通过了出师考核。与刘慧卿同时拜师的另一位医师宁为民，也从东莞市中医院的另一位名老中医何世东门下顺利出师，成为东莞市中医院的一名骨干力量。

而在东莞市中医院另一个"师带徒"的典型就是何炎燊带教唯一女弟子马凤彬，培养其成为东莞乃至广东省颇具影响力的名中医。马凤彬于 1976 年东莞市第三届中医学徒班毕业，被何炎燊收为入门弟子。作为师傅，何炎燊毫无保留地将自己的毕生学术传授给马凤彬。在何炎燊身边的这些年，马凤彬除了潜心跟着他学习研究中医精髓、负责全面继承何炎燊的学术思想以外，还协助他整理大量临床资料，总结临证经验，至今已协助何炎燊出版了 6 本专著，为国学医库保留了弥足珍贵的医学财富。

旗峰莞水大岐黄

2008 年，东莞市中医院在"师带徒"的道路上开启了新的历程，医院原副院长叶伟洪主任中医师被选定为全国第三批名老中医药专家学术经验继承工作指导教师，并挑选了医院两名医生做学术的继承人——卢国梁和张志峰。3 年的从师学艺后，他们将接受出师考核。

（三）开坛授课，助力中医水平登新高

过去，东莞的中医医师们参加硕士研究生的课程都必须去广州（广州中医药大学）上课，而且课程都是安排在周末，有时候上课上到太晚的话，就必须留在广州过夜，第二天清早再赶回东莞上班。这样，不但影响了医生的正常工作，也增加了他们求学时的花费。

为了方便东莞地区的医生们，主要是东莞市中医院的医生的求学，以及鼓励更多的医生再深造，经东莞市中医院与广州中医药大学协商，2008 年，双方签订了一项《广州中医药大学附属医院硕士研究生课程开班协议》，让广州中医药大学调动师资来东莞市中医院授课。自协议签署之后，东莞市中医院负责招生，招生对象面对东莞市卫生系统的各个单位，经过审核之后，符合条件的则接收为培训班学生，每个周六下午上课到晚上，由广州中医药大学的多位教授前来东莞授课，课程多的话会上到晚上十点，但是这些医生都可以在下课后回家，不但节约了往返广州及东莞两地的车费，也节省了住宿费，且更充分地利用了学习时间。

根据协议，这项课程为期两年，现在已经开班一年了，所有开设的专业均为中医专业。若课程结束后通过考核，参加授课的学员就可以拿到硕士学位证。而对于东莞市中医院的医生而言，医院还为他们创造了一项更大的福利——只要

能顺利通过硕士班考试的学员，拿到硕士学位证之后，都可以退回两年的学费，以鼓励更多的医生去学习，并认真学习。

这个硕士研究生学习班开班以后，所有的学员对培训班反映都特别好。一位来自东莞市中医院的学员说："一是方便，不用每周末都要跑到广州去上课，在自家门前就可以完成课程，医生们也能兼顾到家庭；二是节约了经费，每往返一趟广州东莞车费及有时候要在广州留宿的住宿费其实也是一笔不小的数目，而且本来学费都已经占了医生工资的一大部分了；三是更大限度地得到了学习，将花费在路上的时间用于学习上，让学生们有更多的时间来学习，提高了每周的学习效率，这是最重要的一点。"董明国也向笔者表示，东莞市中医院以后还将进一步加强硕士研究生学习班的相关工作，希望有更多的专业、更多的课程在东莞市中医院开展，方便医务人员的再深造，为医院培养出更多的优秀人才。

董明国还告诉笔者："虽然目前参加培训的学员大多数都是东莞市中医院本院的医生，但是我们的招生对象包括所有东莞地区的中医医师。我们的教学工作，绝不仅仅是为了我们自己的医院培养更多高水平的人才，真正的目的在于，要帮助整个东莞地区的中医水平更上一层楼！"

（四）跟古人学习，活用处方医案

此外，东莞市中医院在继承发扬前人的宝贵的中医经验财富方面还作出了许多有益的总结与创新。比如，在对待前辈处方医案——对医生来说最宝贵的经验财富方面，东莞市中医院就大胆活用，继承发扬其中的学术精粹。而这也是东莞市中医院近年来，能够在业界取得影响的关键。

东莞市中医院是反对"死搬书"的治疗方法的，在采访中，何炎燊多次明确表示这一点，特别是在借鉴前人医案上，东莞市中医院一向都号召所有医师以批判的眼光，取其精华部分，加以扩大利用，并为此作出了许多有益的举措，如出版东莞市中医院的医师的医案合集等。何炎燊更以自身为例，介绍了自己在东莞市中医院担任医师时，如何活用医案。

在担任东莞市中医院医师、副院长，及其前后的几十年行医生涯中，何炎燊读过的医书，接触过的医案，浩如烟海。而他深深体会到，研读精湛的名医医案确实是"他山之石，可以攻玉"。

何炎燊对活用中医医案的理解为从中吸取治病的方法和有益的经验，而不是简单地照搬。他特别推崇汉代名医张仲景的一句名言"勤求古训，博采众方"。他对唐宋之后，直到近代的医家都不存偏见，只要是对的，就采其所长，为己所用。由于不带个人观点，只看药方功效的做法，何炎燊往往能做到"师古而不泥于古，处方用药，不拘一格"。

例如，《珍本医书集成》所载的谢映庐《得心集医案》，翔实精粹，乃清人医案中之佼佼者。其中，治疗小儿慢脾风危症，吐泻无度，四肢厥冷，目窜，神迷、抽搐，息微，用丁蔻附桂理中汤，再加黄芪、酸枣仁、枸杞子补气安神，全蝎、钩藤熄风止痉；赤石脂涩肠止泻，名为"大回生汤"。经过研究，并在治疗实践中加以验证，何炎燊认为，古代大温大补之方，以此方的功力最强。所以，他大胆扩大此方的适用范围，对十多例重型小儿腹泻（虚寒型）的患者施用此方，皆令患者转危为安。

除了何炎燊之外，东莞市中医院的许多医疗骨干，都养成了活用借鉴医案的习惯。如东莞市中医院的医疗骨干之一的马凤彬便通过自己的研究，在妇科治疗方面，取得了许多独特的治疗突破。

为了能够令医师保留下自己的得意医案，给后人的借鉴学习提供宝贵的经验财富，东莞市中医院还经常组织院内医生写下自己的心得，并编辑成书出版。如今，已经出版数辑，其中，就有何炎燊、刘石坚、何世东、马凤彬等人所撰写的论文、医案。

总之，对于东莞市中医院的教学工作，郑志文有着自己的见解："中医医学的教育工作一直都是无私的，从来没有，以后也不会有'教会了徒弟，饿死了师傅'。我们是在延续中医的'血脉'，我们是在为未来中医的发展之路铺设最坚实的路基。"

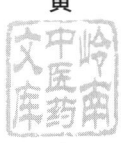

医魂篇：
大医精诚，普济苍生

岭南中医药文库

　　唐代大医学家孙思邈在其名著《备急千金要方》中写道："凡大医治病，必当安神定志，无欲无求，先发大慈恻隐之心，誓愿普救含灵之苦。"纵观古今中外，凡大医者无不以"精湛的医术、崇高的医德"普度众生，为世人所传颂。而在东莞市中医院，也活跃着这样一批医护人员，他们将仁爱与医术完美地结合在一起，时刻心系患者，处处为患者着想，诠释着"医乃仁术"的深刻内涵。

——题记

一、医乃仁术，医德为先

因为有爱，他们废寝忘食守候在患者床边；因为有爱，他们从不放弃治愈患者的一线希望；因为有爱，他们淡泊名利，不计回报，在普通的一线岗位上谱写了一曲曲华美的乐章。他们不是同一个人，但是他们却有着太多相似，身着一袭洁白的医袍，对医术精益求精，对患者极端热忱，时刻心系患者，处处为患者着想。他们如大海中的灯塔一样，指引着在病痛中挣扎的患者向健康前行。他们，就是东莞市中医院里随处可见的白衣天使们。

（一）重庆病孩千里求援，莞邑中医伸出援手

肠胃不适，腹泻拉肚子，本是平常的小毛病。但是来自重庆的九岁小男孩秦东腹泻接近三年，真正病因却一直悬而未决。

6岁以前，小秦东跟正常的小孩一样很健康，没有什么大病。但是6岁那年五六月间，小秦东突然满身都长满痘子。小秦东的父母当时并没怎么在意，只是把他送到村里的诊所看了看，开了点药。谁知过了几天，小秦东开始持续地腹泻，一天要上十几次厕所，吃什么药都止不住。腹泻的情况持续了两三个月，健康活泼的小秦东身体根本吸收不了任何营养，一下子变得面黄肌瘦。眼看孩子病情越来越重，小秦东的父母带着他到当地的几家大医院医治，却都无法确诊，只好无功而返。

可怜天下父母心。为了救活自己的孩子，秦东的父母又带着满腔的希望来到广东求医。经广州几家大医院的检查，

始终找不到腹泻的真正原因，西医也只能对症治疗，效果很不明显。更由于长期腹泻，导致小秦东Ⅲ度营养不良，出现重度水肿和腹水，水、电解质严重紊乱，频繁抽搐，还有严重的心包积液等并发症，生命垂危。

3年来，由于四处求医，小秦东的父母多方借贷，已经花费了十多万元。家中一贫如洗，债台高筑。朋友建议秦东父母向媒体记者求救，登报为孩子寻求相似病例和治疗方法。2003年10月10日，《广州日报》东莞版报道了小秦东的故事，一时牵动众人心。

东莞市中医院马凤彬医生在看到报道后的第二天就坐不住了，一大早专程来到小秦东所住的医院。看到小秦东羸弱的身体，同样也是母亲的马凤彬心痛不已。她当即决定要把小秦东带回东莞市中医院治疗。详细了解了小秦东的病情后，马凤彬找到小秦东父母向他们表明了将以中医免费为孩子治疗的来意。当了解到孩子父母每日只靠打零工维持小秦东的营养，根本无力支付住院费的时候，马凤彬立即掏出1 000元给小秦东父母，让他们办理出院手续。

马凤彬把小秦东带到东莞市中医院的门诊部，立即给他诊病，她诊断为脾肾虚寒，俗称是慢脾风。马凤彬自信中医是可以治好孩子的"怪病"的。她随即根据病情给小秦东熬了小半碗的中药，但是小秦东根本喝不下去，喝下去就吐出来。后来马凤彬发挥中医手段丰富的优势，大胆运用中医隔姜灸火的治疗方法，当天小秦东的腹泻状况就减少到5次。经过3天的治疗，拉肚子的症状基本控制住了。但是小秦东的身体还是处于极度虚弱的状态，甚至会有生命危险，治疗的任务比较复杂和艰巨。基于这种情况，马凤彬决定让小秦东住院治疗。于是她与家人一起凑了14 000元，给付了小秦东的住院费用。何炎燊得知了小秦东的情况后，也特意送来了 2 000 元。拯救小秦东这一行动还得到郑志文院长的大力支持，他亲自把小秦东收入住院部治疗，还为他减免了许多费用，并提出该病要"以中医治疗为主，西医保驾护航"。于是，马凤彬和儿科的罗桂平主任合作治疗，罗桂平主要负责控制肺感染，马凤彬负责止泻。住院几天后，小秦东腹泻好了很多。肺感染和抽搐也基本控制住了。

后来，很多小朋友发烧住院到小秦东那个病房，为免交叉感染，马凤彬决定让小秦东出院，自己看门诊，罗桂平主任开营养药。一个月以后，小秦东转危为安，就全部采用中医疗法调养。就这样，马凤彬根据小秦东痊愈的进度，不同时段运用不同疗法进行调治，四个月以后，小秦东完全恢复健康，告别漫长病榻生涯的他很快就可以与其他小朋友一起上学去了……

（二）满满爱心拯救病危弃婴

2008 年 8 月 18 日，一对年轻的父母将一个男婴送至东莞市中医院并入住儿科住院部。当时，患儿已处于昏迷状态，头颅 CT 提示左侧脑部大量出血合并脑疝，病情非常严重。值班医生立即告知其父母患儿的病情，他们却表现得极为平静，完全没有为人父母应有的情绪起伏，似乎对婴儿的存活已经不抱什么希望。

果然，在入院 3 天以后，他们狠心地把婴儿遗弃在医院，甚至把老乡借给他们救命的 3 000 元钱也一并拿走。只是留下几件婴儿的衣服和尿片。

尽管如此，东莞市中医院医务科人员知道这一情况后，仍坚决下达指示要尽一切力量将患儿救治。

旗峰莞水大岐黄

当天晚上，两个多月大的婴儿可能感受不到父母的气息，生存意志非常薄弱。甚至随时都有生命危险。东莞市中医院儿科的罗铨副主任医师、陈丽芬医师，陈柳萍医师还有值班护士寸步不离地守在患儿身旁，及时对其病情变化作出对症治疗。就这样守了整整一夜。他们陪伴患儿度过了最危险的时刻，一起迎来了曙光。

在那几天里，罗桂平主任每天早上最早来查看患儿的病情；汤令群护士长带着何肖娟、郭丽章、萧燕君几名护士轮流给患儿喂牛奶、喂药、换衣服、换尿片等；护工义务将患儿的衣服洗得干干净净；其他医护人员得知患儿生活物质欠缺，自发送来了奶粉、奶瓶、尿片还有崭新的衣服……

也许感受到了周围满满的关爱，患儿重新开始了与病魔的抗争。经过几天抢救，患儿从昏迷中苏醒，脱离了危险期。在儿科全体医护人员的悉心照料下，患儿已经完全恢复健康，比以前长胖了许多，脸上也重新有了红润。

（三）"不抛弃，不放弃"

2004年7月，57岁的东莞市运河商场退休工人叶兆怡在一场车祸中伤到腿部，造成右腿三处严重骨折。当时情况非常危急，她立即被送到东莞市某医院进行抢救手术。经过术后两个月的调养，叶兆怡的右腿却始终无法恢复行走功能。为了防止右腿病情持续恶化，经治医生建议叶兆怡接受截肢手术。不甘放弃右腿的叶兆怡对医生苦苦哀求："现在医学这么发达，总会有办法治好我的腿的，您再想想办法好吗？"经治医生却无奈地摇了摇头，默默地走开了。

生性坚强的叶兆怡没有放弃一线希望，几经辗转转院到东莞市中医院骨二科求医。面对这样一个危重病例，骨伤科人秉着"不抛弃，不放弃"的坚定信念迎难而上，成立治疗小组，研究讨论最佳治疗方案。经过详细检查，主治医生黄国彪对叶兆怡的病情诊断为：右腿前段骨折、右胫腓骨上端粉碎性骨折术后皮肤缺血性坏死并骨髓炎、右胫腓骨下端开放性粉碎性骨折术后钢板外露并皮肤缺血坏死。

为了及时控制好叶兆怡的病情，黄国彪夜以继日地在她床边密切观察病情变化，并随时根据她的病情调整治疗方案及用药，还亲自帮叶兆怡换药。

骨二科科主任梁浩标也多次到病房探望叶兆怡，抚慰她的情绪，鼓励她要乐观面对，并给她打了针"强心剂"："放心吧，我们一定会尽最大的努力治好你的右腿。"

2004年叶兆怡经过清创病灶，清除术后内固定、外固定支架固定等手术后，腿疾大有好转；同年11月叶兆怡接受了腿部的植皮手术；2005年10月，叶兆怡再次返回医院，接受了支架的拆除手术。

经过一年的悉心调养与功能锻炼后，叶兆怡基本能正常走路了。她逢人便说："我这条右腿是东莞市中医院骨伤科人帮我'捡'回来的！"

（四）用心的话，办法总比问题多

2008年夏天的一个早晨，老人陈秀薇像往常一样前往东莞市文化广场晨运。却不曾想，被一辆绿色出租车当街撞倒。原本羸弱的老人全身受伤，多处骨折，当即被送到东莞市中医院骨伤科抢救。

经过抢救，陈秀薇的病情逐渐稳定下来。但是在术后调养过程中，又出现了新的问题。上了年纪的陈秀薇手部皮肤松弛、血管细沉，每天给她注射成了骨伤科护理队伍的难题，哪怕是给婴儿注射专用的"BB针"也难以命中目标，为此骨伤科的护士们绞尽脑汁，想尽办法让陈秀薇每日的注射变得"快、准、轻"！

"用心的话，办法总比问题多"，根据屡次的成功经验，骨伤科的护士们渐渐摸索出一套适用于陈秀薇的注射方式。刘红梅护士凭着过硬的护理技巧冲在最前面，几乎每次注射都是百发百中，这让陈秀薇面对打针不再有畏难情绪，还笑称她是"神枪手"；李竹青护士则是迎难而上、"不走寻常路"，首次选择在陈秀薇的拇指上注射，当两瓶注射液在李竹青长达三个半小时的紧张监视中顺利输完时，她跟陈秀薇都长长地松了口气！

"每次量完血压，她们怕我着凉，都会帮我整理好衣袖"，陈秀薇时刻记得骨伤科的护士们为她做的这些小细节。"她们就跟我自家的小女儿一样，很贴心。"

在骨伤科全体医护人员的精心治疗和悉心护理下，两个月后，陈秀薇健健康康地出院了。

（五）"宠辱不惊，闲看庭前花开花落"

提到叶伟洪，东莞市几乎无人不知，无人不晓。多年来，他凭着精湛的医术与高尚的医德驰名莞邑，甚至有许多港澳台的病人慕名前来求医。

一位台湾模具公司的老总带着多年未曾治愈的顽疾找到叶伟洪，在叶伟洪的悉心治疗下，这位患者很快痊愈。他回想多年寻医未果的艰辛，深深为叶伟洪的高明医术所折服。痊愈后他多次给叶伟洪送高级烟酒和物品以示感谢，都被叶伟洪婉言拒绝了，他说："我是医生，我只是做了我应该做的事情，不必以厚礼相赠。"

这位患者大有"不撞南墙不回头"的精神，坚持要请叶伟洪吃饭表示感谢。叶伟洪又是婉言拒绝了。有"知情人"对叶伟洪说："这个台湾老板有着显赫的地位和殷实的财富，去跟他吃顿饭也无妨啊，说不定他以后还能帮你什么呢。"叶伟洪依然是"任庭前花开花落"的平静表情，淡淡地道："我只是个医生，只要看到病人在我手中康复，那便足矣，而不是说要从中得到什么好处。"

最后，这位患者为一表谢意，执意送来了一块木头匾，看上去是极朴实的材质，上面书写着刚劲有力的四个大字——"仁医仁术"。他说这只是一块简单的木材，不经修饰，天然、纯朴，像极了淡泊的叶伟洪，坚持让叶伟洪收下。

无奈之下，叶伟洪只好请示医院领导，获得领导准许后他才收下了这份"盛情难却"的礼物。他把它堆放在自家书房的书堆里，他说这是为了提醒自己："你是一位医生，你只是做了你应该做的事情，如此而已。"

如此感人的事例在东莞市中医院里屡见不鲜……他们用自己不同的方式，践行着"行医德为先"的精神坐标。

糖尿病科的黄淑玲主任常要求年轻医生们"做一个合格的医务工作者，不仅仅要有精湛的医术，还要有视病人如亲人的良好医德"，她自己也是如此严格要求自己的。有一次，某病人家属坚决要给黄淑玲"红包"，她推辞不了，只好先为收下。在她的悉心治疗下，这位病人很快康复出院。出院时，黄淑玲把"红包"完整地还给了病人家属，并告知他"只要您到我们科室看病，肯定会得到最好的治疗"，令病人家属感动不已。在她的带领下，糖尿病科室的医务人员从来不拿病人一分钱，尽心尽力地为病人服务，一般情况下，他们收到"红包"，都是当场归还病人，实在无法推脱，就会把红包夹在病历本上整本归还给病人……

仁爱无疆，除了全心全意为莞邑百姓服务，东莞市中医院的医务人员还把爱与精湛的医术播撒到了遥远的西藏。

2007年东莞市卫生局组队到西藏进行技术支援。东莞市中医院门诊中心刘慧卿副主任主动申请前去。到了西藏，她才知道藏民是一点都不了解中医的，他们也很少看中医。为了让中医惠及藏民，刘慧卿克服语言的障碍，耐心地与藏民交流，让他们慢慢地了解中医、接受中医。后来，藏民开始试探着来看中医，逐渐发现中医的疗效很好。到最后很多患者都直接过来找刘慧卿看病，一天下来就有好几十个病患。经过一段时间的相处，刘慧卿与藏民结下了深厚的感情，有时候还会教他们煲汤。支援期满，刘慧卿回到东莞市中医院。两年间，不断会接到藏民走很远的路打来的长途电话。刘慧卿就在电话里进行会诊，有时候还会托朋友把药带过去。在她心里，藏民已经是亲人了……

二、 白衣长城阻非典， 医者仁心闪光辉

2003年，一场名为"非典"的浩劫从广东开始，悄然蔓延，在短短几个月内便席卷全球。

"非典"肆虐伊始，人们惶惶不可终日。由于尚未能对"非典"做出最准确的判断和解释，人们在惶恐不安中，纷纷大量购买加碘盐、板蓝根、口罩、食醋等物品。在许多人眼中，"非典"已经不仅仅是一场恶性传染性疾病的流行，而是一场名副其实的"国难"。

在这场特殊的"国难"中，首先站出来的，是可爱、可敬的白衣天使。他们舍弃了个人的安危，舍弃了身后的家人

忧心忡忡的眼神，奋不顾身地投入到救死扶伤的工作当中。这场灾难也让我记住了许多值得纪念的名字：有不幸牺牲在抗"非典"一线的叶欣、邓练贤，有为这场"战争"获得最终胜利的最大功臣钟南山，还有用自己的亲身经历和感受记录了可歌可泣的《护士日记》的张积慧……这些闪亮的名字，有着一个共同的称号——"白衣天使"。

在抗击"非典"的过程中，中医是一支举足轻重的力量。尤其当"非典"的病因还未完全明朗的情况下，中医药成为治疗"非典"最有效的途径。广东的两位中医医学界的泰斗——邓铁涛和何炎燊分别对用中医方法治疗"非典"提出了自己的见解。经过实践的检验，证明了两位名老中医所提出的方法都是有效的。在西医仍在为"非典"究竟是冠状病毒感染还是衣原体感染进行论证时，中医医院的医师们已经用两位大家的方法挽救了不少的病人。

在珠江三角洲的经济重镇东莞，有一群人的名字，或许不如钟南山那般响亮，也没有张积慧那么感人。但是在抗击"非典"的战场上，他们的勇气是一样的高尚，他们的身姿是一样的挺拔。他们，就是东莞市中医院的白衣天使们。

（一）"这场战争，我们只能赢，不能输！"

当"非典"疫情刚刚出现大规模蔓延的趋势时，当时还在担任副院长、主持全院工作的郑志文对全院职工说了这样一段语重心长的话："在我们面前的，是一场叫做'抗非典'的战争。这场战争没有硝烟，战场上也没有士兵，我们就是这场战争中的战士。我们要做好全面的备战工作，尽最大努力做好一切应对措施，一旦开战，便要全力以赴。这场战争，我们只能赢，不能输！"

在抗击"非典"的日子里，面对无情而凶险的病毒，东莞市中医院的全体医护人员和千千万万奋战在抗"非典"一线的医务人员一样，勇敢面对，坚守敢为，默默地奉献着自己的力量。在那段特殊的日子里，门诊和急诊医护人员的工作服悄悄地发生了变化——洁白端庄的燕子帽不见了，取而代之的是覆盖密实的圆帽。广东的夏天是非常闷热的，可在2003年的那个夏天，东莞市中医院的医护人员都穿着长袖、长裤腿的工作服，戴着厚厚的12层纱的口罩，不少人还得时常穿着密封的防护隔离衣，戴着手套、防护眼镜、鞋套。这些"装备"哪怕在冬天穿着，不一会也会大汗淋漓、呼吸困难，可是在30多摄氏度的高温下，不少医务人员一穿就是好几天……

郑志文是一位在东莞当地颇有名气的呼吸内科专家。由于"非典"是一种通过呼吸道传染的疾病，他多次要求"上前线"，但是都被一线的医护人员拦住了，一位急诊科的医生对他说："您是东莞市中医院抗击'非典'这场局部战役的'指挥官'，必须在后方坐镇指挥，主持大局。您最应该做的，不是自己去救治病人，而是教会其他医生、护士如何救治病人。如果您自己上，一旦倒下了，许多人会感到束手无策；但如果您把您的专业知识传授给其他人，就能有更多人可以像您一样去救治病人。"郑志文听从了这位医生的劝阻，减少了亲赴"战场"的次数，而利用自己的专业知识，积极发挥自己的专业特长，加班加点地学习、掌握"非典"的诊断标准、处理原则和治疗方法，并多次组织全员医务人员认真学习和领会中央、省、市关于抗击"非典"的工作文件精神以及防治"非典"的专业知识。他结合自己的专业特长和学习心得，对战斗在一线的医生、护士们进行认真、细致的讲解，尤其对一些年轻的医生，更是毫无保留、手把手地进行传授。他不仅要求自己精通"非典"防治业务工作，也严格要求一线科室的医务人员做到准确掌握、分毫不差，而且还要进行考核，严抓落实。本着这种"平时多流汗，战时少流血"的"部队精神"，东莞市中医院做到了在整个抗击"非典"的过程中，无一例医务人员感染！

要打好抗击"非典"的这场战争，需要制定一系列强有力的制度作为保障。东莞市中医院的领导班子紧密团结在一起，通力协作，密切配合，认真贯彻落实国务院关于防治"非典"的工作方针："沉着应对、措施果断、依靠科学、有效防治、加强合作、完善机制。"他们迅速、果断地采取了一些有效的防治措施：第一时间成立了东莞市中医院抗"非典"工作领导小组和诊断治疗小组，两个小组均由郑志文担任组长，负责全院防治工作的协调、指挥和诊断治疗；根据有关文件精神，结合东莞当地和医院的实际情况，制定了《东莞市中医院关于非典型肺炎的治疗及预防措施》、《东莞市中医院防治非典型肺炎应急预案》等文件，指导医院疫情防治工作；医院专门设立了发热门诊和隔离病区，并采购了数台红外线快速探热仪，对门诊病人进行逐步甄别，将发热病人分流到发热门诊进行诊治，同时加强了发热门诊、隔离病区的人员、药品、物资、设备等保障工作；发热门诊实行了24小时值班制度，一旦发生紧急情况，将及时采取最有效、最安全的措施；医院专门制定了一系列院内消毒、隔离及防止交叉感染的管理措施，努力为病人营造了一个安全、放心的就医环境，让普通病人也能放心就诊；同时做好医院职工的思想动员工作，带领广大医务人员深入学习胡锦涛总书记在广东省视察"非典"防治工作时的讲话精神，并组织全体职工学习叶欣、邓练贤等抗"非典"英模的事迹，树立战胜"非典"的坚定信心，医院还每月主持召开一次"非典"疫情通报会使全院职工思想上正确认识，心理上冷静对待，行动上勇敢谨慎；另一方面，东莞市中医院还加强了对外宣传"非典"防治知识的力度，把非典型肺炎的相关发病机理、防治办法、传染途径和治疗手段等方面的知识尽可能地向全东莞人民进行普及、传播，使广大人民群众充分了解了"非典"是可防、可治、可控的，为老百姓答疑解惑，最大限度地消除了人们的恐惧心理。在这一系列行之有效的举措的保证下，加上全体医护人员的奋勇拼搏和艰苦战斗，东莞市中医院终于在这场重大疾病战役中获得了全面的胜利，郑志文还因为出色的"战斗"表现和得当的指挥，受到了东莞市政府的表彰。

（二）"我是党员，必须坚持到底！"

在东莞市中医院抗击"非典"的日子里，应该被记住的名字，绝不止是郑志文一个人。郑志文告诉笔者，最可敬的人，应该是那些在舍己为人、舍生忘死地抗"非典"一线的医护人员，他们的故事，才真正可歌、可泣、可赞、可敬！

2003年4月23日午夜，东莞一家玩具厂的8名工人来到东莞市中医院，他们同时出现有发热、头痛、咳嗽等症状。这与"非典"的典型症状十分相似！这些病人被立即送往医院的隔离病区，当值的急诊内科医师高大达和护士黄细兰、沈珏面对着很有可能患有"非典"的病人，没有退缩，没有逃避，冒着随时可能被感染的危险，全力以赴地投入到了抢救、诊治病人的工作中。郑志文和医院急诊科副主任李志文副主任中医师在第一时间得知了医院收治了多名"非典"疑似病例的消息，立即赶到了急诊科。李志文二话不说，换上衣服就进入了隔离病区。高大达医生准备劝说李志文："这里有我就行了，您去看看别的病人吧。"李志文一听，立刻用发怒的声音说道："我才是急诊科副主任，此时此刻，我不上谁上！"两位医生其实都在体恤着自己的同事，想要把危险留给自己。护士黄杏华穿着厚重的防护服，负责起了8名疑似"非典"病人的全部治疗工作和生活护理，在隔离病区超负荷工作了整整一天。为了避免其他同事和家人被感染，几位救治过这些疑似病例的医护人员都自觉将自己隔离了起来，直到病人确诊并非感染了"非典"，才离开隔离区。

还有一次，一家工厂的6名工人来到东莞市中医院，十分焦急地喊着："医生，快救人！"病人当时的体温把正在值班的李志文吓了一大跳——有4位病人的体温超过了40℃，随时有可能出现生命危险！李志文当机立断："马上把病人送到隔离病区。其他人照常轮班，我今天不下班了，到吃饭的时间帮我从外面递个盒饭进来。"其他医生坚持要和李志文轮班，李志文坚决地说："我是党员，必须坚持到底！警报没有解除，我一定不出隔离病区！"两名护士这时也紧跟着李志文进入了隔离病区，一个说："我也是党员，我也必须坚持到底！"另一个说："我也要入党，这是我接受党组织考察的好机会！"

从当天上午9点开始，在之后的近24个小时里，李志文和两名护士一直守在隔离病区照料几位病人，连半分钟都没合眼。困了，就到水龙头下洗个冷水脸；饿了，就嚼几口已经凉了多时的剩饭剩菜。经过东莞市各大医院和疾病预防控制中心的专家组对几名病人进行会诊、观察、化验，直到第二天早上8点，初步检验结果显示，这几位病人不属于"非典"病例。李志文这才松了一口气，但是为了慎重起见，李志文依然没有离开隔离病区，郑志文亲自来到隔离病区外，想把李志文从里面"赶出来"，得到的只是李志文一句质朴而深切的话："病人还在发烧，就算出去我也睡得不安稳，就让我看着他们脱离危险后，再让我出来睡个安稳觉吧。"

于是，郑志文和李志文一个在外，一个在内，隔着隔离区的玻璃，随时通报、交流病人的情况，讨论病人的治疗方案。尽管病人的体温退至38℃以下，各种症状有所缓解，李志文仍然放心不下，重新为病人取材，送往疾病预防控制中心进行了第二次化验。第三天，第二次化验结果送到了东莞市中医院，送到了李志文手中："病人已确诊，并非'非典'感染。"李志文这才拖着疲惫的身体，摇摇晃晃地走出了隔离病区。从进入隔离病区到离开，整整48个小时，李志文一直在坚持高强度的工作，连一分钟觉也没有睡过。离开时，几个护士忍不住流下了眼泪。一名护士说："李主任在里面，一直在不停地忙着，一点疲倦的样子也看不出来。其实他是在硬挺着，他走出来的样子，好像马上就要晕倒一样。谁看了都会心疼！"

在李志文这种无私、无畏的精神的鼓舞下，在长达几个月的抗击"非典"的过程中，东莞市中医院奋战在抗击"非典"一线的全体医务人员，没有一个人要求休假，没有一个人要求转岗，所有人都全心全力地投入到了救治病人的工作中，用他们的敬业精神，为白衣天使神圣的白大褂增添了一抹耀眼的光彩！

三、 汶川记忆——他们在行动

2008 年 5 月 12 日 14 时 28 分 04 秒在中国四川，8 级强震猝然袭来，大地颤抖，山河移位，满目疮痍，生离死别……

这一天灾牵动了亿万国人的心。爱在这一刻爆发，为了拯救同胞，为了拯救汶川！全中国都行动起来了，把悲伤停留在那一刻，让死神也望而却步。

在这场生与死的搏斗中，东莞市中医院全院上下紧急行动，全力以赴抢救灾区伤员，谱写了一曲新时代的白衣天使赞歌。

（一）全院总动员，拯救灾区伤员

5 月 21 日，东莞市中医院收治了来自地震灾区的 5 名伤员。

一接到这个神圣的使命，全院医护人员立即行动起来。在院长的带领下，迅速成立了救治灾区伤员的领导小组、医疗小组、陪护小组、心理康复组。医院还特地为灾区伤员制定了具有中西医特色的治疗方案，并根据五名伤者的不同情况紧急进行拍片、消炎等治疗措施。同时，治疗专家组还专门开会为每一个伤员讨论详细治疗方案（见图 20）。

此外，医院还制定了每天早上每个病人安排一个查房组查房的治疗方案，查房组分别由骨科、内科、外科、心理辅导 4 名专家组成，平时还有管床医生经常性的查房。同时安排医护人员对伤员进行适当的心理辅导。

"每个伤者都专门配备有护士和护工，而且这些护士、

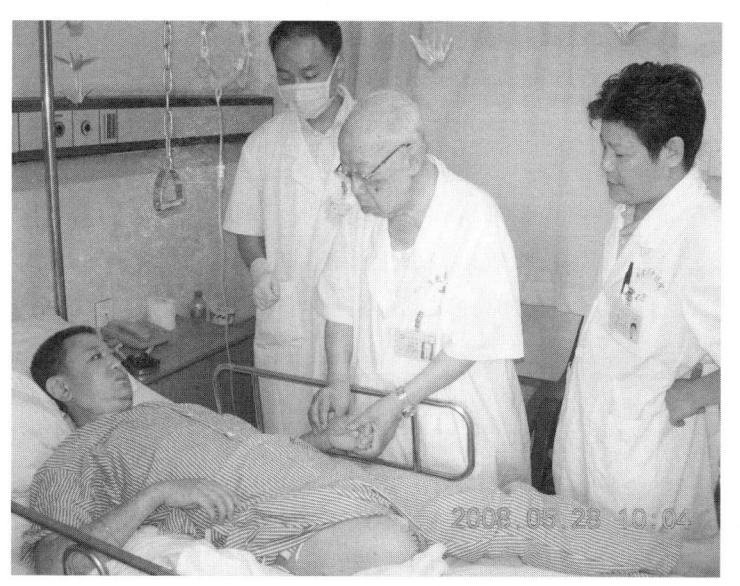

图20 何炎燊与郑志文为汶川地震伤员诊病

护工的老家也尽量是四川的。"外科护士长陈淑卿介绍说:"病人和家属每天一日三餐想吃什么,我们就给他们安排什么,就是给他们开小灶,让他们吃好住好。"考虑到四川同胞喜欢吃辣,医院方面还特别规定,病人因为接受治疗,目前暂时不能吃辣食,但是家属是可以吃的。

有些灾区伤员的家属来莞时没带够衣服,护士长连夜到商场为他们购置了新衣服;

截肢术后的伤员头发太长了,自家经营理发室的护士把理发师傅叫来给伤员进行床边理发;

端午节到了,医护人员亲自给伤员和家属们送去热腾腾的粽子……

病房的墙上挂着一串串五颜六色的纸鹤,贴着一张张带有红心的图案……这些都是护士长带领外科护士,不顾白天

161

的劳累，连夜赶制的。陈淑卿说："我们只是想为灾区的伤员祈祷早日康复，表达全院医护人员对他们寄予的美好祝福。"

东莞社会各界人士对来自灾区的伤员都非常关心，每天都不断有热心人到病房探视，慰问灾区同胞。为了不影响病人休息，保证治疗效果。护士长还特别规定了探病时间，这样既能保证病人拥有充足的休息时间，又能使他们感受到社会大家庭的爱和温暖。

年仅 16 岁的赵瑶是这 5 名伤员中年龄最小的一个，但灾难留给她的心理创伤却是最严重的。她的父亲赵长清说："一到晚上女儿情绪就很不稳定，黑夜里她就小声哭泣，念着最要好的同学的名字——那个女孩在地震中没能逃生，两人在同一个村，从小一块长大。"地震后赵瑶几乎每天晚上都会做噩梦，她的父亲为了陪她，整整三天都没怎么睡过觉了。

医护人员对笔者说："当时，赵瑶被诊断为多发性骨盆骨折，不能坐，天天躺着，刚来时心情很不好，谁都不睬。"

陈淑卿发现赵瑶整天沉默寡言，情绪低落后，心里很着急。一有时间就到病房开导她，鼓励她要积极面对现实、配合治疗。并经常选择一些她比较感兴趣的话题来聊。后来陈淑卿在聊天中得知，赵瑶的课本在地震中被掩埋了，现在她最大的心愿就是想要一套初三的教科书。陈淑卿马上向院办汇报这一情况。经过医院和东莞中学的及时沟通，第二天，东莞中学的师生就给赵瑶送来了崭新的教科书，并且每周都有师生主动过来辅导她学习。

在医院医护人员的精心照顾下，赵瑶的身体逐渐痊愈。先前贫血的她，在医护人员的精心治疗后，脸色也红润了很多。经过两个月左右的相处，赵瑶不仅与东莞中学许多老师同学成了好朋友，还恢复了孩子俏皮的本性，经常和医护人员开些小玩笑，逗得大家很开心。医院的工作人员告诉笔者："后来赵瑶的心情慢慢转好后，经常能看到她灿烂的笑容。"

即将康复出院前，赵瑶曾悄悄地恳求护士长："就要离开了，真的很舍不得。能不能多安排一些护士阿姨跟我一起去机场？"

经过精心的治疗，5 名伤员陆续康复出院。东莞市中医院的医护人员们给他们买了新衣服，捎上东莞的土特产，让他们常回东莞看看……真正把灾区伤员当作自己的亲人一样，不是亲人却胜似亲人！

（二）"帐篷医院"里的白衣天使

在这之前，刘慧卿没有接受过任何媒体的采访，也没有用任何文字图片把那一段日子记录下来。她的同事介绍她的时候，都说她很低调。没有人能完整详细地叙说她在汶川地震支援灾区的那一段经历。笔者很庆幸，听到了她用她朴实而生动的语言娓娓道来的那一段刻骨的日子。

2008 年 5 月 13 日，刘慧卿医生报名前往灾区当志愿者。因为灾区情况不稳定，为了避免给灾区造成更重的负荷，医院志愿者出发的通知迟迟未下达。每天通过电视关注灾区情况的刘慧卿终于按捺不住焦急的心。她让在成都读研的一个朋友帮她联系志愿者组织，并于 2008 年 5 月 18 日向医院申请了两个星期的年假，自发前往灾区。

在灾区，刘慧卿呆过两个地方，一个是都江堰；一个是绵竹人民医院。说起那段时间的经历，刘慧卿说得最多的是让她深深感动的灾区人民、自发前来的志愿者、疲倦不堪的大兵还有忍受悲痛工作的医护同仁。她很少提起她自己。笔者反复强调让她说说自己的经历，她说："这（去汶川）只是一个人用行动来表达情感的一种方式，没有必要跟其他人说什么。每个人都有愿望去出一份力。我相信，只要有能力有条件，很多人都会去的！"

到达都江堰的第二天，志愿者组织就安排了工作。刘慧卿的主要工作就是与其他志愿者一起负责到都江堰山里面的小村庄派发消毒药品，治疗感冒、肠胃不适，派发传单预防传染病等。他们每天早上七点半出发，背着重重的药品、宣传单还有自带的干粮，翻山越岭，从这个村庄到那个村庄，完成规定任务后才会回去。遇到下雨天，不但路很滑，有时候还会遇到塌方。刘慧卿说："看到山路的裂缝有时候也会怕，但是肯定要去，肯定要完成任务，不能遗漏任何一个村庄。"

在都江堰的时候，刘慧卿恨不得自己可以再多点力气！因为每天背着重重的行囊走十几公里的山路，人的体力实在消耗太大。第一天睡在帐篷里，志愿者们累得连余震来了都不知道怎么回事，大家还以为是老鼠。第二天醒来听到灾民说起才有点后怕。

3 天以后，因为某些原因，刘慧卿辗转到了绵竹人民医院。

绵竹人民医院在城区里面，医院建筑并没有塌陷，但是因为地震产生的大裂缝，人们根本没办法进去医院里面，所有仪器也在医院里出不来。医院只好搭起帐篷。大家戏称"帐篷医院""帐篷门诊"。

刘慧卿在"帐篷医院"的工作主要是接诊、跟 120 车出诊、会诊等。因为灾难的原因，医院的工作陷于比较混乱的状况。120 车里的设备有时配备不到位，给医生的工作带来很大的麻烦。有一次，刘慧卿送一个心绞痛病人去成都，病人在途中突然发病，120 车里却没有任何可以急救的设备。刘慧卿情急中想起身上带有给自己备用的丹参滴丸，毫不犹豫地拿来给病人服下，让病人一路平安支撑到成都的医院。她却没有给自己留下一些备用的药。刘慧卿说起这件事的时候，语气很轻松，在那个特殊时刻她丝毫没有顾虑到自己。

8 天以后，因为身体不适，刘慧卿离开灾区，回到家人身边。但是她一直都为自己逗留时间太短而感到遗憾。她说："当时看到一些灾区患者经常发呆很是心疼，却没有足够的时间好好地为他们做心理辅导，适当地进行心理干预。在灾区的时间太短了，这是我最大的遗憾。"

采访快结束时，刘慧卿说，作为一名医生，她去汶川除了真的很想为灾区的人们做些力所能及的事外，还想把医生真实的、光明的形象展现给大家。近些年来，因为各种各样的原因，医生在患者心目中的形象越来越差，医患关系越来越恶劣。她想尽自己的能力改变医生的负面形象，改善医患关系，提高医疗水平。这是她作为一名医者最直接的行动表达。她说："我只是想让大家知道，大部分医生的心是很善良的，他们真的会在人们需要的时候，尽他们的能力义无反顾地去做需要他们做的事，去做对人们有益的事，去做对社会有贡献的事。"

刘慧卿一直都觉得去灾区的那一段经历帮了自己。她记得地震第二天就如常下地干活的坚强的灾区人民；她记得热情的不计任何回报的众多志愿者们；她记得满脸灰土的勇敢的年轻的大兵们……她说："我感谢他们，因为从他们身上看到了中华民族的希望。无论发生什么事，我坚信，这个民

岭南中医药文库

族都能扛得住!"她的话语里充满了对他人的感恩与赞美,却从没有提到自己这一路走来付出的勇气和努力。她始终觉得,每个人有每个人的故事,这是她自己选择的人生,社会培养了她,她就应该回报社会,就这样而已。

(三) 一场特别的蜜月旅行

黎赐娇,一名年轻的女医生。地震发生的那天,恰好是"5.12"国际护士节,黎赐娇觉得作为医护人员一定要做点什么。

她在采访中说:"5月13日,我从报纸、网络上看到很多关于灾区的报道和照片,房屋垮塌,人们流离失所。当时我坐立不安,午觉也睡不着了。我在想,灾区有那么多受伤的群众,一定需要大批医护人员。我是有执业资格证书的医生,应该到灾区去帮助他们。"

就是凭着这样一股"要到灾区去"的信念,黎赐娇通过搜索引擎,在网络上寻找到一批志同道合的志愿者,组成了一支医疗队性质的志愿者团队。在几天的紧张准备和焦急等待后,黎赐娇于5月18日,与丈夫还有其他志愿者们,一起奔赴灾区去救助灾难中的人们,他们心里都存有共同的目标——抗震救灾,救助伤者!

地震发生的时候,她结婚才两天,她和丈夫未完成的蜜月旅行,是在灾区度过的⋯⋯

到达灾区的第一天,黎赐娇一行人通过四川团省委了解到目前在四川绵竹受灾严重的金花镇、红白镇还有受灾群众没有撤出来,大家毅然决定前往这两个镇,援助灾民。他们带了一批救灾物资,搭乘团省委的车赶往绵竹金花镇。

前往金花镇的山路是前两天才打通,不仅沿途山路崎岖不平，时不时还能见到比汽车还大的山石滚落下来。一路上经常能够看到，有受灾群众难离故土，不肯撤离到市区去的情景。黎赐娇一行人就下车将随身携带的水和干粮派发给这些受灾群众。

经过六七个小时的山路颠簸，黎赐娇一行人在晚上 10 点到达金花镇。大家在山上架起帐篷，度过在灾区的第一个夜晚。回想起那个晚上，黎赐娇说："整夜都在半梦半醒之间，无法安睡，沿途所见的悲惨情形一直在眼前浮现，心一直在滴血。"

第二天一早，他们就前往金花镇各个村庄。由于各村之间相距较远，而且山路崎岖无法行车。大家徒步走到金花镇文河村驻扎，设立临时医疗点。

在这里，黎赐娇遇到了一个失去孩子的中年妇女。她走过来问黎赐娇，她心很痛，有没有可以治心痛的药。黎赐娇从这位中年妇女脸上的表情，判断她可能遭受了很大的刺激。面对这样的状况，黎赐娇并没有马上询问她的症状，而是招呼她坐下来，才开始委婉地问她家里的情况。原来地震发生的时候，她年仅 13 岁的儿子正在金花小学上课，被塌下来的房屋埋在下面，就再也没有出来。说到这，这位妇女的眼神好像游离到别处。此刻束手无策的黎赐娇内心充满了无力感，她不知道拿什么去医治这位母亲心里面的痛。"有时候，医生可以医治人们身体上的病痛，却永远无法抚平心里面深深的创伤"，黎赐娇讲到这里，眼眶依然泛红。

根据 5 月 19 日晚上开会做出的决定，黎赐娇一行人继续留在绵阳市区开展救助工作。后来当地政府联系到他们，希望黎赐娇这支医疗队性质的志愿者队伍可以多做一些震后防疫知识宣传和疫情排查工作。这时候，志愿队内部出现了意见分歧。有些志愿者伙伴提出想要去汉旺、北川那些重灾区，抢救生还者，不想留在这里浪费时间。但是黎赐娇和她的丈夫却坚持留在绵阳当地做震后防疫知识宣传和疫情排查工作。黎赐娇在采访中说："那些重灾区一定有很多救援者、志愿者，去那里反而插不上手，帮不上忙。虽然一天走十几里路，走村串户地帮助转运伤者、排查疫情是没有重灾区那么震撼，但这里确实有人需要我们帮助。所以，我们一直坚持下来。"这是她的选择，在哪里，做什么事，做多大的事，并不重要。最重要的是实实在在地帮到了需要帮助的人。

黎赐娇他们每到一个地方，都会有热情的村民欢迎他们，用掌声来感谢他们。甚至有些淳朴的村民把他们节省下来的水和食品分给他们。"我们整天被无数的感谢和感动包围着，这成为我们坚持下去的无穷动力"，黎赐娇感动地说。

但是他们一直都坚持自己的规矩，绝不要灾区同胞一口干粮一滴水。他们每个人身上都背着重重的行囊，里面有他们自带的干粮和水，甚至有时候他们会把自己仅有的干粮毫不犹豫地派发给遇到的灾民。纵使背着这个重重的行囊翻山越岭，每天走很多很多的路，他们也没有放弃这个规矩。黎赐娇说："我们去的地方，大都是偏远的山村，救援人员和志愿者相对较少。而且我们做了充分的准备，包括干粮、水、睡袋、帐篷等，食住完全靠自己，绝不成为灾区人民的负担。"

在救助灾区群众的过程中，黎赐娇他们曾经遭遇过青川6.4级的余震，曾经在救援时不幸染上皮疹，说起这些的时候，她总是轻描淡写，一句话带过，自然得好像从来没有经历过一样。笔者没办法从这样的话里知道她遭遇这些的时候心里面有没有害怕过，但是可以肯定的是：她的心里从来没

旗峰莞水大岐黄

有后悔过当初毅然决然地奔赴灾区，去做一些她认为值得的事，去帮助一些她认为值得帮助的人！

地震过后，留给人们更多的是心灵上无法愈合的伤口。没有人知道这些伤痛需要多久的时间才能抚平。黎赐娇在翻山越岭、走街串户的过程中发现，很多受灾群众都或多或少地患有地震后遗症。比方说头痛头晕，很多人晚上睡不安稳甚至完全睡不着，精神状态很差，严重影响了正常的生活和工作。这些心理因素引起的病状不是短时间内可以治愈的，它的痊愈需要花费更多的时间和更多的耐心。黎赐娇两夫妇说："我们回来之前就商量好了，在需要和适当的时候，我们还要再回去，为医治他们尽一分力。"他们还要再回去，是的！他们不仅仅是要在灾区最困难的时刻出现，他们希望只要灾区有需要就一直都在；他们想做的不仅仅是治愈受灾群众身体上的创伤，他们还想尽自己最大的力量去治愈那些心灵深处的伤口，让灾民有足够的勇气和信心，去重建家园，过上比从前更好、更幸福的生活。这是黎赐娇和她的丈夫、她的志愿者伙伴们真正想要的！

时间在走着，生活还要继续。汶川地震灾后重建的步伐已经在行进。因为有了无数多这样的刘慧卿、这样的黎赐娇，这个可能无限漫长的重建历程将会充满无穷的力量。汶川这片土地，将会被爱重燃……在不久以后的将来，一片片的新绿将会覆盖汶川的废墟，生机蓬勃的歌声将在汶川的上空久久回响！这一天将会很快到来，这一切皆来源于爱！

文化篇：
在变化中沉淀文化

文化的内涵是什么？是人类对自然社会的认知，是历史的沉淀，是社会进步的基石。

医院文化的内涵是什么？是医者的传承与发扬，是医院以人为本的服务情怀，是医者与患者共同营造的和谐氛围。

走进东莞市中医院，您感受到的是莞邑人对祖国医学的情有独钟，是东莞中医人积极探索的那份时代精神，是他们对患者的大爱精神，是医患分享战胜疾病的那份快乐……

——题记

一、 行走在变化中的不变信念

如果要问一个老东莞人对这座城市近 30 年来的印象，答案也许五花八门，评价或许褒贬不一。但无论哪一种印象，都离不开两个字——变化。

东莞的环境在变化——过去男耕女织的鱼米之乡，今日已是在珠江三角洲乃至全国都举足轻重的工业重镇！

东莞的经济在变化——改革开放 30 年来，东莞的 GDP 增长达 120 倍，2008 年在国际金融危机的冲击下，东莞的 GDP 仍然高达 3 170 亿元之巨！

笔者一行五人，在从广州驱车前往东莞的路途中，深刻地感受和经历了"变化"后的东莞给人们的视觉和心灵带来的震撼：这简直是一座没有郊区的城市！自进入东莞境内开始，从车窗放眼望去，高速公路的两旁尽是参差林立的广告牌，而透过广告牌的缝隙，看到的全是一幢幢的厂房和宿舍楼。"××电子工业生产基地"、"××服装制造有限公司"、"××玩具出口贸易集团"……眼中所见的，哪里能教人将东莞和史料记载的"鱼米之乡"发生任何联想？这样的一座充满了现代化工业气息的城市，与中医药这种传统到了骨子里的文化，究竟要如何做到兼容并蓄，相得益彰？带着这样的思考，笔者不禁浮想联翩。

类似的疑问，其实早已引起了人们的众多思考。而就是东莞所呈现出的这种变化，让这改革开放的前沿城市饱受了一些对东莞不甚了解的人们的非议——有人把东莞比喻成了一个"文化沙漠"，本地的文化逐渐失传，外地的文化也无法融合。

这里是经济发展的沃土，是人们安居乐业的乐园，却找不到传统文化生存的方寸之地？东莞人不信，东莞市中医院人尤其不信！

　　历史上的东莞，其实有着丰厚的文化底蕴：东莞自东晋立县，在1 600多年的历史长河中，在南粤大地傲然屹立。中医文化历来就是东莞文化的代表之一，东莞亦是岭南医学的发祥地之一：据史料记载，莞邑先祖在两千多年前，为了子孙繁衍，就已经学会人畜分居、掘井而饮；唐代，人们通过生产劳动已经开始积累以药用草木、金石来治伤疗病，以白木香等植物焚烟避疫等；明清以后中医中药更是日益繁盛，医者渐众，药铺渐兴。东莞的老百姓历来对中草药、对针灸、拔火罐等对中医治疗手法情有独钟，民间也涌现出不少名医：早年，东莞就有杏林名士钱菊人、何成璋、钱颖根、罗漪兰、叶兰台、袁仰山、欧月生、苏爵臣、莫联障、叶藩宣、陈杏圃、王牛咸、张子绳、卢月湖、邓寿生等人。后来又涌现了名震莞邑的李翼农、何炎燊、叶仲衡、骆渠孙、刘蓬洲、陈雨洲、朱敬修、莫椿龄、单叔俊、周树勋、周国寰、谢其彦等老一辈中医名家。中医药文化在东莞代代相传，生生不息，经久不衰。

　　文化在历史中沉淀，而历史在变化中前行。如何在变化中传承岭南文化，是历史赋予东莞人的新命题；如何在变化中继承和发扬中医医学，如何在蓬勃发展的医学环境中为人民群众提供更好的医疗服务，是中医药文化赋予东莞市中医院的新历史使命。

　　东莞市中医院人有自己的信念：他们深信老祖宗留下的仙方妙药，几千年来治病救人，荫庇子孙后代；他们深信传世称道的大医情怀，世世代代悬壶济世，福泽华夏大地。他

岭南
中医药
文库

们尤其坚信：数千年中医药传统文化的瑰宝，将在变化中传承，在变化中发展，在变化中闪耀光芒！

（一）"有我这个干劲，中医消灭不了"

"灭中医者非西医也，中医也"，对话何老，谈到对当下的中医现状有何观点或感想时，何炎燊借用《阿房宫赋》中的一句话"灭六国者六国也，非秦也"来回答。

何炎燊感慨良多，是由于时下中医青黄不接的窘状，让他对中医的存续担忧。他认为这种情况的发生，既是外部因素的影响，但更多是因为从事中医者缺少信心和耐心所致！如果不克服这点，中医就谈不上发展，甚者，还会加快消亡的来临。

何炎燊回忆道："曾经有一个大学毕业的中医，对一个很简单的外感湿热病，开的却是西药。我问他，学了几年中医，为什么不用中药用西药呢？他很坦白，他说我用西药一味药可以退烧，而中医要分析很多，用药很复杂。他没有决心做下去，就弃中就西。"

同样的情况，东莞市中医院在近年的发展中并不鲜见。

的确，从外部大环境来说，中医背负着太多的曲解，即使时下中医疗效被广泛证实后，仍有一些存在严重偏见的人就"存废中医"的问题争论不休。

从这个角度讲，当下东莞市中医院的喜人发展，除了因为东莞市民对中医的偏爱的客观原因之外，东莞市中医院医师对自己所从事的行业的自信、投入、钻研所形成的坚定信念更加难能可贵！

从事中医者，首先要对中医有信心。

无须讳言，在人们的印象中，中医总是与保健强身画上等号。因为许多人认为，中药只是平时用于健体的汤药，而西药似乎是见效更加快速的良方。"慢郎中"就是人们对中医误解的最好证明。

"这是严重错误的！"采访中，何炎燊对此观点进行反驳："我对中医很有信心！试想，中医存在几千年，名医不断，如华佗、张仲景、孙思邈等人，都曾留下许多临危救急、起死回生的佳话。如果真的救不了，真的治不好，那么中医又怎能存续那么久呢？"

东莞市中医院在建院至今，并不缺乏这样的例子。曾有一年，东莞出现了990多例儿童感染麻疹肺炎，这是一种重症，发病急，如果不能及时医治，会造成患儿死亡。由于当时还没出现抗病毒的西药，结果这些患儿全部都是用中医方法治疗的，而且全部治好了。这就说明，中医并不是所谓的"慢郎中"。

其次，行医者，胜在耐心。

常言道，不怕做一件好事，就怕做一辈子好事。同样的，从事中医者，不怕做一时的中医，就怕做一辈子的中医。因为只有真正沉迷于中医者，才会热爱中医，才不会骄傲自满，而且愿意为患者布施仁心仁术，存心济世。

东莞市中医院之所以有今天的发展，正是有像何炎燊、何世东、马凤彬等一批对中医毕生钻研的医师，实践他们"毕生为医"的誓言。

对于中医知识的学习吸收，这些中医师从来没有停止过。他们经常对自己过往所学、所接触的知识进行反思、创新，认真吸取经验，总结教训，还要求自己绝不能好高骛远，必须学以致用。经过这样不停地翻炒旧知识往往可以从细微之处，领悟到不一样的新想法。

以何炎燊为例。曾有一次，他正在研究程氏止咳散的组方义理，恰巧有一位咳嗽病人求诊。这位病人自诉感冒后，患上咳嗽已经10多天了，期间吃过许多辛温解表、苦寒清热的药剂，但是咳嗽一直没有停止的迹象，十分难受。何炎燊想起程钟龄在书中所写的，"肺体属金，畏火者也，过热则咳；金性刚燥，畏冷者也，过寒亦咳。"为病人仔细诊断后，何炎燊便依医理，用止咳散加杏仁、贝母为病人医治，这样用药"既无攻击过当之虞，大有启门驱贼之势"。病人吃药后，只用两天，病情就痊愈了。由此事，何炎燊明白了一个道理："一些看似浅近，而确有实效的书，较之面壁虚构，侈谈阔论者，远胜多了。"

对于贫困的病人，何炎燊一向乐于扶助。何炎燊在国民党政府统治时期便开始行医时，当时中医公会颁发的门诊收费表上，就加入了"贫者减免"四字。新中国成立后，何炎燊参加公职数十年，一贯严于律己，遵纪守法，从不以医谋私，而对贫者多加照顾。曾有一危重病孩入院，在得知其父母经济困难后，何炎燊立刻给了他们1000元，以解燃眉之急。此外，何炎燊还积极参加公益活动，近10年来，何炎燊的各种捐款就达19万元之多。何炎燊有一小书室，其名"双乐室"，取"知足常乐"与"为善最乐"之意，这正是他高风亮节情操的写照。

一辈子学中医，一辈子乐善好施，何炎燊用他自己的实际行动，带动身边的人。说到这里，何炎燊特别提起了自己的关门弟子——马凤彬，这位像何炎燊一样，将自己毕生都奉献给中医药事业的奇女子。马凤彬是第三届学徒班的中医学徒，她于1976年出师后，一直在何炎燊身边工作，长达35年。如今，马凤彬已经成为东莞市首屈一指的妇科类的中医专家，擅长用中医方法治疗不孕不育、月经不调、习惯性流产、小儿疳积、支气管哮喘、肠胃疾患等，并担任硕士生导师。

谈起自己的得意门生，何炎燊赞不绝口。马凤彬有很强的事业心，除了读书、诊病，无其他嗜好，经常不顾疲劳，忘我工作。她还常常协助何炎燊的工作，何炎燊有几本专著，都是由她负责整理的。几十年来，何炎燊与学徒间的亲密无间的关系，一直是东莞市中医界尊师爱徒的典范。马凤彬常说："一日为师，终身是父。"这就是她，也是其他学徒的真实心声。

东莞市中医院在进行日常医师培训时，要求作为一位中医，要具有信心与耐心，这样只要经过日积月累的钻研，自然能够取得令人瞩目的成绩。

近年来，业界有一个热议的话题：韩医、日本汉方会不会抢去中医的光环？对此，何炎燊道出了东莞市中医院医师的心声。"不怕日本、韩国把我们的中医拿走，只怕我们年青一代放弃中医。我说'灭中医者非西医也，中医也'。除了你自己能消灭自己以外，没什么可以消灭你，现在什么科学家说中医不科学，他说他的，没有什么作用的。主要把中医消灭的，我很担心，就是年青一代，他们如果有我这个干劲，中医消灭不了。"

（二）中医医师的手术刀：慢郎中的跑鞋

东莞市中医院原党总支书记张长吉谈起东莞的变化，最先说起的只有一个字：人。他说："东莞的人口，常住的有1 000多万，可在本地土生土长的只有大约三分之一。人的变化，给东莞的中医文化带来了最大的挑战！"

老书记的感慨源自于人们对中医的一个带有贬义的称号——"慢郎中"。"所谓'慢工出细活',中医就是个细致活。"老书记话锋一转,"可东莞有这么多外来人口,其中大部分是外来务工人员。他们在乎的不是细活还是粗活,他们在乎的是在最短的时间内解除病痛的困扰。'短、平、快'的治疗是医疗市场给东莞市中医院提出的要求,是老百姓对东莞市中医院的需求。要跟得上市场的要求,要满足人民群众的需求,'慢郎中'必须也能'跑得快'!"

张长吉说,在早些年前,人们要是染上了一个小小的疾病,往往都会细细调理,静静休养上十天半月算是"常事"。可现在的人们,哪怕是刚动过手术,恨不得立即跳下病床,回到工作岗位上去。"让病人在医院多住一天,所意味的不仅仅是让病人多花一天的住院费。更重要的是,病人多生一天病,可能就要少上一天班,往往就会少一天的收入。对于许多家境比较拮据的'打工仔'、'打工妹'来说,一天的打工收入,也许就是老家人的一袋化肥,或者一包猪饲料。少一天的收入,比起多生一天病可能会让他们更难受。"

东莞是一座制造业非常发达的城市,工业的蓬勃发展吸引了大量的外来劳动力源源不断地输入东莞。事实证明,这些在东莞人口中有着举足轻重地位的"打工大军"对医疗服务"短、平、快"的市场需求确实给东莞的中医药事业的发展制造了一个不小的难题。据张长吉介绍,整个东莞目前仅存东莞市中医院和虎门(镇)中医院(东莞所辖的地区没有设县,市以下行政区域均为镇)两所中医医院。"世世代代在这片土地上生活的东莞人是十分喜爱中医,也非常相信中医的。但医疗服务市场的需求发生了巨大的变化,也给中医院的发展,给中医药事业的发展带来了巨大的挑战。"如何满足市场的需求，如何在瞬息万变的市场大环境中坚持中医、发展中医？东莞市中医院走上了中西医结合的特色之路。

古人云："工欲善其事，必先利其器。"东莞市中医院的"利其器"的方法便是将西医的先进手段融入中医诊疗中来。内科科室以何炎燊主任中医师的学术思想为指导，辨证论治，并且科学地引进现代医学诊疗技术，在治疗溃疡病、乙肝、肝硬化、尿毒症、冠心病、心律失常、肺心病、慢性结肠炎、慢性肾炎及中风（脑血管病）等方面，特别是脾胃、中风（脑血管病）领域，取得显著治疗效果，专科水平在本地区中医界为领先地位；骨伤专科在"谭氏正骨"传统医术的基础上，数十年来，在广东省名中医叶伟洪主任中医师为学科带头人的带领下，继承发扬中医治疗方法，引进吸收现代医学知识，从单纯手法复位、辨证用药及功能锻炼逐步发展到现代骨伤科的，中西医结合、手术及非手术综合处理。近年来，陆续开展了人工关节置换、断肢再植、交锁髓内钉等各种内固定治疗四肢骨折，腰椎滑脱椎体内 BAK 融合及"CHTF"术式椎板内固定治疗高位颈椎骨折及主血管断裂脊椎外伤骨折致截瘫等项目，取得了显著的疗效，享誉东莞乃至整个珠三角地区。

西医是如何帮助中医"跑得更快"的？郑志文院长举例说："中医治疗骨折的传统方法是医生根据经验，用手摸出骨头的折损位置，通过手法复位，再通过夹板固定，并配合药物治疗；而相比之下，西医先用 X 光或者 CT 检查受伤的位置及伤情，对病情适合的病人，可能会更多地采用内固定器材来进行治疗。有时，病人接受传统的中医手法复位也许需要一个月才能痊愈，而使用西医的内固定器材，可能 20 天就能康复。"

与此同时，郑志文也没忘记提醒笔者："使用内固定器材，只不过是在骨折的中医治疗方法中融合了一种西医的常用手段。东莞市中医院骨伤科的诊疗水平在东莞乃至全广东省都是位于前列的，奠定骨伤科地位的，是多年来坚持的中医特色，是中医治疗所表现出来的卓越疗效。借助西医先进的技术手段，是为了更好地提升中医的治疗水平，绝不是用它来代替中医。"事实上，东莞市中医院的几大重点科室如脾胃科、骨伤科、中风（脑血管病）科正是以鲜明的中医药特色和雄厚的技术力量位列广东省的先进行列。

中医院走中西医结合的路，被有些人形容成"两条腿走路"，一条腿是中医，一条腿是西医。听到这个比喻时，张长吉呵呵一笑，随后严肃而坚定地说："中西医结合，表示中医院、中医师不排斥西医，我们愿意用西医的方法来补充中医在某些方面受到的局限，或者加快中医诊疗水平的发展。但我们没有忘本，在前进的道路上，我们永远都是'两条腿'都在走中医的道路，中医医师拿起西医的手术刀，就像是'慢郎中'的脚上穿上了一双跑鞋。中医医师跑得再快也是姓'中'，东莞市中医院跑得再快也是一所中医医院！"

"跑得再快也是一所中医医院！"这就是东莞市中医院对中医的坚持，无论手中的"器"是大刀长矛还是长枪短炮，但"工"永远是中医的"工"。东莞市中医院就是这样在变化中坚持中医，坚持传承和发展中医药文化。

（三）人是传承和发展中医药文化的"第一要素"

什么是文化传承的载体？又是什么将中医药文化的火种播撒开来，造福于国人，展现于世界？老书记张长吉说："中医药文化之所以能在长达数千年的历史长河中流传至今，靠的不是医疗技术，而是人。"

然而，同样是人的因素，使得我国大量传统文化的传承遭遇了重重危机。随着城市化进程的加快，尤其是改革开放以后，人们的生活方式发生了很大改变，懂得、喜爱传统文化的人越来越少，学习传统文化的人更是日渐式微。随着一批掌握了传统文化技艺的老人相继离世，我国的一些传统文化的传承与发展面临着越来越多的挑战，也使得一些民间文化的整理、挖掘十分困难。笔者了解到，全国各地已经失传或濒临失传的传统文化形式数量之多，远远超出人们的想象：

据《长江日报》报道，武汉濒临失传的民间文化有数十种，如刘国端圆木艺术、黄陂皮影戏……

据《河北日报》报道，河北省有相当数量的传统文化都面临着生存与发展的危机，如鹿泉的活龙会、晋州的木偶戏等。这些曾经在当地广为流传的传统技艺，越来越不为人知，有的甚至已经名存实亡，濒临失传……

全国政协委员姚凯伦曾在全国政协十届五次会议发出呼吁，我国有许多非物质文化形式正在濒临消失。如果再不下气力进行保护，这些珍贵的不可复制的文化遗产将会在我们这一代人手里永远消失，那将是传统文化不可估量的损失……

谈到对传统文化的保护，作为一个土生土长的东莞人，在这片热土上生活了六十多年的刘树榕显得格外骄傲："东莞在保护传统文化上做得相当不错！例如粤剧，是东莞人当中流传最广的地方音乐和戏剧，东莞也素有'粤曲、粤剧之乡'的美誉。还有东莞的国画，也被称为'岭南画派的奇葩'。东莞每年都会非常隆重地举行端午龙舟竞渡、醒狮艺术、麒麟艺术、荔枝节、中秋灯会、重阳登高、花市、花街等包含着大量传统文化韵味活动。随着东莞市人民物质生活的丰富的提高，东莞人对传统文化有着一种自发性的重视和热心，使东莞的传统文化得到了很好的继承，并且发扬光大，生机勃勃。"

在东莞市中医院，人是传承和发展中医药文化的"第一要素"，"而这种要素之间最主要的关系是师徒关系。"张长吉老书记介绍说，"相比其他学科，中医药学的学习有着自身独有的特点——'师带徒'。中医药学的传承方式与中国的另一项国粹武术有着不少相似之处。许多武术门派为世人耳熟能详，比如少林派、武当派等等，这些武术门派流传至今的秘诀便是'师带徒'，而中医药的学说亦是如此。"笔者查阅资料后发现，在长达几千年的历史画卷中，曾涌现过伤寒学派、温病学派、温补学派、滋阴学派、河间学派、易水学派、钱塘医派、吴中医派、孟河医派等众多"门派"，比起战国时代的"百家争鸣"亦是不遑多让。

当代已故著名中医药学家、中医教育家任应秋教授曾提出："凡一学派之成立，必有其内在的联系，否则，便无学派之可言。所谓内在联系，不外两端：一者，师门授受，或亲炙，或私淑，各成其说而光大之；一者，学术见解之不一致，各张其立说，影响于人。"

对于"师带徒"的传统中医教学模式，也曾经有不少人提出这样的质疑：在人口与信息爆炸的现代社会，中医教育仅靠父子相传、师徒授受式的传统教育方式，是否会难以适应现代社会发展的需要？面对这种质疑，刘树榕解释说："中医药文化的传承讲究'师带徒'，但并不拘泥于'师带徒'。新中国成立后，国家大力兴办中医药高等院校。近六十年来，一批中医院校在继承中医药文化、培养现代中医药人才以及中医临床、科研、扩大中医药国际影响等方面取得了令人瞩目的成绩，也建立了一整套颇具规模的教育体系。"

作为广州中医药大学的非直属附属医院，东莞市中医院每年都承担着大量的教学任务，帮助在校的学生将自己所学的理论知识应用于临床实践。院长郑志文说："我们一方面贯彻规范化的中医人才教育体系，一方面也坚持'师带徒'的传统模式。名医们在某些专科各自拥有一技之长，每一位名老中医都有着不同的医疗经验及手法，这些在书本上是很难学到的，只能由名医们口传心授、手把手地教，帮助弟子们在学习上拥有深度、医疗上拥有专长。"

"何老便是东莞中医的头号名师。"郑志文说，"我们医院内科的刘石坚、马凤彬两位主任医师都是何老的弟子，在东莞，他们可都是无人不知、无人不晓的专家。何老还有好几十位弟子，他们来自广东省的各个地区，出师之后回到家乡，也都是当地家喻户晓的名医。还有我们的重点科室骨科，便是在祖传的'谭氏正骨'的基础上不断发展壮大的。"

东莞市中医院传承和发展的中医药学术绝不止是何炎燊一脉。张长吉说："何老的学说从来都不拘泥于任何流派，而是结合各地、各派的特点，取长补短，融会贯通，从而自成一派，也形成了东莞市中医院自己的特色产品。"刘树榕还告诉笔者，东莞市中医院的医生中，有很大一部分并不是本地人，而是来自大江南北，符合五湖四海聚集一堂的"东莞特色"。郑志文也说："医院近年来所引进的人才，每一个都有自己的学术、技术特长。而他们的这些专长也将在东莞市中医院得到发展、提升，也将被后人所传承和弘扬。"

"师带徒的中医教育模式，传承的不仅是医疗技术，还有名医们的大医风范。"张长吉说，"归根到底，还是一个

'人'字。'人'字对致力于传承中医药文化的弟子们而言，那一撇是品德与责任，那一捺是技术与学术，只有德才兼备，这个'人'字才能立得住，站得稳。"

（四）弄懂了什么是文化，才更清楚我们要什么样的文化

站在东莞中医院的门诊大楼前，观察这座有着40多年历史的中医院。东莞市中医院的外观和"雄伟"、"恢弘"这些形容词没有半点关系，甚至连"气派"都算不上。作为一家经济位居全国前列的市级三级甲等中医医院，这与笔者的想象略有差别，那么，东莞市中医院又是如何传承和发展中医药文化的呢？东莞市中医院的"活字典"、老办公室主任刘树榕如是说："我们不但要传承博大精深的中医药文化，我们还要发扬源远流长的岭南文化，我们更要沉淀自己的医院文化。"

刘树榕是一位对国学颇有研究和见地的学者，说起"文化"二字，他先聊起了什么是文化："文化是一种在时间的长河中慢慢沉淀的，可以流传给后人与旁人的一种物质或精神财富。现在许多单位和企业成立刚刚几个月，就嚷嚷着自己多有文化。其实倒不如想想，自己有哪些东西可以沉淀下来留给后人。"

在变化中沉淀中医文化的关键，张长吉老书记总结的还是那个"人"字。自十七大胡锦涛主席明确提出"以人为本"的发展理念以来，社会各界都在积极实践这一理念，作为与民众息息相关的窗口单位，医疗界更是把"人性化"奉为了为患者服务的信条。老书记言语中满是自豪，还略带稍许得意："从扁鹊、华佗、张仲景，到孙思邈、李时珍，再

到咱们东莞市中医院的已故名医李翼农，和至今仍活跃在临床一线的'国宝级'中医泰斗何炎燊，始终都在强调为患者服务。中医强调'以人为本'的理念已经有几千年了。"

这种情怀在东莞市中医院院徽（见图21）上都可以体现出来。

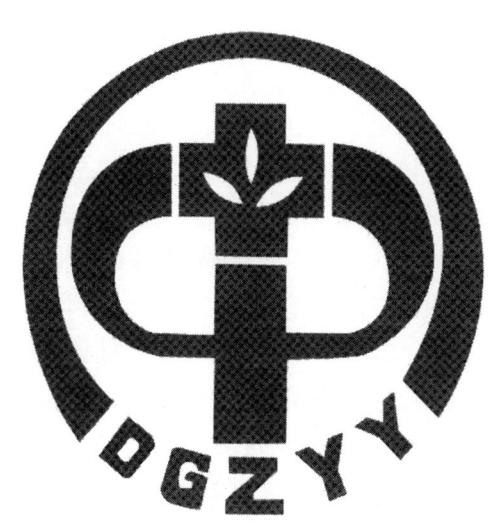

图21　东莞市中医院院徽

医院办公室程宏这样向我们解释这个院徽的设计含义："我们看院徽，首先映入眼帘的就是红色的、蕴含有多层内涵的'中'字。大大的'中'字造型以中国传统的大红灯笼为设计灵感。它不仅代表医院是一所中医药医疗卫生服务机构，更代表着中医药文化蕴涵着上下五千年深厚的中国传统文化底蕴；代表着医疗服务的神圣的红十字镶嵌在红色灯笼形'中'字的顶端，表示'生命高于一切'。这是东莞市中医院全体医务工作者本着'医乃仁术'、'大医精诚'的价值观念，对生命作出的庄严承诺；白色的嫩芽在红色的灯笼形

'中'字和红十字中绽放。一是寓意着生命生生不息；二是寓意着杏林春色，代表着中医药文化永久的生命力，充满着活力，必将发扬光大；绿色的汉语拼音字母'DGZYY'在整个院徽的最底部，托起整个标志，充满了力量，寓意着托起生命和希望及弘扬中医药事业的信心和决心。"

综观整个院徽，设计大气、沉稳、美观，将现代设计和传统文化相结合，内涵丰富，充分体现了东莞中医院的角色、定位和价值、文化观。

这种情怀还体现在医院的院训上。东莞市中医院的院训是简单而质朴的八个字："仁心妙手，廉洁精诚。"说它简单，是因为它仅仅八个字，全没有那种条条框框的繁文缛节；说它质朴，是因为它没有任何修饰性的成分，完完全全是先人留给我们的"古训"。可就是对这条简单而质朴的院训，东莞市中医院人却赋予了它具有时代特色和现实意义的新内涵。

"'仁心'是一种悬壶济世的大医情怀，'妙手'则是一种治病救人的医者资质。在医学事业快速发展的今天，'妙手'更多地要求医学工作者不断提高自己的医疗水平，钻研更先进的治疗手段，提炼更丰富的中医理论，为人民群众提供更优质的医疗服务；而'仁心'则要求我们将解除疾病给老百姓带来的困扰和痛苦作为自己的责任，甚至要求我们攻克一些疑难杂症和医学难题，尽全力为更多的病人点亮希望、创造希望。二者相辅相成，缺一不可。"

"'廉洁'是从医者的一种基本道德规范，'精诚'则是从医者的一种更高尚的品质。在举国上下努力构建和谐社会的今天，医患关系也是和谐社会一个重要的组成部分。'廉洁'是医生们拒绝'红包'，维护医德医风，树立医务人员良好的社会形象，打造和谐医患关系的基本准则之一；而

'精诚'则是医院精于业务、诚信经营，履行救死扶伤的使命，履行公立医院服务社会、造福群众的责任和义务。二者相得益彰，交相辉映！"

　　程宏并非学医出身，用她自己的话说："到中医院工作之前，我也是一个'中医盲'。"但笔者眼前的这位中文系毕业的高材生，显然对流传了数千年的中医药文化有着深刻的理解。当她向笔者解释东莞市中医院的院训时，毫无晦涩地娓娓道来。在她的表情中，笔者看到了一种对中医药文化的敬仰；在她的语言中，笔者读懂了一种对中医药事业的崇敬。也许每个人对东莞市中医院院训的理解不尽相同，但是在医院的文化熏陶和感染下，医院的每一名职工都在用自己的实际行动实践着院训。正如在东莞市中医院建院四十周年之际，何炎燊为东莞市中医院赋诗中写的那样：

　　　　悠悠莞水育吾民，业绍轩岐四十春。

　　　　法合中西祛疾疠，名传遐迩颂慈仁。

　　　　清廉操守医风正，孜矻探求学理真。

　　　　科技征途无止境，活人之术日更新。

　　"何老的诗歌，在东莞市中医院流传得最广的，还不是这一首。有一篇作品，医院的每个职工不但都听过，而且都能背诵。"刘树榕故作神秘地与张长吉对视了一眼。

　　"您说的是《东莞市中医院院歌》，对吧？"笔者早就猜了个正着。

　　"正是！"刘树榕与张长吉听罢哈哈大笑起来。

　　让我们从这样的院歌中，听一听何炎燊的风采，听一听东莞市中医院人的风采，更听一听中医药文化在这家医院绽放的风采吧。这正是：

　　旗峰葱葱、莞水泱泱，中医学术源远流长。

岭南学派精粹我院首先弘扬，设备日新月异，人才济济一堂。

皎皎白衣战士、德馨志昂，孜孜勤求古训、博采众方。

坚持中西医结合，实行救死扶伤。大地风和日朗，人民欢乐康强！

二、医院"三挤"：看得见的人心，跳跃着的精神

（一）一挤：用我们的真心换患者的真心

笔者初到东莞市中医院时，第一印象便是"挤"。当一行五人驱车来到医院大门口，保安客气地拦住我们说："对不起，院子里的车位已经停满了。"看着医院里密密麻麻停着的车辆，仅剩的空地便只有留给救护车通行的道路了。保安劝我们："你们要是来看病，或者是来探望病人，不妨把车停到附近的一个停车场，别耽误了你们的时间。"

刘树榕饶有兴致地讲起了一件旧事："很多年前的一天，总务科的同志听有的病人反映，在打点滴时上厕所，要是没有人陪同的话，只能用一只手举着盐水瓶，用另一只插着针头的手小心翼翼地脱裤子，很不方便。这个消息让他们心下很有点惭愧：这是我们考虑得不够周全的啊。于是立即找来工匠，在医院门诊楼、住院楼的厕所全部安装上挂盐水瓶的钩子。可别小看这小小的挂钩，挂起不止是盐水瓶，还把为病人的服务挂在了心上！"

张长吉不无自豪地说，东莞市中医院人对自己的医院文化有着一种与众不同的理解："医院文化的精髓，在于让所

有的患者都能感受中医文化的博大精深，让所有的东莞人都能分享医院的贴心服务。"

笔者还听说了另外一个小故事：有一位门诊病人在看过病之后，拿着医生开的处方看了看，又把处方递回给了医生，说："您能不能给我开点西药，不要开中药了？"医生心里犯起了嘀咕："到中医院找中医师看病，却要求开西药，这是什么道理？"听了病人的解释，医生才恍然大悟：这位病人是一名从外地到东莞来打工的务工人员，住的是集体宿舍，吃的是集体食堂，没有煎中药的罐子，更没有生火的灶具，煎中药可让他犯了难。

了解了病人的难处，医生马上安排住院部在给住院病人煎药时，每天帮这位病人也煎上一剂，让病人按时来取药。但这显然不是长久之计，而且病人要是离医院比较远，每天来取药也很不方便。这件事也引起了医院领导班子的高度重视：东莞有几百万外来务工人员，这些人绝大多数都没有煎中药的条件。如何为这个庞大的人群提供贴心、便利的中医医疗服务，成了东莞市中医院领导班子心中的头等大事。

"这样的故事以后不会再发生了！"张长吉乐呵呵地告诉笔者，"中药的剂型改革很好地解决了外来务工的病人不方便煎中药的麻烦。"原来，东莞市中医院经过不断地研究尝试，把几十种常用的验方制成了中成药，其中既有根据本院老中医验方研制出的"人参胃康片"、"肝康片"、"健脾开胃饮"、"康尔胃冲剂"等传统方剂，也有在治疗实践中研制出"壮骨片"、"驳骨片"、"关节通片"、"行气活血片"、"骨伤洗剂"、"消炎止痛洗剂"、"跌打丸"、"跌打酒"等创新药品。

张长吉还说："这些药不但使用方便，价格也便宜，而且疗效比起用传统方法煎出来的汤药可是有过之而无不及!"说到这里,他加重了语气,脸上的皱纹也因为更浓的笑意而加深了少许,"东莞市中医院的制剂室可是国家标准的,也是东莞市中医药剂型改革的中心基地!"

能制成中成药的验方毕竟数量有限,剂型改革暂时还不能解决全部煎药难、服药难的问题。为了更多的打工族方便、按时喝到中药,东莞市中医院经上级有关部门批准,开设了便民药房,并推出了"代煎中药"的服务。门诊病人可以拿着医生开出的处方,就近选择便民药房抓药,药房的药师就可以帮患者把药煎好,然后密封包装起来。病人只需定时取药,马上就可以服用。

便民药房"代煎中药"的服务不仅受到了广大的外来务工人员的一致称道,就连一些土生土长的老东莞居民也对此十分青睐。有一位"老东莞"在东莞市中医院的建议簿上质朴地称赞道:"以前自己煎药,老是担心煎药的时间,又总是怕煎药的时候药汤溢出来扑熄了煤气灶的火,有时候一不小心,还常常把药煎煳了。现在让便民药房帮我们煎药,方便、卫生、省心、省力,这药房还真是无愧'便民'二字!"东莞市中医院就是用一次次贴心的举措,让所有的病人分享着中医文化,分享着东莞市中医院的医院文化!

(二) 二挤:"让病人健健康康、开开心心地回家去"

除了停车场车辆密密麻麻的"挤",笔者在东莞市中医院感受第二深的是医院病房整整齐齐的"挤"。为了给更多的病人提供住院服务,东莞市中医院先是推平了篮球场盖起住院大楼,之后又把原会议室改成了病房。可就算是这样,床位依然供不应求,几乎所有住院病区的走廊上,都摆上了一张张病床。

郑志文院长向笔者介绍说："医院一共有 495 张床位，可自从进入 2009 年开始，全院每天的住院人数就从来没有下过 550 人。前两天算是'破了纪录'，达到了东莞市中医院建院以来的最高峰——619 人。而且，这个记录随时都有可能被再次刷新。说不定你们刚离开东莞，第 620 个住院病人就住了进来。"

张长吉在接受笔者的采访时，一直都笑容满面，可唯独聊起医院病床床位紧张的状况时，老书记皱起了眉头："床位不够用，一方面反映的是东莞的老百姓对我们的医疗水平、服务的肯定，对中医中药的信任。可另一方面，反映的是还有很多的老百姓没有享受到他们所希望得到的医疗服务。难怪老百姓会抱怨'看病难'！"

一旁的程宏也告诉笔者："郑院长专门召开过好几次会议，'勒令'全院每个职工都要出一个点子，怎么想办法让医院在有限的空间里容纳更多的住院病人。"她笑着说，"院长恨不得把自己的办公室都分出一半来，摆上几张病床呢！"

可是，尽管"超员"高达两成有余，东莞市中医院的住院部仍然做到了"挤而不乱"。且不说病房里，单看住院部那并不算太宽的走廊上，不但要摆上一排病床，还要坐上照看病人的家属，有些"加床"的旁边还站着几位前来探望的亲友，床头柜上除了常用的药品、热水瓶、饭盒，也许还要摆上一束鲜花。一条走廊，包含了这么多不同的元素，除了偶尔吵闹几句的小孩子，却始终保持着一种井然有序的状态，展现着一幅幅和谐的画面——

两个推着送药车的漂亮护士在走廊上迎面相会，默契地把车稍稍往自己的右手边推偏一点，交换一个笑容，点一点头，算是彼此问候；

一名有急事的医生匆匆地从走廊跑过，看见不远处有一位已经熟睡的病人，连忙放慢了脚步，生怕自己脚上的皮鞋发出太大的声响；

一位老医生看见一个年轻人正在走廊上大声讲着电话，过去轻轻地拍拍他的肩膀，用食指指指旁边正在休息的病人，再放到自己的嘴边。年轻人赶紧压低了声音，朝老医生歉意地微微一笑……

郑志文这样形容东莞市中医院的服务理念："中国足球打进世界杯最大的功臣米卢教练有一句名言，叫做'态度决定一切'。而东莞市中医院的服务理念是'服务态度决定服务质量，服务质量决定医院形象'。"在他的眼里，无论是为病人诊断、治疗、做手术，还是给病人打针、护理、进行健康教育，都需要医护人员用一种发自内心的情感来对待，"这种情感，就是真正的态度，有了这种态度，对自己才能真正做到爱岗敬业，对病人才能真正做到用心服务。"

张长吉老书记这样对笔者说："医疗和服务是医院的两大产品。在病人的眼里，医疗水平体现的是我们对中医药文化的应用，而服务质量体现的是我们对医院文化的沉淀。和我们对更高的医疗水平孜孜不倦的追求一样，我们也要在这种文化的沉淀过程中，不断提炼服务的精华，改进、提升整体服务质量。"

东莞市中医院曾经两次专门从深圳请来礼仪培训机构的讲师到医院授课，向在临床一线工作的医生和护士传授规范、标准的行为礼仪。一个参加了培训的年轻护士说："以前，我以为接待病人的时候，只要面带微笑，多讲'您好'、'请'、'谢谢'这些文明用语就算是符合礼仪规范了。听了专业的礼仪老师讲的课才知道，原来不只是微笑和文明用语，一个站立的姿势、一个指引的手势都有很多的讲究。"

小护士学得很认真，记得也很牢。她一边解释，一边向周围的人演示，什么才是达到了礼仪标准的"站姿"："要面带微笑，抬头、挺胸、收腹，双腿要直，右脚脚跟与左脚脚弓靠拢，右脚脚尖略微向外倾斜，双臂放在身前，肘部微微弯曲，手掌交叠，轻轻放在上腹部处……"她还笑着跟人说，"这种姿势其实很科学，即使站久一点，也不会觉得太累。"

旁边的一位男医生也许是错过了医院的礼仪培训课，他听着小护士的讲解，照着她的动作学了起来。也不知是认真还是在开玩笑，他还做出一副一本正经的表情问道："是这样子的吗？"小护士一半尴尬、一半揶揄地说："姿势基本上对了，不过，这可是女孩子的站姿啊，男同志的站姿跟我们女孩子有好多不一样的地方哦……"惹得大家又是一阵哄堂大笑。

关于医院的服务，张长吉老书记还说了这样一句简洁明了却堪称经典的话："我们不仅要让病人健健康康地回家去，我们还要让病人开开心心地回家去！"

（三）三挤：丰富多彩的文体活动让医院朝气蓬勃

当笔者走进东莞市中医院的会议室时，看到了又一种"挤"：足有整整一面墙大小的大橱柜，里面摆满了琳琅满目的各式各样的奖杯、奖牌。走近一看，笔者竟发现，几十个奖杯中，有差不多一半是医院的职工参加各类体育比赛所拿的名次。足球赛、篮球赛、羽毛球赛、乒乓球赛，看上去，只要是东莞市卫生系统举办的体育比赛，中医院都要去捧个奖杯回来。

"知道的人明白这是家医院，不知道的还以为这是那所体育学院呐！"笔者开着玩笑对刘树榕说。

听到这句话，还没等刘树榕答话，老书记张长吉一边用手指着刘树榕，一边兴高采烈地对笔者说："咱们刘主任就是一位乒乓球高手，不信你们待会过过招，别看老刘六十几岁了，打起乒乓球来可不比很多二三十岁的小伙子差哦！"

刘树榕"嘿嘿"地笑着，略微显得有些不好意思。可这部东莞市中医院的"活字典"兼体育迷说起医院的体育健将，那可是如数家珍："咱们的现任院长郑志文就是一位足球健将，后来因为受了一次伤，大家伙不让他再上场踢球了，他就干脆当起了领队兼教练；咱们的老副院长、省名老专家叶伟洪，在东莞市不仅是鼎鼎有名的骨科专家，打起乒乓球来叫做一个厉害，比起我来可厉害多了。咱们医院的足球、篮球、乒乓球、羽毛球……在全市乃至整个珠三角的卫生系统比赛里，可都是拿过名次的项目哦！"

刘树榕还向笔者展示了一张他珍藏的照片，是一张他与香港著名影星罗家英的合影。那是在早些年的时候，由香港的一众演艺圈内的"大腕"们组成"香港演艺明星足球队"来到东莞，与当地的业余足球队进行了一系列的友谊比赛。"那次来的明星可多了，除了罗家英，还有谭咏麟、曾志伟、任达华、成奎安、黄日华……全世界的球队人气最高的要数皇马、曼联、AC米兰，但要说业余足球队，在中国人气最高的恐怕就要算这支香港演艺明星足球队了。咱们东莞市中医院足球队也代表东莞市卫生系统和他们赛了一场，还'一不小心'赢了他们两球。"

说起那场比赛，张长吉也是兴奋不已。他笑着说："那次输给我们之后，罗家英可不服气了。你看他在照片上笑呵呵地握着咱们老刘的手，几分钟之前可是刚刚才'龇牙咧嘴'地给老刘下了'战书'，说改日要再来一场呢！"

"爱好体育，在东莞市中医院也可以算是一种传统了。以前，医院的院子里有一个很简陋的小篮球场，就是在一片水泥地两边各摆一个最'原始'的那种篮球架而已。可就是这样简陋的条件，只要不下雨，每天下班之后，都会有一群医生到篮球场上打上一场。这里面可不止是年轻人，也不止是小伙子，一些上了年纪的老专家也常常会跟那些年轻人打个热火朝天。有时候，有些个护士小姑娘也会上场凑凑热闹呢。"刘树榕不无遗憾地说，"后来，由于病人越来越多，医院的医疗用地也越来越紧张，原来的篮球场上盖起了现在的住院大楼，医院里少了一道'风景线'。不过，那些爱好体育的职工们还是会时不时地组织到医院外找个场地'较量'一番。医院也坚持定期举行院内的比赛，平日里亲密无间、合作紧密的科室之间，到了比赛场上，可都是当仁不让地在拼哩！"

在大多数东莞市中医院人眼里，对体育的热爱也是医院文化不可或缺的一部分。刘树榕说："体育能强身健体，体育和中医医学自古至今就密不可分。古代的神医华佗创造的'五禽戏'就是一种融入了中医学内涵的'体操'；还有太极拳，看似高深莫测，其实和中医学也有着千丝万缕的联系。咱们医院的中医师们，大多爱好体育，都有一副强壮的好身板。医生强壮，那种精力充沛的样子才能带给病人更充分的信心。否则，要是医生自己就是一副病恹恹的模样，病人哪能相信这样的医生能治好自己的病呢。"

刘树榕还乐呵呵地告诉了笔者东莞市中医院的另一个有

趣的"传统":每次医院新引进一名人才,但凡是个小伙子,别人最先问的问题可不是"结没结婚"、"有没有女朋友"之类的"八卦",而是"会不会打乒乓球"、"识不识踢波"(粤语中"懂不懂踢足球"的意思)……郑志文说:"医院丰富多彩的文体活动是医院文化建设的重要部分,是加强职工凝聚力、培养团队精神的一种很好的方式。通过这些活动,能促进建设更加和谐的医院文化。"

作为东莞市中医院担任办公室主任职务时间最长的老干部,刘树榕也是组织医院职工开展文体活动次数最多的人。"体育是男同胞们的兴趣爱好,但我们也从没有忽略过医院的'半边天'哦。医院的文娱活动,开展得可是一点也不比体育活动少,开展的水平也一点都不比体育活动差。"刘树榕兴高采烈地说,"每年的护士节,医院都要组织一场文艺表演,要求各个科室都要出节目。别看那些小护士工作时忙里忙外的很辛苦,休息时嘻嘻哈哈很调皮,一旦要表演文艺节目了,个个都认真得不得了。那股子争先恐后的劲头,可一点也不输给运动场上的小伙子们。有时,医院还会请来当地有名的文艺界人士,到医院来教医生、护士们唱歌跳舞,咱们医院的整体文艺水平也是顶呱呱的!"

程宏也说:"医院以前有个小小的会议室,一到周末和过节的时候,单身的小姑娘、小伙子们就会聚在一起,又唱又跳,热闹得很。那些已经成家的职工们,甚至包括一些已经退休的老医生们,也常常被这些年轻人拉去唱歌跳舞。可惜后来为了腾出更多的地方留给病人当病房,这个小会议室也遭到了和篮球场一样的'命运'。虽然现在医院没有了专门的唱歌跳舞的地方,但咱们医院照样是'藏龙卧虎'的哟,唱民歌的、跳舞的,在全市卫生系统的文艺汇演上也都

y

旗峰莞水大岐黄

196

是拿过奖的……"（见图22）。

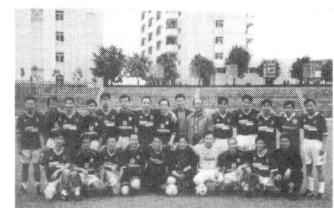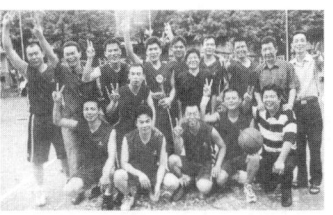

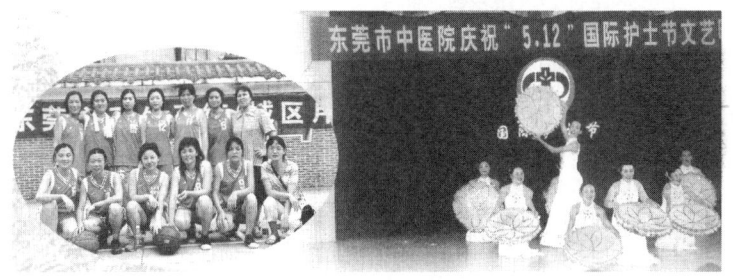

图22　丰富多彩的文体活动

这时，张长吉老书记又忍不住开起了玩笑："程宏，下次在市里拿奖，有没有你的份啊？"

"哈哈哈哈……"感受到这种和谐的气氛和这种朝气蓬勃的医院文化，笔者也不禁跟着他们哈哈大笑了起来……

三、 普及中医药知识是继承和发扬传统文化的探索之路

东莞市中医院门诊大楼四楼的大堂里，有一面"中国古代四大名医壁画"宣传墙。十多米长的墙上，用浮雕刻着扁鹊、华佗、张仲景、李时珍四位赫赫有名的古代名医。每一个初来乍到的病人或家属都会被吸引前去，瞻仰这些对中华医学乃至世界医学都有着深远影响的先人。

"中医药学是中华民族的瑰宝，是中国传统文化的代表之一。但是，就在 2006 年的春天，竟然有人公开发表言论，攻击传承了几千年的中医药学是'伪科学'！"说起这件事，刘树榕显得有点按捺不住的气愤，"中华文明有长达五千年的历史，哪怕是从扁鹊生活的那个年代算起，中医药文化也流传了两三千年，而西医传入中国不过百余年而已。我们的老祖宗看病抓药的时候，西方人连什么是医学都不知道。难道百余年前的古代人生病了，都能够无药而愈？难道我们的祖先们都是在'伪科学'的指导下进行养生保健？要是没有传统医学的存在，一场瘟疫的流行甚至有可能摧毁一个民族。中医、中药几千年来救助了无数中华儿女，为上下五千年文明的延续做出了不可磨灭的贡献！"

一口气说下来，稍稍上了些年纪的刘树榕做了一个深呼吸，调整了一下自己的情绪。绝大多数中国人听到对中医药文化的恶意诋毁，都会心生怒意。可是气愤之余，刘树榕也对"中医药是伪科学"这种论调产生的背景进行了深刻的思考和深入的探究。

"某些别有用心的人之所以敢把中医药说成是'伪科学'，是因为吃准了大多数老百姓对中医理论完全无法理解。"刘树榕向笔者解答了其中的现实，"西医的诊断、治疗和用药都十分直观。验个血，能查出病人有没有感染某种病毒；照个 CT，能检查病人的某个器官有没有出现异常变化；吃个药，病人能知道是什么化学物质在起作用；开个刀，病人也能知道自己被切除了什么不该留在体内的病灶。"

"可是用中医的理论，却很难让病人理解其中的来龙去脉。中医的传统诊断方法是'望、闻、问、切'，诊断出来的也许是脾虚、胃寒、肝火旺、气血不足这样的结果。至于用药就更加复杂，每一味中草药都含有很多种成分，在治疗不同的疾病时，发生作用的成分也许都不一样。对于从未学习过中医理论知识的普通老百姓来说，让他们理解那些虚实、阴阳、寒热的中医理论，和理解武侠小说中的武功秘籍一样难。"

"因此，病人在医生面前就显得十分'被动'，医生用什么药，做哪些治疗，病人只有'服从'的份。这样一来，对和谐医患关系的建立与维护也是一种不利的因素。"刘树榕说。

老百姓无法理解，自然也就难以接受。这不仅是东莞市中医院面临的难题，也是整个中医药事业发展所必须面对的课题。为此，东莞市中医院在普及中医药知识和宣传各种常见疾病的知识上，可是煞费了一番苦心。

张长吉告诉笔者："普及中医知识，让更多的老百姓理解中医、相信中医，是我们传承中医药文化所必须开展的工作，更是让人民群众分享、接受中医药文化的必经之路。东莞市中医院其实早就开始着手这项工作了，只不过以前缺少这种明确的思路和目的。过去，在没有条件的情况下，医院办公室会定时组织专人在医院出黑板报，每一期黑板报都会有医生用尽量通俗易懂的语言向人们讲述中医的有关知识；现在条件改善了，在医院门诊和住院大楼里，我们都开设了宣传栏，印制了海报，还办起了医院的网站，这些都是我们宣传中医药知识，弘扬中医药文化的平台。"

笔者在医院里转了转，无论在候诊大厅，还是门诊区域，或者是病房走廊，印刷精美的宣传海报随处可见。各种常见疾病的中医防治方法，也都跃然纸上，通俗、直观地展现在每个人的眼前。其中既有高血压、糖尿病等常见的慢性疾病的保健、调养方法，也有关于艾滋病传播途径的科普教育，更不乏当下备受关注的"甲型 H1N1 流感"的防治措施。有些病人不但仔细阅读与自己和家人有关的健康知识，对一些平时需要注意的生活细节，有时还用纸笔记下来。而有些老年朋友，发现一些对自己有用、有养生保健功效的"药膳"、"药饮"，更是如获至宝……

关于如何将难懂的中医理论转换成通俗易懂的语言，让病人易于理解和接受，郑志文说，医院开展中西医结合的工作，竟然在这一领域也起到了"无心插柳柳成荫"的效果。"中医医师学习了一定的西医知识之后，便懂得了如何用西医那种直观的语言向病人解释自己的诊断、治疗依据。"

他举例说："《黄帝内经》的'五行'理论，我们可以解释为不同季节、气候环境对人体的影响；而'寒热'、'虚实'等理论，我们可以解释为人体的不同体质特征、身体状态等。假如我们要治疗一位病人的'肾虚'，医生就可以告诉病人，他的毛病出在'肾功能相对不足'，而开出的处方，作用在于'调节、增强肾功能'。比起传统中医理论所用到的语言，这样的语言让病人容易接受多了。"

东莞市中医院在普及中医药知识，开展健康教育工作上所做的努力和创举，让笔者再一次感受到了这家医院"将中医药文化与大众分享"这种独有的医院文化精髓。东莞市中医院用自己的方式，诠释了在现代医学快速发展的今天，应当如何传承和发展古老的中医药文化，也为当代社会继承和发扬中华民族传统文化走出了一条探索之路。

四、 制度文化是医院文化最直观的体现

作为一家现代化的中医院，东莞市中医院一方面要传承和发展源远流长的传统中医药文化，另一方面也要沉淀和发扬锐意创新的现代医院文化。医院领导班子很早便提出了"两手抓，两手都要硬"的医院管理方针。这句话，在许多人眼里也许只是一句简单的口号而已，但是在东莞市中医院，口号真真正正落到了实处，实实在在地体现在了医院管理制度的制定和执行上。

近年来，一些人一谈起医疗界，首先想到的便是"红包"、"医药回扣"、"乱检查，乱收费"、"先收钱，后抢救"……这些关于医德医风的问题时不时出现在报端和电视上，医患关系几度被推到了舆论的风口浪尖。党中央提出构建和谐社会主义社会以来，举国上下、各行各业都在努力地营造和谐的社会氛围。医疗卫生行业也做了大量的工作，但是却始终没有使紧张的医患关系得到实质性的缓解。

20 世纪七十年代初期便在东莞市中医院工作的刘树榕，三十多年来见证了医疗界不断的历史变迁，面对今天医患关系的尴尬局面，他显得十分痛心："医院是救死扶伤的地方，医生是帮助病人解除病痛，甚至挽救病人生命的人。'非典'时期，战斗在临床一线的医务工作者就像战争年代的军人一样'出生入死'。为了挽救病人，像叶欣、邓练贤这样的医务人员甚至付出了自己的生命。"他感慨道，"那时的人们，是多么爱戴我们的白衣天使，多么感激千千万万的'白大褂'为人们筑起的健康长城。可是转眼间，这种美好的形象却崩塌了。这是值得整个医疗界，值得所有医务人员反思的

事情。"

东莞市中医院的领导班子深知，要改善紧张的医患关系，打造和谐的医疗氛围，首先要加强医德医风的管理。而管理要到位，制度要先行。2005年9月，东莞市中医院积极响应中央、省、市的号召，开展了"医德医风示范医院"创建活动，并且制定了详细的活动方案，并制定了一系列配管的管理制度

笔者翻开东莞市中医院的管理文件发现，这家坚持传统中医药文化的医院，在管理上可是一点也不"传统"。例如对抗生素类药物的管理，东莞市中医院便建立了《药品用量动态监测及超常预警制度》，坚持对抗生素药物的分级使用，促使医务人员自觉做到合理检查，合理用药，因病施治；在收费管理方面，东莞市中医院建立了《医院内部收费行为的奖惩制度》，完善了科室经济核算指标体系，规范奖金分配办法，严禁将医疗服务收入直接与个人收入挂钩，提高了院务公开透明度；在接受病人和社会监督方面，医院明确了价格公式制、查询制、费用清单等制度，同时建立了信息发布制度，主动接受社会和患者对医疗收费的监督，对医疗服务收费的有关投诉责令限时处理……

院长郑志文说："中医医院的医院文化，也是一种管理文化。因此，管理者的经营思想、行为准则，甚至个人的个性特质都直接影响着医院文化的培育和发展。在中医医院文化建设中，医院管理者承担着'工程师'的作用：既是医院文化的设计者，也是医院文化的塑造者和传播者，'工程师'的设计理念和塑造方式决定了医院的发展道路和走向。而且，随着医院的发展，医院管理者必须勇于打破传统思维的束缚，具备积极的创新精神，才能打造出一家具有先进管理水平的

现代中医医院。"

为了强化管理力量，活跃用人机制，早在2004年，东莞市中医院便率先实行了"中层干部（临床）聘任制"。对医院所有从事临床管理的中层干部，包括科室主任、副主任和护士长，由医院办公室和人事科深入进行民主测评、推荐，经过详细的组织考察后，提交医院领导班子审核讨论。最终由院长向这些管理人员颁发聘书，聘期为1年。

郑志文向笔者透露，中层干部（临床）聘任制首次实施时所聘任的中层管理干部，大部分都是年富力强、专业技术水平较高，并且具有一定管理能力与经验的骨干力量。其中，有的是医院在外引进的高水平的特聘人才，有的是具备硕士、博士学历的高级医师及专业学术带头人。这种管理措施不仅打破了原有的较为僵化的人事管理制度，更重要的是在一大批中青年业务骨干中形成了一种竞争机制，所有的管理人员都在推陈出新，更新管理理念，创新管理措施，不断地为医院的管理注入新鲜的血液。

"管理的不断创新是增强医院活力的源泉，同时，严格的内控制度则是保证医院稳健发展的基础。"郑志文说，"在加强医院的财务管理，规范经济活动，完善经济核算与分配办法，提高经济管理水平，控制医疗成本，降低医药费用等方面，医院也从来没有放松过。"

笔者了解到，东莞市中医院建立了规范的经济活动决策机制和程序，实行重大经济事项领导负责制和责任追究制，规定重大项目必须经集体讨论后，按规定程序报批，分清级次，责任到人；为了加强药品、材料、设备等物资的管理，医院严格实行内部成本核算制度，积极寻找降低医疗机构运行成本的合理途径，努力降低医疗服务成本和药品、材料消耗，提高医疗机构运行效率；为了完善科室经济核算指标体系，规范收入分配办法，医院建立了以工作岗位性质、工作技术或风险程度、工作数量与服务质量等工作业绩为主要依据，以服务效率为主要内容的综合目标考核体系；为了调动医务人员的工作积极性，医院制定了《东莞市中医院劳务效益工资分配新方案》……

东莞市中医院坚信，制度是现代医院发展的基石，也是沉淀医院文化的"容器"。正如张长吉所说："制度文化也是医院文化的一部分，而且是医院文化最直观的体现。"

五、 让中医药文化的风采闪耀党性的光芒

"传承和弘扬中华民族的传统文化，需要用党的思想作为指导；沉淀和发展现代医院的医院文化，需要用党的理论作为依据。"

"传承弘扬先进文化，加强先进文化建设，是党的先进性建设的思想基础，也是加强党性修养的重要内容。"

"加强党性修养要努力传承中国传统优秀文化，处理好传承与摒弃的关系，体现先进性。"……

张长吉老书记像念顺口溜一样，向笔者道出了东莞市中医院对党的工作与医院文化建设的全新认识。

"中国优秀传统文化不仅是引领人类社会发展美好理想的明灯，而且对于我们今天进行道德建设、人格完善，对于整个民族素质的提升乃至世界文明的进步都仍具有积极的引领作用。"身兼院长、党委书记两种职务于一身的郑志文用这样的方式解读传统文化与"先进性"教育工作之间的关系，"作为工作在中医临床一线的党员干部，我们要重新审

视中医药文化在漫长的历史发展过程中创造的宝贵精神财富，发掘其时代价值。在中医药文化这一优秀的传统文化中提炼先进的思想内涵，使其成为当前党员干部提高业务水平和管理水平、加强自身修养、永葆先进性的有效的思想武器。"

听说笔者想要了解东莞市中医院的党建工作，程宏告诉笔者："医院在党建工作上是有制度保障的，每个月至少要进行一次党员干部的思想政治学习教育，每半年一小结，全年一总结，从来没有落空过。"说着，她又随手翻出一大沓医院的院报。从2002年到2009年，在这份每月一期的内部刊物上，期期都采用了大量的篇幅宣传医院领导和职工在各个时期学习党的政策方针时的做法和思想总结，而且绝大多数都是头版头条。从学习"三个代表"重要思想，到学习贯彻十六大精神；从努力构建和谐社会主义社会，到保持共产党员先进性教育；从学习"八荣八耻"的社会主义荣辱观，到深入实践科学发展观……如果把东莞市中医院院报的头版头条按时间顺序编在一起，就成了医院学习各个时期党建工作的主旋律。

在东莞市中医院2005年5月28日刊发的院报上，有一整版该院开展"先进性教育活动"的"大事记"，其中详细记录了从2005年1月21日下午3时至5月27日一共50次活动。活动的内容包括组织动员、健全组织机构、参加上级单位主办的教育活动、学习中央和省市有关文件及会议精神、召开民主生活会、开展学习座谈、落实整改措施、发展入党积极分子等形式多样、内容丰富的活动。

郑志文要求全体党员，保持党员的先进性不能只是一句口号，也不只是走开会、讲座这个形式，要把思想上的进步用实际行动表现出来，让病人、让老百姓真真切切地感受共

岭南中医药文库

产党员先进性教育为他们创造的实惠。2005年4月1日，郑志文带领东莞市中医院的9位副主任以上的高级党员专家来到东莞市东城区温塘村，为那里的村民们进行义诊，还给一些贫困老人免费送医送药。这些医生都是东莞赫赫有名的中医专家，平时连去医院挂上他们的号都是一件难事。当这些专家亲自来到温塘村时，村民们兴高采烈地说："白衣天使们把党的温暖送到了我们的家门口！"

笔者了解到，东莞市中医院在保持党员先进性活动中，还根据自身的特点提出了自己的口号："坚定方向，中西并举；突出特色，弘扬学术；仁心仁术，优质服务；改革创新，无私奉献。"程宏还透露："医院专门组织全体干部职工向优秀党员学习的活动，并邀请何炎燊为全院党员上了一堂生动、精彩，感人至深的主题日党课。何炎燊是医院老一辈的优秀党员，他在党员学习课上作的以'永葆共产党员先进性'的主题报告，结合了他个人从医半个多世纪的经历和他对中医药文化深刻、精辟的理解，教育了大家如何将共产党员的先进性贯彻到中医临床实际工作和中医药文化的传承与发扬的事业中。"

张长吉说："党中央各个时期的中心思想工作对于我们做精、做强中医药工作具有很强的指导意义。中医药文化数千年来长盛不衰，证明了它是一种具有持久的竞争力和生命力的先进文化。先进文化是综合国力的重要体现，传承弘扬先进文化，加强先进文化建设，必须树立与时俱进的科学文化观，树立新观念，开创新思维，兼收并蓄，不断汲取多种文化的精华，在传承中发展，在发展中升华，促进人的全面发展。"

从2008年开始，东莞市中医院又积极开展了深入学习实

旗峰莞水大岐黄

践科学发展观的一系列活动，全院的党员干部也对落实科学发展观在医疗护理工作中的实践有了深刻的体会和认识。郑志文在全院学习实践科学发展观动员工作大会上说："东莞市中医院作为东莞地区唯一一家三级甲等中医医院，肩负着整个东莞地区人民群众的中医药医疗服务、科研教学和中医药事业的发展的重任。压力与动力同在，挑战与机遇并存。我们要努力实践科学发展观，就要从实际出发，坚持'中医强院'的发展战略，坚持'以病人为中心'的服务理念，紧紧围绕'立足服务，突出中医、培养人才、发展专科、树立品牌'的发展战略目标，用科学发展观的思想作为指导，努力实现思想大解放，谋划大发展，全面推动医院科学的、可持续的发展。"

交谈中，郑志文和张长吉不约而同地表达了这样的观点：对传统中医药文化的传承和弘扬，对现代中医医院文化的沉淀和发展，就是科学发展观在东莞市中医院的实践。无论是东莞市中医院取得的成绩，还是中医药文化在东莞绽放的风采，每时每刻都在闪耀着党性的光芒！

人物篇：
与时俱进的莞医人

祖国医学繁荣延续数千年，在于一代又一代医者的传承与发扬光大。

东莞市中医院的发展与壮大，也在于传承与兼收并蓄。

翻开东莞市中医院这本"大书"，我们可以清晰地看到这样的脉络。其中，老中青医者一代又一代地完成了接力使命，成就了东莞市中医院发展壮大的华丽转身；我们可以清晰地感受到，东莞市中医院人的那种独特的品质。品读他们的故事，相信你也会怦然心动……

——题记

一、 当代大家， 医林楷模——记何炎燊

何炎燊，主任中医师，广东省名老中医，东莞市中医院名誉院长，国务院批准为"有突出贡献中医药专家"，享受政府特殊津贴。

何炎燊，生于1922年，广东省东莞市人，自学成医。从21岁起从事中医工作，至今67年。何炎燊临床经验丰富，创立了肝、脾、胃并重的脾胃学说思想，扩大了中医下法在危重病抢救中的应用。其运用育阴潜阳法治疗各种疑难杂症，屡起沉疴，为岭南温病学的主要发扬者。创立"伤寒温病融合论"，对肝硬化、尿毒症、冠心病、癫痫等病疗效显著。

根据其临床验方研制出的人参胃康片、肝康片、健脾开胃饮、清肺止咳糖浆等中成药，疗效甚佳。何炎燊勤奋著述，至今已发表论文60多篇，出版专著六本，部分论文多次发表在俄罗斯、日本等国的医学专刊。

现任东莞市中医院名誉院长、东莞市中医学会理事长、东莞市科学技术协会名誉主席、广东省中医学会顾问、广州中医药大学兼职教授。是广东省政协第四、五、六届委员，东莞市（县）政协第一、二、三届常委，第四、五届副主席。

当地人常尊称何炎燊为"何老"。

1. 历三难　踏上医学路

从事中医者，要有一辈子做中医的决心。

对此，何炎燊感触良多，旧社会，许多中医师之所以转行经商或者转职教书，大多都是因为只将中医当作养家糊口的一个饭碗，而没有真正沉迷进去，将之作为一个毕生事业

来追求。而真正热爱中医，并将之钻研透的人，往往都成为一代大家。

何炎燊自己的从医之途，就是一个坚定决心，百折不挠学医的最好例子。在正式踏上医途前，何炎燊可谓经历了"三难"磨炼，每次都值得大书一笔。

立志难。年少时的何炎燊，也曾在父亲的"强迫"下，以步上仕途为目标。那为何最后，何炎燊却走了现在这条济世救人之路？

这得归功于何炎燊的启蒙者，也就是他至今仍念念不忘的李仲台老师，一位前清秀才，进过师范学堂的博古通今的儒者。李老师是一位善于识人的伯乐，他从何炎燊的举止言谈中，看出这位性格和缓，文质彬彬的学生，根本不是当官的料，于是，为他指出一条坦途。

为此，李老师特意向何炎燊讲解范仲淹——忧国忧民的一代良相的《岳阳楼记》，并告诉何炎燊，范仲淹从小就有"不为良相，当为良医"的誓言。"良相确是非凡人物，但古往今来，连清官循吏都寥若晨星。而千千万万在宦海中沉浮者，无非是争名夺利之辈，虽显赫一时，却无补于世，到头来，还是与草木同腐而已。医虽小技，然能拯危济急，利世便民。人生在世，必须以利济苍生为己任，有所作为，才不枉此生。"李老师的一席话，深深地烙在何炎燊的心头。

听君一席话，胜读十年书。经过李老师的开导，何炎燊终于明白了自己心中所思所想——怀抱济世救人梦想的自己，只有当一位良医，才能更好地为贫苦大众服务。当然，何炎燊的志向毫无意外地遭到父亲的极力反对。不过，倔强的何炎燊，虽然没有直接顶撞父亲，却早已在心里竖立起这一目标，并在课余时间内，偷偷自学相关的中医知识。

读书难。立志为"良医"之后，何炎燊又遇到了新的麻烦——一位年仅 12 岁，而且不是出生在中医世家，又没有拜过师，脑海里的中医知识如白纸一般的少年，该怎么踏进中医殿堂呢？

　　"书中自有黄金屋"，何炎燊在彷徨之时，他猛然想起李老师曾如此称赞过读书的好处。对！买中医书自学！打定主意后，何炎燊便把父亲给的零花钱节省下来，每周都跑到书坊来买医书。

　　可是，买什么书呢？何炎燊心中没个底，又不敢去问人。于是，他便先将书坊里的中医书目从头看一遍——发现有陈修园的《医学三字经》、《医学实在易》和李梴的《医学入门》。他寻思，但凡初入私塾者，无不先读《三字经》，而《医学三字经》说不准会是简单的医学启蒙教材。何炎燊心底一动，便毫不犹豫地将其买下，连带着，也将其他两本从名字上看可能是给初学者看的书也买下了。此后，积累了一定中医基本知识的何炎燊，又陆续买了《本草备要》、《医方集解》等。在 12～16 岁打基础的年龄，何炎燊大约读了 10 多部中医书。这些医书扩展了他的视野，进一步激发了他学医的兴趣和热情。

　　1939 年，日寇侵入华南，纵火焚烧莞城。何炎燊父亲的店铺被烧成焦土，家产荡然无存。何父也因此抑郁去世。何炎燊一家四口到了饥寒交迫的地步。为了生存，何炎燊硬起头皮，在家开设私塾，教小孩子读书，借此获得微薄的收入养家糊口。同时，身处困境中的何炎燊，依然不改学医的信念，坚守当良医的决心。然而，在恶劣的环境下，能否吃口饱饭已经是很成问题的了，更何况，还要自学成医，更是难上加难。最令何炎燊忧心的是，莞城沦陷期间，书坊倒闭，中医书没地方可买，而求人借，又没人肯借。

一天，何炎燊正在为买中医书一事发愁时，忽然听见街上传来"收买旧书、旧报纸……"的声音。他灵机一动，说不定，其中会有人家卖掉的中医书。于是，何炎燊急忙把"收买佬"喊住，仔细翻看收买筐。果如何炎燊所料，几部残缺破旧的中医书，静静地躺在筐子的一角。最令何炎燊感到惊喜的是，其中有一部完整的《温病条辨》。对中医书如饥似渴的何炎燊，二话不说，全部买下。从此，"收买佬"一收到破旧中医书，便常常主动寻上门来。日积月累，何炎燊的书架上堆满了中医书。读书难的问题，终于解决了。

求识难。尽信书不如无书，随着读的书越来越多，何炎燊的疑惑却越来越大。原来，中医特别强调个体差异，即使同样一种疾病，但由于每个人的体质不同，表现出来的形象就不一样，治疗方法也有所差异。许多书本，由于作者的观点不同，在解答某些问题上，难免会出现前后矛盾的地方。这个时候，何炎燊特别希望有人能为他的这些疑问进行解"惑"！

俗话说，上山擒虎易，开口向人难。在求识解惑这一问题上，何炎燊终于尝到了没有出身于中医药世家的烦恼。曾经有一次，何老就脉理问题，虚心地向一位老中医请教。想不到，老中医摇晃一下脑袋，就用油腔滑调打发何炎燊："脉理，脉理，脉理甚微，谈何容易啊！"到底什么是脉理，脉理有什么特征，这些问题，何炎燊都没有得到一个答案！

老祖父见何炎燊碰了钉子闷闷不乐，就开导他说："人家的医术还是传子不传女的，怎肯教你这外人？还不如想想其他法子好了。"何炎燊细想，对啊，路是人走出来的，既然前人可以总结出那些医理，为何我不能自己摸索呢！

何炎燊想出了一个笨方法，就是自制许多纸卡片，把读书遇到的难点、问题，一一分门别类的记下来，并根据目前掌握的知识对这些问题，做一些个人化的注释。如果在读到的其他书时，也有类似的问题，何炎燊就会把这些相同疑问的答案，摆在一起，互相比较，前后参照。想不到，这样一总结，一比较，何炎燊居然为自己解答了不少疑惑，技术水平在不知不觉中已经得到了提升。

过了一段时间，何炎燊回头看那些旧时的注释，觉得当初有些想法实在是幼稚可笑，甚至荒谬不经。不过，就靠着这样摸着石头过河的方法，何炎燊终于闯过了学医的最后一道难关，真正走进了中医的殿堂。

可以说，何炎燊在这三道难关面前，只要心志稍不坚强，信念稍不坚持，决心稍不坚定，就会功亏一篑，与中医无缘。

2. 勤笔耕，传艺惠后世

何炎燊从 12 岁起自学中医，到现在已经 70 多年了。70多年来，他黄卷青灯，读书从无间断。何炎燊读书，是手眼并用的。在细读和精读医书时，必拿着笔，边读边写。

何炎燊初学医时，用纸卡片写上疑难问题。成名以后，他写的范围更广了。线装中医书的"天头"很宽，是有意留下空白给读者写评释、体会的。例如，他在《临证指南·中风门》治某妪一案的初诊方药上批上"苦辛酸降，微寒泄热，可治肝火上炎之高血压"，他试用有效，写了《叶天士治中风一案启示》一文在《中医杂志》发表。又如他读秦伯未的《清代名医医案精华》时，总结每一名家的医案，作出一篇评析，附于篇末。许多同道争相抄采，认为得何炎燊评析，学习时就事半功倍，获益更多。

何炎燊已在国内外发表学术论文 61 篇，出版专著有

《常用方歌阐释》和《竹头木屑集》等多部，这些是何氏毕生心血结晶，宝贵财富。何炎燊有两种笔记本，一是记录学习心得，一是录效方。几十年来如一日。现在，虽已 88 岁高龄，目昏手抖，他还订阅了 20 多份报纸杂志，凭借高倍数的放大镜，一行一行地阅读，一个字一个字地抄写。"活到老，学到老，工作到老"是他的人生信条。

虽然笔耕甚勤，但何炎燊从不藏私，凡有人上门求教，他都很仔细地回答对方的疑问。问及何炎燊，他言，这是为中医传承尽一份绵薄之力。

除了不吝指教之外，何炎燊还积极配合政府，开办学徒班，传艺授徒。特别值得一提的是，他改变中医传统授徒方法，为中医的传承立下汗马功劳。

在谈到何炎燊的教学方法之前，不能不重提一下何炎燊自学成材的经过，因为这一段经历，为何炎燊开创破旧立新式中医授徒法，带来很多有益的启迪。

几千年来，中医学术是靠祖传师授，一代代地传承下来的。何炎燊既乏祖传，又无师授，他的中医学术所承的，就是浩如烟海的中医古籍。何老说自己的成材之路，只是一句话——"勤读书和善读书"。

何炎燊有深厚的古文基础，能读懂古中医书。在中学时期，思想进步的同学又指导他学了辩证法和历史唯物主义，使他能够用历史发展观点辩证地看问题，做到不泥古，不偏信，不盲从。例如，他很尊崇叶天士，但认为叶天士"柴胡劫肝阴，葛根竭胃汁"之说，是智者一失。世之私淑叶天士者，多畏忌柴胡、葛根而不敢用，而何炎燊擅用柴胡、葛根治疗温病数十年，从无劫肝阴、竭胃汁之弊。

这段不依传统方法，自学成才的经历，让何炎燊深刻认识到，中医之路，不只祖传师授一条，只要师父教得其法，徒弟学得其道，就可以让更多有志于中医之人成才。同样的，这种大而广之的方法，也可以打破中医因祖传师授而造成的人才稀少的局面。

在谈及方法前，何炎燊语气肯定地说，中医一定要姓"中"，这就强调学生的"三个指头"如何动的能力。他解释道，现在有些中医药大学毕业的学生，由于学习程度的制约，学术水平高，实践性不足。其实，这个情况早已存在，1959年，何炎燊鉴于东莞中医队伍青黄不接，后继乏人的情况，就向政府提出过培养中医学术接班人的建议。此后，更是身体力行，吸收 15 名有志青年当中医学徒。

怎样培养学生的实践动手能力？为此，他曾思考了许多——如果按传统的中医教学方法，学徒随侍老师左右，跟老师学诊病，耳濡目染再加上老师的指点，只要头脑机灵点，出师之后，技术水平都不会太差。但是，这样的话，能得到师父悉心指点学徒，不可能多，而且还会出现"偏科"，毕竟，学有所长，中医师往往只在某一科或某一病有很深的造诣。但如果按照现在学校的教学方法，那么往往就又会出现"心中渺渺，指下茫茫"的情况，令学徒实践能力提升过慢。

因此，何炎燊尝试将两者的优点相结合，决定让学徒半日分散从师，半日集中上课。而且，何炎燊将当时能看到的中医教材选其简要者，编成讲义。约请县内有教学能力的中医，担任一些课程，其他的，都自己包起来。学徒每天下午集中上课 3 小时，学习理论，上午则分散到各中医诊室，从师诊病。事实证明，这种教学方法的效果是好的。

1960 年，时任国务院文教办公室主任的张际春，在时任广东省卫生厅厅长的何俊才的陪同下，来东莞中医学徒班视察，就对这种创新的培养中医的方法充分肯定。张主任说："学徒结业出师后，可以和中医学院的毕业生比一比临床疗效嘛！"，为此，他还专门请何炎燊写了一篇经验体会，在《健康报》上发表，加以推广。

得到肯定之后，何炎燊的办班热情更加高涨，1962～1965年，第二届就招收30人，人数翻倍。虽然，文化大革命期间，学徒班停办了多年，但在1973～1976年，何炎燊又主持办了第三届，招收了60人之多。1976～1979年，办第四届。此外，何炎燊还办了一届赤脚医生班，两届西医学习中医班。

何炎燊先后培养出中医和中西医结合型人才250多人，为中医事业后继有人，付出了毕生精力。1978年，广东省人民政府授予他"广东省名老中医"光荣称号；1986年，卫生部授予他"全国卫生文明先进工作者"称号；1991年，作为全国首批中医药专家之一，为了表彰他对我国中医药事业作出的突出贡献，国务院批准他享受政府特殊津贴，并颁发了证书。

现在，当年的学徒早已成为东莞市各医疗机构的骨干。其中的佼佼者，如第二届学徒班毕业的刘石坚，现已年过花甲，是东莞市中医院的支柱之一，是该院门诊量最多的中医之一。1991年，刘石坚作为全国第一批名老中医带徒，重新跟着何炎燊学习了3年，大大提高了中医学术水平。

又如何炎燊的关门女弟子马凤彬。她在1976年出师后，一直跟在他身边，一边继续潜心学习，一边忘我工作。现在，她已经是主任中医师、广州中医药大学的硕士研究生导师。最近，她还被评为东莞市第二届优秀科技工作者。

二、 一个执着的中医人——记郑志文

郑志文（见图 23），男，1963 年 11 月生，1985 年毕业于广州中医学院（现广州中医药大学）中医医疗专业。内科副主任中医师。现任东莞市中医院院长，广东省中医学会呼吸、急症、热病委员会副主任委员、广东省科协六届委员、东莞市中医学会副理事长、广州中医药大学副教授、广州中医药大学硕士生导师。

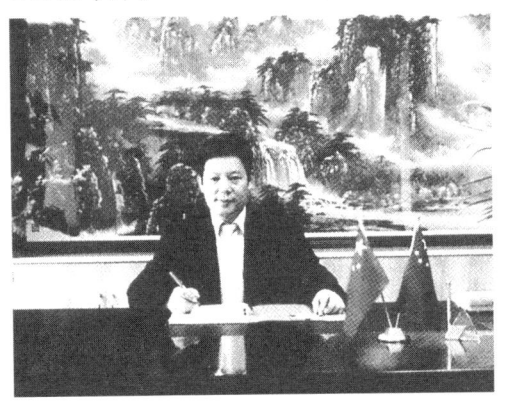

图 23 郑志文院长近照

郑志文在东莞市中医院是一位拥有"多重身份"的人。他身兼医院院长、党委书记两大要职，是一位无可争议的领导者；他又是医院呼吸内科的专家，每逢他出诊的时候，总是门庭若市；他也是医院出了名的足球迷，当仁不让地担当着医院足球队领队的职务；他还是一位摄影爱好者，在医院举行过好几次个人摄影展。

如果你也对他充满好奇，那让我们一起走近郑志文，这位不但是同事口中的好领导，更是病人口中的好医生的人……

1. 执于中医，忠于中医

1985 年，刚刚踏出广州中医学院大门的郑志文怀揣着激情和理想进入了东莞市中医院。至今，他仍然完好无损地保存着一件珍藏多年的"至宝"。那就是他刚刚大学毕业后，加入东莞市中医院后拿到的第一张工作证。只见证件上面，一行手写的字体记录着他那段的记忆："姓名：郑志文，性别：男，科室：内科，编号：128。"

"刚刚走上东莞市中医院的工作岗位时，医院连带后勤人员和离退休人员，包括我本人在内一共只有 128 名职工。"回想起年轻时的岁月，郑志文不禁感慨万千，"当时的东莞市中医院只有何炎燊一位拥有主任中医师正高职称的医生。我也没有想过，自己会在这个工作岗位上干多久。我只是凭着自己对中医的喜爱，去尽力地为每一个病人把脉、诊病、开处方。没想到这一干就是 20 多年，我也从一个不起眼的年轻医生，变成了现在的医院领导。"说话的语气里，不但有对物事变迁的回忆，更有满满地对所从事工作的深情。

确实如此，从医多年来郑志文始终爱岗敬业、刻苦钻研、廉洁自律，开拓进取，在德、勤、能、职等方面严格要求自己，尽管日常行政事务非常之繁忙，但他仍坚持每天诊治病人，每星期坚持出专家门诊。作为一名内科副主任医师，他对呼吸内科疾病有较高造诣，找他诊治的病人很多，有些病人为了感谢郑志文治好了他们的病，送"红包"给他，但他坚持廉洁行医，从不以医谋私，收受"红包"。特别是在"非典"期间，他积极发挥自己的专业特长，在繁忙的行政和诊疗工作之余，加班加点，及时掌握"非典"疫情的动态，带头准确掌握非典型肺炎的诊断标准、处理原则和诊疗原则等知识，并结合自己的学习心得和专业特长，为年轻的医务人员进行认真、细致地讲解。每次遇到"非典"疑似病人，他总是不顾危险，身先士卒，亲自参加对疑似病人的会诊和治疗工作。2003 年，由于在抗击"非典"中的突出表现，他荣获了东莞市卫生系统抗击"非典"优秀共产党员称号。

在郑志文眼里，中医是充满魅力的。他也曾学过西医知识。据他自己说，他学西医时，也非常勤奋，学得还算不错。"可是，西医学得越多，我就越觉得中医的魅力让我无法抗拒。"让郑志文产生这种感觉的，是他多年前看过的一位病人。这位病人因为呼吸道的慢性疾病，每年冬天都会发生哮喘，后辗转于多家大型西医院就诊，可每次都是"治标不治本"，症状反反复复，多年未愈。这位病人原本并不相信中医，经人劝说抱着试试看的态度才来到东莞市中医院就诊。郑志文为他诊断后，只是用了中医最常见的办法进行调理，辅以"冬病夏治"的中医治疗手段。几个月后，这位病人整个冬天都没有发病。他感激地来到东莞市中医院对郑志文说："中医真是神奇，从今往后，我有什么不舒服，一定先看中医。"

这就是中医的魅力——许多西医医学解决不了，甚至连确诊都做不到的疑难杂症，用中医治疗却可以药到病除；许多西医手段只能缓解症状，无法彻底根治的疾病，用中医手段却可以标本兼治；许多西医医学只能观察其表象，只能"头痛医头、脚痛医脚"的病例，用中医理论却能研究其本质，找到根治的办法。"中医是一门医学学科，可是她也包含了非常深厚的哲学内涵。"郑志文对中医有着一种近乎崇拜的执着，"比如治疗肺炎，西医的治疗手段无非就是用抗生素。可是如果用中医治疗，不同的病人感染肺炎的原因可能有很大的差别，医生会根据这些差别开出可能完全不同的处方。另外，两种也许完全不同的疾病，在进行中医治疗时，医生却可能开出一样的处方。这就是所谓的'同病异治'和'异病同治'。究其根本，是因为中医思想的精髓，在于寻找一种人体机理的平衡。阴与阳的平衡、虚和实的平衡，这些在学西医的人看来属于哲学范畴的思想，却是中医用来治病救人的理论依据。"

从医 20 多年来，郑志文正是凭借着过硬的中医技术赢得了患者的广泛信任［见图 24〕。翻开患者给他的留言，我们

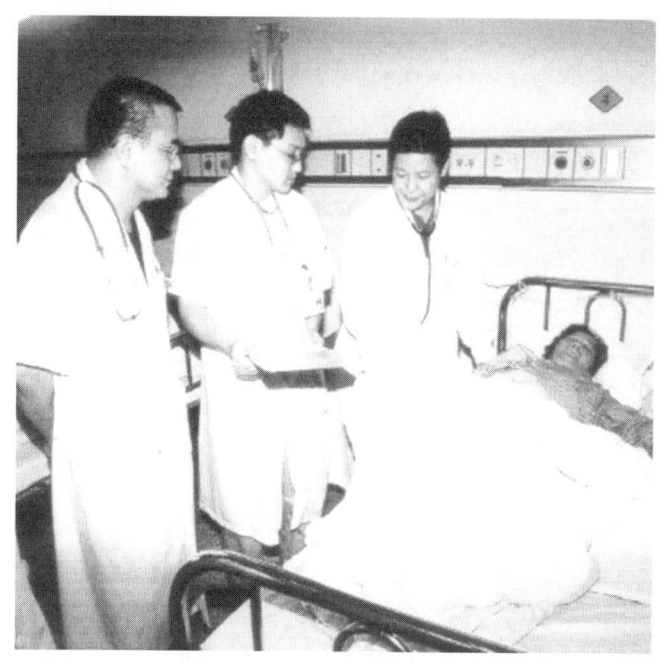

图 24　郑志文（站立者左三）在查房

能显明地看到这一点："郑医生每次都耐心细心地听取我的病况，用药精巧，两三剂药就搞定我的病，能遇到他看病是我的幸运"、"郑医生非常细心，能体谅病者心情，很耐心地让病者清楚自己的情况和需要的治疗"……

除此之外，郑志文在中医学术研究方面同样取得了骄人的成绩：他主持的科研项目"中医名家何炎燊临证经验及学术思想研究"先后获得了东莞市科技进步一等奖；"康尔胃抗消化性溃疡复发临床与实验研究"1998年获得了广东省中医药科技进步二等奖；和"乙肝疫苗接种前最优筛检方案的研究"2003年获得了东莞市科技进步三等奖；2004年承担国家"十五"攻关计划项目"何炎燊学术思想经验传承"已完成并通过国家级验收。2006年东莞市科技局立项课题"健脑通络口服液治疗急性脑梗死的临床疗效观察与实验研究"目前进展顺利，准备进入完成阶段。

2. 从"门外汉"到"掌舵人"

作为一名中医医师，郑志文的执着在于他对中医事业的热爱；作为一家中医医疗的"掌舵人"，郑志文的执着还在于他对东莞市中医院的热爱。

优秀的人必定要承担更多的重任。2002年8月，郑志文由于工作成绩突出，以及极强的开拓能力和责任感，被委以东莞市中医院副院长的身份主持医院全面工作。2005年3月又被正式任命为东莞市中医院院长。

如今的郑志文，心中所想的，不再仅仅是全力治好自己的病人，他想的是要让每一位来到东莞市中医院的病人都得到最好、最有效的治疗；他想得更多的，是要让东莞市中医院发展得更加壮大，让更多受到疾病折磨的东莞人能够得到优质的中医医疗服务；他想得最多的，是要让中医事业在东莞发展得更加繁盛，让更多的老百姓信任中医、喜爱中医，让中医这块中华民族传统文化的瑰宝，在东莞绽放出更璀璨的光芒。

在郑志文的办公室里，最显眼的莫过于他那个大书柜，几乎占满了他办公室的一整面墙壁，里面除了医学书籍，更多的是一些党政、管理、经济、市场方面的理论读物。为了管理好医院，郑志文如饥似渴地学习着管理学、经济学等领域的知识和理论。"对于我而言，学这些可比学医困难多了。"郑志文开玩笑地说，"学医是我的本行，搞管理，我可是从一个'门外汉'做起的。"当他听到笔者对他这个大书柜的赞叹，他还指着自己的书柜说："你可别以为我就这么点书，这些书都是我家里放不下才放到办公室来的。"

2010 年 1 月 12 日，郑志文和医院领导班子成员收到了一封特殊的来信，信上的署名是东莞市卫生局局长管敏政。管局长在信中写道："回顾 2009 年，这是东莞改革开放以来经受最严峻考验的一年，也是东莞在困难中调整、在转型中发展、在逆势中奋进的一年。面对金融危机的冲击、就医需求的变化、医疗成本的增加、甲流疫情等方面的挑战，在市委市政府正确领导下，在各部门和全社会支持下，全市卫生系统处变不惊，迎难而上，团结一致，抢抓机遇，有力保障了全市人民身体健康，成功实现了卫生事业平稳发展。

2009 年对于东莞市中医院全体职工而言也是不平凡的一年。在以郑志文院长为班长的院领导班子的带领下，市中医院及时调整工作思路和经营策略，敢于改革，敢于突破，敢于动真碰硬，经过一年来全院职工的共同努力，医院住院病人和业务收入增长较快，重点专科发展势头良好，特别是在甲流防控工作中，充分发挥中医药特色优势，作出了应有的贡献。"

管敏政局长之所以写这样一封信，源于2009年的东莞市中医院在金融危机的冲击下所取得的骄人战线：2009年1月至11月，全院门（急）诊达736 715人次；住院病人达到15 681人次，与上一年同期相比增长23%；业务收入26 656.86万元，同比增长25.98%，且结构明显优化，药品占比为38.03%，比上年同期下降了4.9%。病人治疗费用降低，满意度上升。住院病人和业务收入增长尤快，取得了良好的社会效益和经济效益。

虽然郑志文口头上不愿意承认，但在旁人眼里，郑志文确实是一位颇有管理天赋的人。在他的带领下，东莞市中医院近年来无论业务水平、服务质量、医院规模、人才队伍都有了大幅度的提高。面对这样的成绩，郑志文谦虚地说："这只是因为近些年来，国家、省里和市里对中医的支持力度更大了，推出了不少有利于中医事业发展的利好政策。"

然而不止一个人告诉笔者，郑志文为了把医院管理好，可是煞费了一番苦心——

"为了制定和落实一项管理政策，郑院长会挨个找每一个干部谈话，每个人提的每一条意见，他都会考虑到实施方案中去。"

"郑院长为了解决医院床位紧张的问题，要求全院职工每人都要想一个点子，连司机他都不放过。"

"那年医院费尽周折，终于引进了一位高级人才。郑院长那时的高兴劲，比后来收到她女儿的大学录取通知书时还高兴。"

……

在郑志文院长的领导下，东莞市中医院求真务实，不断开拓进取，采取了一系列改革创新措施。如人事制度改革，改变了中层干部任命制，打破了论资排辈的用人模式，大胆使用、破格提拔有用人才。改革了新毕业生的录用原则，采取了面试、笔试、办公会议讨论等（以前只有讨论，没有考试）措施，择优录取。实施人才战略，选拔和培养高素质的学科带头人，建立结构合理人才梯队作为重要发展战略。采取了师承带教、定向培养等一系列措施培养学科带头人，大大提高了医院的诊疗水平和学科建设水平。又如改革分配制度，东莞市中医院在原有的制度基础上，又建立了按劳分配与按生产力要素分配相结合的分配机制，力求做到服务劳动、服务价值和服务报酬的统一，并不断完善《劳务效益工资分配方案》，使各科室责、权、利统一，在分配上向优秀人才和关键岗位倾斜，打破了"大锅饭"，体现了效率优先、优劳优酬的原则。

苦心不负，那一张张耀眼的"成绩单"就是对郑志文最好的回报。

3. 一个对任何热爱的事情都非常执着的人

如果，你认为郑志文的执着只是休现在工作上，那么你错了，他本身爱好之广泛和精通，东莞市中医院可谓"路人皆知"。比如他的足球迷身份，有人讲起郑志文的一则笑话："有位医生在郑院长面前夸口自己有多爱看足球时说道：'我看球可以不喝水、不吃饭。'郑院长说：'这有什么了不起，我看球的时候连厕所都可以不上。'"

这位号称"看球时不用上厕所"的中年男人个子不高，跑起来却速度飞快。他的速度使他成为了东莞市中医院足球队不可替代的主力球员，但也是他的速度"扼杀"了他的"球员生涯"。在几年前的一次足球比赛中，腿部的意外受伤，让医院的骨科专家们给他下了个"最后通牒"："要是郑院长还坚持要上场踢球，只要他一拿球，所有人都不靠近他，让他一个人踢去。"无可奈何的郑志文这才不得不强压下亲自上阵的欲望，转而当起了球队的领队。

"挂靴"后的郑志文不知什么时候开始又迷上了摄影。从他自己的摄影集里，人们往往惊讶地发现，这些摄影作品无论从取景、构图还是拍摄技巧，均属上乘。其中一幅日出的照片拍得尤为美轮美奂。郑志文对笔者说："为了拍这张照片，我一早4点不到就从床上爬了起来，步行了1个小时爬上山顶，才抓住了日出时最美的瞬间。"

这就是郑志文，一个集智慧、责任、勇毅与情趣于一身的人，一个对自己所热爱的每一件事都有着无比执着追求的人，但是你要问别人对他的印象，人们首先会肯定地说："这是一个把中医当成自己生命的郑志文，这是一个为中医事业奉献了一生的郑志文。"

三、 从医生到管理者的跨越——记蔡立民

蔡立民（见图25），男，1986年7月毕业于广州中医学院（现广州中医药大学）中医医疗专业。现任东莞市中医院副院长，东莞市中医院中医关节骨科学科带头人，主任中医师，广东省中西医结合学会理事，广东省医学会骨科分会委员，东莞市专业技术拔尖人才，广州中医药大学教授、硕士生导师。

1. 深谙骨关节病诊治之道

初见蔡立民时根本想不到他竟然行医23年有余。他风度

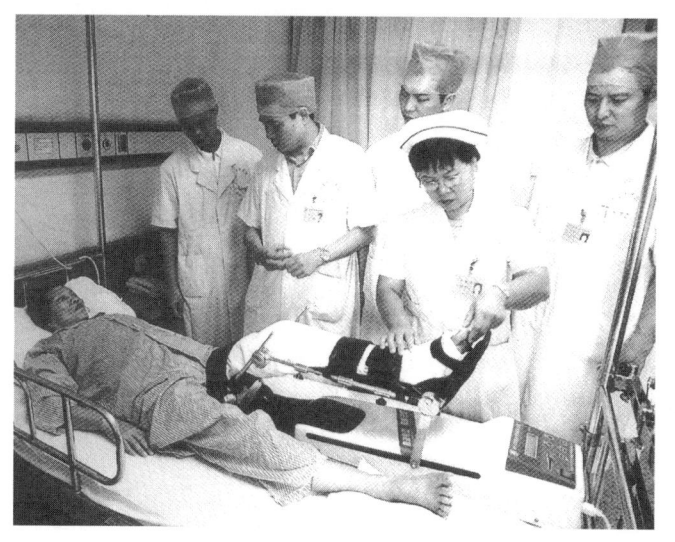

图25 蔡立民（站立者左二）在查房

翩翩，额头饱满，声音温和，笑容可掬，目光迥然有神，脸庞平滑得半点褶子都没有，像是岁月忘记给他留痕一般，还是青年才俊的模样！

那天上午蔡立民做了两台手术，疲惫不堪地走下手术台的时候又被笔者"逮"来采访。问他要不要休息下再聊，他只是轻声说："没关系的，我们直接聊就好了。"

中医专业出身的蔡立民深谙中医骨伤科的动静结合、筋骨并重、内外兼治的治疗原则，有丰富的临床实践经验，对骨伤科的复杂疑难疾病的诊治有独特的见解和精湛的医疗技术，尤其擅长采用中西医结合的方法治疗骨关节疾病，如髋关节、膝关节的病变。

曾有一位65岁的妇人，右膝关节发生了内翻屈曲畸形的病变，右膝关节的内翻角是90°，已经不能完成下蹲的动作，而膝关节的屈曲挛缩竟达 25°，无法伸直，走路时有明显的疼痛感，甚至可以听到骨骼摩擦的声音，这给她的生活造成极大的不便，痛苦不堪的患者最后找到蔡立民求医。

通过诊断，蔡立民发现患者由于右膝关节周围形成了骨赘，关节间隙变得狭窄，造成了关节伸屈功能的障碍。蔡立民最后给病人做了高曲度的人工膝关节置换手术。手术非常成功，患者摆脱了困扰她已久的病痛，不但可以完成下蹲动作，而且右腿也可以完全伸直，体型得以矫正，走路或者运动时膝关节也没有疼痛感了。

"这个手术的难度在于患者膝关节屈曲挛缩度高，手术在骨面切割完毕后必须剥离粘连的后关节囊，还要特别注意保护膝后神经血管。不但要离断膝关节囊内外侧后角处紧缩部分，同时还要彻底松解腘斜韧带，加大伸直空间，才利于膝关节的完全伸直。"在蔡立民抑扬顿挫的语气中，我们可以感受到他在手术台上的冷静沉着、成竹在胸。

2. 独树一帜，创管理新招

1997 年，蔡立民升职为正科主任。也是从那时候开始，他才开始接触"管理"。

"科主任是什么？他不但是学术带头人，更是学科带头人。既要有过硬的业务技术，还要掌握良好的管理技能，只有这两者兼具，才能推波助澜，带动整个科室蓬勃发展。"

蔡立民任职骨一科科主任的时候，在工作之余阅读了大量管理方面的书籍，以探索管理之道。"管理心得？还真是有那么一点。那就是不断地自我充实，及时地更新自己的管理知识，寻找最适合自己科室发展的路子。"

自 2009 年 9 月起，在医疗卫生系统中实行"绩效工资"的制度改革成了人们茶余饭后的一个热门话题。但是早在蔡立民当科主任的时候，他就敢为人先，提出了科室的"绩效管理制度"。蔡立民认为这样更可以提高医疗质量、业务技术水平以及医务人员的服务质量。在习惯了"大锅饭"分配制度的事业单位提出这个管理理念，确实是一个创举。

有了这个想法之后，蔡立民当机立断，连夜奋笔疾书写出了一个"绩效管理"的方案，并召开了小组会议讨论，最后顺利通过了医院高层的审核。在这个方案中，他提出了医务人员的工资要以岗位技术含量、责任大小、职称、工作业绩、工作效率等方面来综合评定，当然，也包括了医务人员对医院或者科室的其他贡献。

自这个管理制度实行之后，整个科室医务人员的工作效率、业务技术水平极大地提高了，精神面貌让人耳目一新！医生服务态度好了，患者满意了，医患关系自然也就和谐了，这恰恰是蔡立民所期望的。在他任职科主任的期间，骨一科多次被评为东莞市中医院的"先进科室"。

2005 年 10 月，蔡立民升任东莞市中医院副院长一职，负责医院的临床业务、科研、教学等方面的管理。

说起现今的工作重点，蔡立民侃侃而谈："现在我主要的工作就是理顺每一个科室的职责范围，然后抓好各中层干部如科室主任的管理，让他们各司其职，共同协调好各科室的工作，落实好自己科室每一个医务人员的工作管理。"

蔡立民任职初期，各个科室的质控流程不完善，严重影响了整个医院业务的运作。他苦思冥想之后，决定通过医务科来带头，协调各个科室的工作，再由质控科来实操，改进技术。以前每次都是有了事故的出现，才开始检讨找原因，而自从提出了这个完善的质控方案后，他们把"事后质控"

人物篇：与时俱进的莞医人

岭南中医药文库

229

变成了"事前质控"，就是事前做好质量监控的各项工作，对一些可能发生的事故进行预防。

而现在，蔡立民又提出了一个新概念——"自我质控"。每个科室都成立有质控小组，专门负责收集整理工作质量存在的缺陷，为评定提供依据，并且动态观察和考核质控效果，提出整改措施并监督落实情况，尽可能杜绝医疗质量缺陷引起的事故。

除此之外，质控小组还制定了每个病人的"临床路径"，即指医生、护士和其他人员对病人的诊断和手术作出最适当的、有顺序的和有时间性的照护计划，保证康复及时，减少资源浪费，使服务对象获得最佳的照护品质。这大大提高了医院的医疗质量，深受病人的欢迎。

3. 谦逊好学恰如虚心竹

2007年8月，东莞市中医院成功承办了第八届中南六省骨科学术会议首届中国大陆及台、港、澳地区骨科学术会议暨2007年广东省骨科学术会议，中国大陆及台、港、澳地区及中南六省骨科精英聚集东莞，交流骨科最新技术。其中，蔡立民担任主要负责人。

"那真的是一个盛会，中国大陆及台、港、澳地区的骨伤科学术精英汇聚于此，相互交流学术，乐此不疲。医学这种学问，重在及时更新自己的知识体系，而不能固守自闭，一定要与时俱进，要虚心学习别人的长处。这就像一个华丽的舞台，也给了东莞市中医院骨科在上面尽情演绎的机会，我们也向所有人展示了自己的风采，为推动骨科学术发展贡献了绵薄之力。"说起那次盛会，蔡立民的兴奋之情依然溢于言表，用他的话来说就是武林高手间相互切磋武艺，在过招之中不断提升自我。

除繁重的日常工作外，蔡立民依然有条不紊地进行着科研工作，硕果累累。如：以蔡立民、叶伟洪为主开展的科研项目"创面灵治疗感染创面与烧伤的临床及实验研究"获广东省科学技术三等奖、东莞市科技进步一等奖。蔡立民主持的东莞市科技局立项课题"中西医结合防治脂肪栓塞综合征的临床研究"现在也已经顺利完成，预计近期将接受验收。另外，同期还有一个由他主持的广东省中医药局立项课题"活血灵片防治人工髋关节置换术后异位骨化的临床与实验研究"目前也进展顺利，步入了完成阶段，预计2010年将全部完结并接受验收。

蔡立民是闲不住的。有了体会他就会将它写下来，笔耕不辍，孜孜不倦。20多年来，他先后发表论文20多篇，一半以上的论文发表在国家级杂志上，其中《脂肪栓塞综合征的早期诊断与治疗》被东莞市科协评为东莞市首届青年科学技术交流会优秀论文一等奖。他参与编写现代临床骨科学丛书《关节外科学》，更是对业界产生广泛的影响。

1996年、1998年、2001年，蔡立民分别被东莞市科协评为东莞市优秀青年科技工作者；2004年，他被东莞市科普工作领导小组评为东莞市科普工作先进个人；2006年，他又被评为东莞市专业技术拔尖人才。这一个个荣誉对于蔡立民来说仅仅就是"称号"而已。"我只是做好自己的工作而已，只要有利于医院发展的，我相信大家都会竭尽全力去努力。"于他，认真做好工作中每一件细微之事就是王道。也许，这就是他在众多繁琐事务中仍能泰然处之的缘故吧。

四、 谦逊如他，淡若清水——记张柱权

张柱权（见图26），男，1984年毕业于广州中医药大学中医系，本科，现任东莞市中医院副院长，主任中医师，广东省中西医结合委员会神经内科专业委员会委员，广东省中医学会中医脑病专业委员会委员，东莞市中医学会理事。

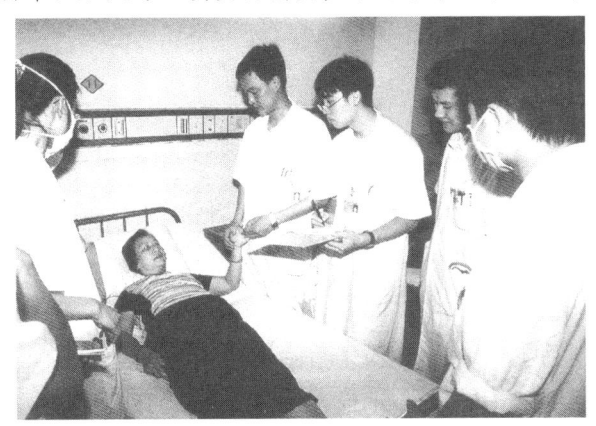

图26 张柱权（站立者右四）在查房

每个人都有每个人的原则。每个人都遵循自己的原则做事。张柱权的原则是"遵循每条线的规范"。

他既是领导者，又是医者；他既是师傅，又是学生；无论哪一个角色，他都谨遵他的原则来做。原则让他充满了人格魅力，与他说话都属一件有趣味的事。

1. 不求有功于世，但求无愧于心

2005年，张柱权开始担任东莞市中医院的副院长，分管行政、后勤、药事委员会等。在这之前，他担任科室主任也

只有短短 5 年的时间，可以说管理资历较浅。究竟是什么让医院如此信任他？也许下面几个故事可以解释一下原因。

从 2009 年的 9 月 1 日开始，北京市的三级医院在全国率先全面实行预约挂号。但是在东莞市中医院，预约挂号早已不是什么新鲜事了。从 2006 年起，电话预约挂号就开始在东莞市中医院实行。

在这之前，患者要挂东莞市中医院的专家号是非常困难的。他们经常凌晨四、五点开始就在挂号窗口排队，但很多时候都挂不到号。究其由头都是因为当时"炒号"现象猖獗，"炒号"一族经常晚上 12 点纠结一群人轮流排队拿号，仅有的几十个专家号瞬间就被全部挂完，然后他们再以十倍以上的价格卖给患者。这样的情况下，大部分患者根本就没有机会挂到专家号。面对患者的经常反映，医院的管理者也十分头痛。为了杜绝"炒号"现象，张柱权组织医院办公室研究讨论，并经医院领导班子一致通过，最终决定试行"电话预约挂号"实名制。也就是说，患者打电话过来挂专家号，要登记姓名、性别、年龄，这样就让"炒号"一族根本没有可乘之机。慢慢地，"炒号"现象销声匿迹，医院的秩序也好了，医患纠纷也减少了，患者再也不用凌晨起来排队挂号，一个电话就可以轻松挂到专家号。

在当时来说，"电话预约挂号"还是新鲜事物。这一率先举措可以说是张柱权上任的"第一把火"，这把火不但烧得很旺，而且还实实在在暖进了患者的心里。

张柱权说，作为管理者，必须敢下决定。在他任职期间，东莞市中医院刚好是东莞市药品招标领导小组的组长单位。管理这一方面的张柱权自然就成了主要负责人。当时，如果出现了诸如价钱太低、药厂不供货等问题，各医院都会反映给小组。而当时，除张柱权外，小组只有 2 名工作人员。可想而知，工作量有多大。张柱权感叹说"那时候真是忙得一塌糊涂"。当时，进药是相当严格的，医院负责人要全权负责，都不敢随便进药。但是有时候连抢救的药、必须用的药都没有，在这种情况下，张柱权就果断地决定："只要国家有批文，质量有保障的合格的药，就可以用，一切以病人为主"。有效地解决了这一问题。

东莞市中医院停车难的问题一直困扰着医院领导，张柱权也时刻把这个问题挂在心头。2006 年，作为东莞市政协委员，张柱权提出提案《关于加速发展中医药事业的建议》，呼吁政府拨款支持医院建设。在大家的不懈努力下，不久以后政府和医院就共同出资买下了毗邻医院的那块地，面积达8 000 多平方米。现在这块地被用作医院的临时停车场，基本上解决了医院的停车难问题。其中，张柱权提案的作用是不可小觑的。当年，这一提案还成为东莞市政协的表扬提案。

在这短短的四年里，医院管理、医院建设方面大大小小的事张柱权都经历过了，他做出的成绩是有目共睹的。但是用他自己的话总结却是"没有什么大作为，平平稳稳"。

2. 专科门诊里的专家

张柱权肯定是一个谦逊的人。作为领导，他说自己"没有什么大作为"，作为医生，他的回答亦如是。可是翻开他的个人资料，一串串辉煌的纪录，俨然已经为他正名。他绝对是一个"大有作为"的医生。

早年间，为了提高自己的临床医疗水平，使自己在中医脑病专业中有长足的发展，张柱权经常查阅相关典籍、文献报导、杂志报纸，经常参加各类学术活动，了解本专业发展动态，即时更新自己的理念、观点，并根据新知识、新理论不断探索更切实可行的中医及中西医结合治疗方法。

如采用安宫牛黄丸点舌尖，结合西医疗法成功救治了十几例重症中风患者（大面积脑梗死或脑出血）；采用知柏地黄丸加珍珠壳、石决明、蒺藜、丹参等，结合西医调整植物神经功能药物治疗偏头痛，取得了很好的临床疗效。

这么多年来，由于精湛的医术和良好的医德，张柱权取得了大量病人及其家属的信任，慕名前来求诊的病人非常多。因此，在承担大量住院病人医疗工作及繁重行政工作的同时，张柱权还承担了很重的专科门、急诊工作，年平均门、急诊量达 5 000 人次。遇有危重病人，不论白天、黑夜，他都不顾疲惫，第一个冲上去抢救……

后来，医院研究决定要给张柱权挂专家门诊，被他拒绝了。他说："我还算不上真正高水平的专家，我只可以挂专科门诊"。

3. 三寸不烂之舌

2001 年张柱权被广州中医药大学聘为兼职教师，并指导各院校实习生 20 余人。

2006 年 7 月张柱权被遴选为广州中医药大学硕士生导师，计划招收硕士研究生。

除此以外，张柱权还承担了大量的临床教学工作、神经内科的专题讲座、小讲课及教学查房任务，并指导下级医师书写和修改病历及各种医疗文件，任期内他一共指导 3 名进修人员和 20 余位下级医师的临床工作。

就算是带教学生如此之多，他仍坚称，自己理论水平不高，临床带教主要是为了纠正学生的错误看法。但是在学生的眼里，张柱权既细心又耐心，讲课系统而有重点，知识面有广度亦有深度，最重要的是，一件很普通的事，只要经张柱权的三寸不烂之舌说出来，就会变得有趣许多。

为了能将临床经验与更多的医生、学生分享，张柱权还抽出时间将临床工作中的一些经验和心得体会写成论文。如《补阳还五汤对中风后遗症患者血清 sICAMI 及 sVCAMI 的影响》、《补阳还五汤对中风后遗症患者红细胞 ATP 酶活性的影响》、《导痰汤治疗卒中后抑郁症临床观察》、《通窍活血汤加减治疗偏头痛临床观察》等，分别发表于《新中医》、《中国中医急症》、《中国中医药学刊》等杂志，对中风、偏头痛等的临床治疗具有很大的指导作用。

采访结束时，张柱权急着赶去看望自己住院的老师。如此尊师之人，想必也是爱徒之人吧。

五、 独辟中风、 肾病治疗之道——记孙康泰

孙康泰，原名润材，号留敏，1938年10月生，广东省东莞市人。孙康泰现系广东省名中医，主任中医师，广州中医药大学技术顾问。曾任全国中医学会广东省惠阳地区分会副理事长、全国中医学会广东省东莞分会副理事长、中国中西医结合学会广东省分会虚证与老年病医学专业委员会副主任委员、东莞市第四届政协委员、东莞市第八届人大代表、东莞市中医院院长、东莞市老年病防治研究所所长、东莞市人民医院副院长等职。1993 年 12 月 8 日，广东省人民政府授予孙康泰"广东省名中医"称号。

孙康泰的从医生涯，充满了传奇色彩。从小在中药铺里长大；与广东省名老中医李翼农成为一生师徒，又得以再拜广东省名老中医何炎燊为师；先为东莞市中医院院长，后为

东莞市人民医院副院长；主张中西医结合，辨证与辨病相结合，独有自己一套中风、肾病治疗方略……

1. 中草药熏陶出来的中医院院长

孙康泰小时候住在开中药店的叔叔家里，从小受中草药熏陶，又曾入读名老中医何炎燊私塾，对中医有浓厚的兴趣，高中毕业后积极报考广州中医学院，成为新中国第一批中医大学生。大学六年，师从良师朱敬修，加上自己刻苦用功，打下了良好的专业基础。20世纪60年代初，作为首届广州中医学院毕业生，分配到东莞县莞城卫生院，成为德高望重的广东省名老中医李翼农的徒弟，通过师承面授，逐渐掌握了李老一脉相承的治疗温病的真功夫，并运用李老传授的方法，治愈了乙脑、流脑、钩端螺旋体病等时行疫症患者。20世纪60年代中期，孙康泰调入东莞县中医院，再拜启蒙老师何炎燊为师，一起主攻肾炎和尿毒症，运用崩大碗灌肠的方法治疗尿毒症，取得了较好的疗效，并先后担任内科主任、副院长、院长等职。20世纪80年代起，孙康泰攻关重点转向中风、高血压病、高脂血症、冠心病等心脑血管疾病及老年病的研究，并成立东莞市老年病防治研究所，兼任所长，一心研究老年病，80年代后期，孙康泰调任东莞市人民医院副院长。1997年，被选为全国老中医药专家学术经验继承工作指导老师。

2. 独辟蹊径治各病

孙康泰在学术上主张中西医结合，辨证与辨病相结合。他早期专于温热病的治疗，主张伤寒与温病的统一。在乙型脑炎、麻疹、小儿肺炎、肝炎、肠伤寒方面，有着自己丰富的临床经验。他还善用下法和三宝（即紫雪丹、至宝丹与安宫牛黄丸）抢救危重病人。近十年来，孙康泰致力于肾炎及肾功能衰竭、高血压和中风以及老年病的防治，渐有独到之处。

在肾炎的治疗中，他主张急性宜清肺，好用枇杷叶煎合苇茎汤；慢性肾炎及有慢性肾功能衰竭时、主张补肾健脾，佐以清热利湿；肾炎或高血压有阴损及阳时，在滋补肾阳的同时必须注意温煦阳气。

在肝脏的治疗中，孙康泰认为，肝是主谋虑的将军之官，恐惧胆怯、反应迟钝、意志消沉、乏力易倦等都是肝气不足造成的，宜用参芪助升发。鹿茸、菟丝子、巴戟天、肉苁蓉、杜仲等补肝阳。斑龙丸合七宝美髯丹加减，以治精神情志低落之病。

中风是老年人常见病，被称为是威胁人类生命的"第二杀手"。在多年的临床实践中，孙康泰独辟蹊径，逐渐总结出自己的六大中风治疗经验，在患者和同行间享有盛誉，如：及时治疗中风先兆症；中风病因多样化分析；辨证用药与专方专药相结合；注重中西医汇通；中风闭证和脱证的治疗；中风后遗症的治疗以滋养肝肾为主等。

孙康泰认为，中风患者往往有先兆症状出现，如出现肢体麻木、乏力，嘴歪等不同程度的症状。若能及时治疗中风先兆症状，则会收到事半功倍的效果。本着"上工治未病"的观点，孙康泰将有高血压病、高血脂症、动脉粥样硬化症病史的患者作为研究对象，采用羚角钩藤汤、风引汤、八味降压汤、温胆汤等进行辨证论治，取得非常好的预防疗效。

中风一证，过去分为真中风和类中风，一般认为真中风为直中外风，属外感病，类中风由内风而起，属内伤病。因而，大多数学者都认为，中风不是真中风，而是类中风。由内风引起的，病机为"阴虚阳亢"。孙康泰却认为，中风的病因是多样的，有风、火、痰、瘀、虚等，阴虚阳亢是中风的多见病机，是各型中的首位，而并非唯一。

孙康泰还认为，中风来势快，病情险，变化多，符合"风"善行而数变的特点，宜"辨证用药与专方专药相结合"。

有一名63岁的何姓男患者，患有高血压病十多年。1994年发现"脑动脉硬化症"，一直服用西药治疗。后又经常感觉左侧肢体乏力，麻痹，渐至行走不利，伴头晕头痛，经头颅CT确诊为"右侧脑梗死"。辨证为肝肾阴虚，阴虚阳亢。宜育阴潜阳、镇肝熄风，用羚角钩藤汤加减。前后五次诊断，孙康泰根据患者每次来诊时不同的病症表现开具处方。五诊以后，患者左侧躯体不再麻痹，自觉精神好转、疗效显著。

拯救危重病人，在孙康泰的医学生涯里，不是罕事，而是常事。虽然如此，他仍不会掉以轻心，看好每一个病人，是他心里至上的信仰。从医数十年来，孙康泰除了继承和整理恩师李翼农的学术成果外，还潜心研究出不少验方，以飨百姓。如：治疗热闭血络验方、治疗脑后痈验方、治疗不寐验方、崩大碗汁保留灌肠治疗尿毒症方、野菠萝根治疗老年性前列腺肥大等方，经过大量的临床实践验证，都具有十分显著的疗效。

3. 潜心学术　献身医学

孙康泰学识渊博，在科研学术方面颇有建树。他曾参加编写由广东优秀科技专著出版基金会推荐与资助出版的《中西医结合老年病治疗学》、《常见老年疾病的中医防治与康复》、《叶天士临证指南医案发挥》等医著。他先后发表论文十多篇，其中《东莞市老年人虚证调查分析研究》一文，荣获1988年东莞市科技进步奖；《中风101例辨证论治探讨》

一文，荣获1994年在美国举行的首届世界传统医学大会优秀论文奖；《中风先兆的辨证论治》一文，荣获1996年在澳洲举行的国际中医药暨传统医学特色疗法学术交流大会优秀论文。

与此同时，在许多学术团体的活动中，都能看到孙康泰忙碌的身影：全国中医学会广东省惠阳地区分会副理事长；中华全国中医学会广东省东莞分会副理事长；广州中医学院技术顾问；中国中西医结合学会广东省分会虚证老年医学专业委员会副主任委员。除此之外，他还是东莞第四届政协委员、第八届人大代表。一个个头衔背后藏着孙康泰为医学事业奉献的片片赤子心，由始至终，虔诚如一。

六、 一个种骨头的人——记叶伟洪

叶伟洪（见图27），男，1945年6月生，广东东莞市人，1968年12月毕业于广州中医学院（现广州中医药大学）医疗系。主任中医师，东莞市专业技术拔尖人才，广州中医药大学教授，硕士研究生导师。国务院批准为"有突出贡献自然科学专家"，享受政府特殊津贴。曾任东莞市中医院副院长，2001年经广东省人民政府正式批准，被授予"广东省名中医"称号。

采访叶伟洪那天他正好出诊，病号极多，笔者在他办公室等他的时候看到他桌面上放着几本书，微黄，边缘已有磨损，却很是整齐，没有半点的卷边，想来是位爱书之人。

他走进办公室的时候步履匆匆，但是神情淡然，背脊挺拔，一身白大褂不算崭新，穿在身上却显熨帖，仿佛那是跟他征战沙场已久的战袍。有风起，衣袂飘飘，像是远古而来的战士迎风而立。哦，他确实是战士，身着白衣，捍卫着百姓的健康。若不是后来问起，笔者绝对不相信，眼前这位战士竟然65岁了！

还未开始交谈，他的电话就响起了，他示意笔者坐下，抱歉地说："病人太多，你再等一会

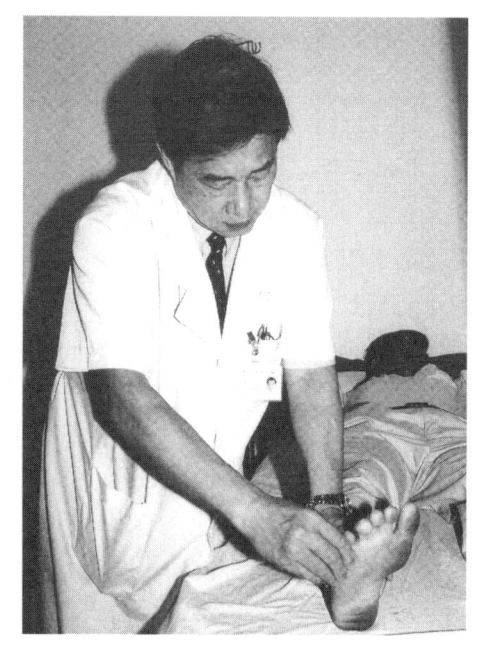

图27　叶伟洪为患者诊病

吧。"不消一会儿，有病人过来，他把脉，询问病情，声音温和。但是他不说不笑的时候面容冷峻，让人觉得有些难以接近，那是一种清冷的威严。他开处方的时候一蹴而就，神情依旧淡然，但是却成竹在胸的样子。他的字细密、从容却力透纸背。

他给笔者倒上茶水，在沙发上很随意地坐下，又像是以一个很舒服的姿势，与笔者不近不远的距离，开始说起了他的故事。

1. 转攻骨伤科是因悲悯

叶伟洪对于自己如何做了骨科医生的经历是这样子淡然描述的："只是最初刚好回到老家从事中医工作，后来刚好

有机会进修骨科，我只是刚好做了大伙儿需要的事情而已。"仿佛所有的事情都是那么水到渠成，理所当然，他只是刚好做了这件事情，如此而已。

1968年叶伟洪毕业于广州中医学院（现广州中医药大学）的医疗系，然后分配到海南工作，那时候医生的专业分化不那么细，"被蛇咬了找你看病，打喷嚏也找你看病，感冒了还是找你，根本没有专科的细化，但是病人找上你，你就得帮他看病。"叶伟洪是这样子笑谈他最初当的"全能"医生。

至于为何会转攻骨伤专科，叶伟洪谈起了这样一个故事。

1975年，在那个特殊的年代，大批知青"上山下乡"，叶伟洪也不例外，他被分到一个水利工地，负责工地的医疗卫生，当起了下乡医生。在一次石头爆破事件中，一个18岁的小姑娘的左腿被锋利的石块击中，造成了开放性骨折，面积如手指甲般大小的骨头外露可见。因为工地在大山里面，且交通极为不便，要送到医院去的话必须要走3个小时的山路，叶伟洪赶紧先给她的伤口做了无菌包扎的处理，然后送到医院去接受骨伤的治疗。

谁知道半年后叶伟洪再次遇到那位姑娘时竟然发现她已经截肢了！像这种简单的开放性骨折要搞到截肢实在是太意外了，怎么会这样子的呢？这对一个才18岁的小姑娘来说简直就是影响她一辈子的事情啊！

叶伟洪调查了解后才知道，原来当时医院观察了她的伤势之后竟然没引起重视，说这种情况只需找草医（注：使用中草药治病的民间医生）用草药包扎就可以治好。

小姑娘接受了草医的治疗，殊不知草药的包扎引起了开放性伤口的感染，越包扎越严重，最后伤口竟然长了虫子，伤势一发不可收拾，为了保住小姑娘的性命，无奈之下也就只能选择截肢了！

叶伟洪感慨万分，觉得正确的骨科治疗，其实在乡下是多么地需要，而自己如果能在这方面有所作为，也算是安身立命之事。于是他重返母校进修学习，专攻骨科。叶伟洪的学习心态就是"能者为师"，不管是师兄还是师弟，只要别人有可取之处，只要别人有优点，他就虚心讨教。"做学生啊，就不要把面子看得太重了，做错了被人骂了那也不是丢脸的事情，别人骂你骂对了，那你就要记住，以后就不会犯错，要是别人骂错了，那更没关系，根本不用往心里去。"就是这样一种心态，让叶伟洪如海绵吸水般地尽可能地吸收着新的知识，他摸着石头过河，走上了骨伤科这条路。

叶伟洪一直强调，每一个人都是有长处的，每一个人身上都有他可以学习的地方，所以他总是那么低调，但是这难掩他身上那些微微的光芒，不似太阳般晃眼，但总是温温地闪耀着，让每个求学寻知的人肃然起敬！他认真看书，写读书笔记，也做了很多的读书卡，把自己的学习心得、疑难点都详细注明附于书上，这个习惯他保持至今。"活到老，学到老"，这话用在叶伟洪的身上，真是再适合不过了。

2. 医者仁术　仁者爱人

叶伟洪给笔者满上茶水，看到茶叶在滚烫的水中翻腾，沉沉浮浮，其实人生不就是一撮茶么，而生活就是这壶热水，经得起热水的炽热，才能有蕴藏在深处的芳香释放。

他继续说道："现在的病人啊，总是治好病后对医生感恩戴德，送牌匾啊送锦旗啊，其实他们都错了，且完全背道而驰啊，不应该是病人感谢医生，其实是要医生来感谢病人的呀。"这个说法把笔者搞得云里雾里，医生帮你治好病，感谢医生，不是应该的么？

他缓缓道来："在学校里学的东西，都是理论的，都是虚的，做医生就是做学问，尤其是在临床，如是没有病人来看病，你的理论就不能变成实践，行医经验从何而来，根本就是无从谈起嘛！"品一口茶，听一番话，身心里的浮躁被滤去了一样，沉淀下来的就是感动，感动于他对这份职业的认真，感动于他对生命的满是敬重。

在学校努力学习，在临床认真工作实践，让叶伟洪医术在莞邑声名鹊起，而他最擅长的就是中西医结合治疗骨伤科的疑难杂症。

1980 年，有个未满一岁的小女孩患了手部骨髓炎而致的肱骨远端骨缺损不愈合，一直未曾治愈。直到小女孩九岁的时候，她的左手还是如同一岁幼童的小手，也不能动弹，被送到了广东省某著名医院接受了当时很先进的带血管腓骨移植手术，遗憾的是手术失败了。因为血管植入不吻合，即使是接上了新的骨头也无法使其自然生长。

在小女孩 11 岁的时候，她的家长带她来到东莞市中医院，请求叶伟洪为她手术。她一抬眼，她一低眉，目光中流溢着希望却也带着哀伤。她幼小的左手仿佛想推开一扇把阳光阻挡在外面的大门。

如此高难度的手术让叶伟洪一筹莫展，他请教了武汉市同济医科大学骨伤科著名老专家朱通伯，然后给小女孩做了病灶清除植骨钢丝内固定的手术，只是这种手术不可避免地造成手部神经的损伤，神经损伤会导致手部屈伸障碍与感觉障碍。最后叶伟洪选用了中药的内服配合术后治疗，用了 3个月的时间修复了小女孩神经的损伤，半后之后她的手部功能也逐渐恢复，充分体现了中西医结合的治病特色。

看着小女孩的成长终于与常人无异，叶伟洪长长地舒了一口气，他终于完成了小女孩全家人的心愿——让她左手跟着身体一起长大。他笑说："别人种花种草种菜，我却是种骨头的人。"

说起自己行医多年的心得，叶伟洪依旧淡然一句："医者，是乃仁术也；仁者，乃爱人者。"可是他的言语之间又带着一点侠气。作为一个医生，他不但拥有精湛的技术救病人于生命线上，更重要的是他拥有一颗宽厚而怜悯的心，珍视着每一位病人。

儒家文化中有句话亦是被叶伟洪铭记于心的，那就是"穷则独善其身，达则兼济天下。"这个"兼济天下"又何尝不是一个仁爱的表现呢？

3. 做学问永远不知足

谈话中叶伟洪提到了他非常崇拜的我国已逝的著名外科专家裘法祖。尤其是裘老说过人生的"一二三四"让叶伟洪感触很深，他掰着手指，一一道来："一身正气，两袖清风，三餐温饱，四大皆空。而这'四大皆空'的'四'就是金钱、名利、物质与地位。"

叶伟洪说起裘老淡泊明志的一生，心中病人高于一切，他说这就是他想要成为的人。"当然，他的丰功伟绩不是我能够复制全部的，但是只要我能做到他的百分之一的话，那也就不错了啊！"在这个物欲横流的社会，叶伟洪始终坚持一个医生的本分，不为名不为利，他说医生就是救治病人，与其他任何东西都无关。"穿起这身白大褂，我就必须对得起它！"这位战士在此刻显得如此的英姿飒爽！

叶伟洪坚信"做人要知足，做事做学问要永远不知足"。只有不断地创新、不断地探究、不断地学习，那么才会有进步，才能更好地服务于病人。他就在这个岗位上为病人尽心尽力的同时，还孜孜不倦地探求科研。

作为骨伤科的领军人物的叶伟洪，他发表论文 40 余篇，科研项目获科技进步奖多次，如由叶伟洪、叶建勋、张志峰等人合作《补肾活血通痹法治疗膝关节骨性关节炎的临床及实验研究》在 2007 年获得了东莞市科技进步奖三等奖；广东省立项科研项目《创面灵治疗感染创面与烧伤的临床及实验研究》获广东省科技进步三等奖、东莞市科技进步一等奖。他还出版专著《跌打损伤的防治及疑难解答》一书，让后来的骨伤科探索者受益匪浅。

2005 年 8 月，以叶伟洪为主的骨伤科团队，成功承办了"2005 年东莞国际骨科新技术论坛暨骨关节疾病研修班"活动，世界骨伤科精英聚集东莞，展示骨科最新技术，300 多名与会代表通过多媒体传送在手术同一时间观摩、学习。东莞市副市长冷晓明同志在开幕式上说，这次学术培训班的规模之大、档次之高，东莞空前。

叶伟洪也结合大量临床实践，经过反复论证，发明了跌打丸、驳骨片、壮骨片、关节通片、创面灵、骨关节洗剂 I 号、II 号、跌打酒、跌打膏等一系列中成药，临床疗效显著，其中壮骨片与骨关节通片是为了配合 2000 ~ 2010 年这个被世界卫生组织称为"骨关节十年"中关注的中老年关节病与骨质疏松症而设计发明的。

他在东莞市中医院率先开展人工关节置换技术、主干血管断裂的治疗和脊柱外伤、骨折脱位并截瘫的鲁氏棒固定、Dick 钉固定、Sfeff 钢板固定等新术式，对多发性骨折、复合伤及颈肩腰腿痛等患者采用中西医结合方法治疗，疗效显著。

说起现在东莞市中医院骨伤科的辉煌，他绝对是最大的

旗峰莞水大岐黄

功臣之一，可是他却连连摆手："这都是东莞市中医院一代代人共同奋斗所创造出来的，我何德何能啊，顶多只是添砖加瓦，我只是做了我的分内事而已。"但是在笔者走访东莞市中医院时却一直听到其他科室负责人说，骨伤科就是在叶伟洪的带领下蓬勃发展起来的！

他始终那么淡然地说道自己的成就，仿佛那真的是不值一提似的，只有说到东莞市中医院骨伤科的发展，他才会显得激动一点，因为他寄予了厚望，他总是像对待幼子般殷切地期盼着骨伤科在今后的成长！

笔者总是在想，是什么成就了他的今天？大抵就是他性格淡泊无所求与对这份工作的热忱，笔者相信，只有做到巅峰的人，心地才能非常纯粹，才能集中精力做学问与研究。

本来现在叶伟洪可以退休在家颐养天年的了，可是他始终心系病人，于是又回到了临床一线。一轮谈话下来，他不再是那个最初笔者以为的冷峻医生，他有一颗温暖而仁爱的心，让你很明显地感受到他的质朴厚德，这个气场会凝聚起你对他的敬仰，一点，一点，再多一点，然后，你就再也不会忘记他了。

"我只是一个很普通的医生，帮病人看病、开处方、查房是我每天都做的事情，只要能为病人多做一点就多做一点，这能让我找到自己的价值。"就是他这种淡淡提起、毫不矫情的话让笔者深深地明白了什么叫做"上善若水"，也懂得了什么叫做"医者父母心"。

七、 独占鳌头 "第一人" ——记莫刘基

莫刘基，1931年6月出生，广东东莞市人，1955年3月

毕业于华南医学院（中山医科大学）。主任医师，长期从事临床医疗工作。先后担任东莞县（市）人民医院副院长、院长、东莞县中医院副院长，兼任"东莞市尿石症研究所"所长。1961年获得国务院授予"全国文教战线社会主义建设先进工作者"称号，出席全国群英会。

世人皆知，要拿一次"第一"不是难事，要拿多次"第一"却难上加难！而莫刘基，却独有许多个"第一"：全国县级医院开展胸外科手术第一人；全国第一个"尿石症研究所"创办者；建国后，中华外科杂志上发表第一篇泌尿外科论文的广东省第一人！

这几个"第一"已足以令人刮目相看。可是，在莫刘基的字典里，令人折服的还不仅仅是这些……

1. 中西医结合发展医疗业务

中医正骨是我国传统医学中研究人体损伤性疾病的专门学科，自有文献记载，到现在已经有2 300多年的历史了，曾被誉为"国技"的中医正骨以手法治疗骨科疾患，病人痛苦少，恢复快，已被列入我国第一批国家级非物质文化遗产名录。当时，东莞市中医院骨科一直以享誉莞邑的"谭氏正骨"为主力，以传统的中医正骨手法治疗骨伤。莫刘基担任主管医疗业务的副院长期间，正值东莞开放改革之机，新鲜事物遍地开花。莫刘基审时度势，结合中医院的实际情况，提倡中西医结合治疗发展医疗业务工作。在继承发扬传统中医正骨的基础上，选派优秀医务人员到广州各大医院进修外科，并大力引进吸收人才，开设创立了骨伤科和外科，设置病床60张。同时，在医院有限的条件下规划建设手术室，开创了东莞中医院骨伤科、外科手术治疗的先河。中西医得以并驾齐驱，为百姓的健康保驾护航。现今，东莞市中医院骨科一分为四：骨一、骨二、骨三、骨四科等，其规模在三角洲首屈一指，盛名甚至远播海外……

2. 二十年磨一剑

1958 年采用暴露疗法治疗大面积烧伤，获得良好的治疗效果；

1959 年开展肺叶切除、心脏动脉导管等胸腔手术，是全国县级医院最早开展的胸外科手术第一人；

……

莫刘基医术精湛，一直以其游刃有余的手术刀为病人解除痛苦。但是他深知：外科手术带给病人许多痛苦，属不得已而为之。特别是在尿石症高发的东莞地区，莫刘基每天接诊无数，深深地感受到尿石症患者身心受到的莫大痛苦。苦思冥想中，莫刘基萌生了一个念头：他期望能研制出一种新药，既能广济患者，又可免除手术创伤之痛，同时能解决结石的复发问题。大丈夫言出必行，于是从 20 世纪 70 年代起，他便整日沉浸在传统医学理论里，在日常的临床工作中不断思考和总结。功夫不负有心人，经过长时间的探索，在借鉴古今名医验方的基础上，结合自己多年的临床经验，莫刘基终于总结出一个独特的中药处方，在临床试用中证明疗效较好。之后，他又不断改进，从最初的汤剂改为合剂、丸剂，并于 1989 年通过了广东省科技成果鉴定。并于 1998 年 6 月，终获卫生部批准为国家新药，取得发明专利。防治尿石症的"尿石通丸"就这样一步步孕育出来了！多年的临床实践证明，尿石通丸具有"一箭三雕"的功效：显著的排石、溶石和预防结石形成、复发等"三大功能"，避免患者受到更多病痛的折磨，被广大患者誉为"杏林骄子"。

3. 百般武艺样样通

他是医生，也是管理者。莫刘基先后担任东莞县（市）人民医院副院长、院长、东莞县中医院副院长，一直在为医院的建设和发展做不懈的努力，无论是医务工作，还是医院管理工作，他都做得滴水不漏，为人称道。

在如此繁重的工作外，莫刘基的医学论文、社会医学活动、学术研究等却一样不缺、样样精彩，足以让众多为琐事缠身的人们汗颜。

1982年，他创办了全国第一个"尿石症研究所"——"东莞县尿石症研究所"，兼任研究所所长，并获得国家自然科学基金资助。

他曾在全国性医学刊物和学术会议上发表论文44篇，主要有《膀胱结石症》、《东莞地区尿石症25年间的变化》、《东莞市尿石症每年新发病例情况调查报告》、《尿石症与微量元素》、《营养与尿石症——广东省东莞市204例尿石症营养状况调查分析》等。其中《膀胱结石症》一文为新中国成立后广东省在中华外科杂志上发表的第一篇泌尿外科论文。

他还曾任东莞市第八届人大常委，教科文卫委员会副主任；东莞市第九届政协常委；《中国中西医结合外科杂志》编辑委员会编委；中国中西医结合学会第二、三届急腹症委员会副主任；东莞市科学技术协会第一、二届副主席；中华医学会广东分会泌尿外科学会委员；中华医学会东莞分会第五届理事会副理事长等职。

八、 医院改革的先行者——记李镜波

李镜波，男，1955年6月生，广东东莞人，副主任中医

师。1984 年，担任东莞市石碣医院院长；1986 年调任东莞市中医院院长。现任广东省东莞东华医院（东莞市红十字会医院）院长，东莞市政协委员，广东省医院管理学会常务理事，广东省现代医院管理研究所研究员，中华医院管理学会理事，中国管理科学研究院经济论坛常务理事。

提起李镜波，许多人首先想到的就是，这是一个 28 岁就当上了院长的人。生于东莞的李镜波在 1984 年，仅以 28 岁的年龄，就由一名普通的临床医师，当选为东莞市石碣医院的院长，成为当时整个东莞最年轻的医院领导。在那个仍然十分讲究论资排辈的年代，李镜波的当选让不少人跌破了眼镜，但在更多人的心目中，这是众望所归。

在改革开放的前沿阵地中，东莞有着举足轻重的战略地位。作为连接广州与深圳两大华南重镇的纽带，东莞人的改革也走在了全国的前列，李镜波就是改革的先行者之一。上任之初，当人们还在四处观望的时候，李镜波就大胆地对石碣医院的各项管理制度进行了大刀阔斧的改革。20 世纪 80 年代中期，我国医疗卫生改革刚刚开始，许多问题尚在摸索之中。对医院的服务行为、人事制度、分配制度进行改革，需要过人的胆识和魄力。在李镜波的领导下，多年来按部就班、惯性运作的石碣医院，犹如被注入了一针兴奋剂，全院上下精神面貌焕然一新，医院的发展速度陡然上升，很快便成为全市医疗卫生战线的先进典型。

李镜波带领的石碣医院所取得的成绩有目共睹，他的能力也得到了上级主管部门和领导的一致肯定和充分的信任。在群众的翘首企盼中，两年之后，李镜波调任东莞市中医院院长。即便在今天，以如此的"低龄"担任一家地级市医院院长的人也屈指可数。在东莞市中医院里，他有了发挥自己能力的更广阔的舞台，却也让他面临着更为严峻的挑战。

"当时，改革开放在中国才实施了不到 10 年，许多企事业单位的职工思想都还停留在'大锅饭'的时代。因此，那时的改革措施最主要地集中在如何打破旧的分配制度、建立新的分配制度上。"每当回想起往事，李镜波脸上都会有一种自豪的表情，"在实际工作中，我发现单纯的分配制度改革犹如一把'双刃剑'，在一定的时期内和条件下，的确可以起到调动职工工作积极性的作用，而且这也是势在必行的措施，但是仅仅依靠分配制度的改革，还远远不足以扭转人们几十年来形成的一种行为方式。从当时一些其他地区的单位改革中我们得知，尽管'多劳多得、少劳少得'的分配制度已经被提出并实施，但对于少数人而言，长期的安逸生活已经让他们无所谓'多得'或'少得'，只要'有得'，就懒得去'多劳'。况且在当时的情况下，每一种改革措施的实施都会或多或少地遇到一些旧思想的抗拒，如果改革措施太过激进，超出了一部分人的思想承受范围，势必会产生一定的负面影响。"

如果从当下的管理学体系来看，要建立一种高效管理运行机制，一项制度的改革也必须依靠其他各项制度的呼应与配合。但是在 20 世纪 80 年代，拥有这种在当时可谓"超前"的管理意识的人并不多见。但东莞市中医院是幸运的，李镜波就是这样一个拥有"超前"意识的管理者、领导者。

李镜波的眼光向来高瞻远瞩，他的管理改革的思路，也从最初的分配制度，延伸到了人事制度、医院文化、医患价值观念等深层次的问题。即便是在今天，这些问题也是许多大医院正在探索和研究当中的问题，而李镜波却在 20 多年前就已经走出了坚实的第一步。

李镜波告诉笔者："当时我想到了几个关键问题：一是如何根据病人的诉求与心理需要来做好医院的医疗服务工作；二是如何把握好与医院发展相关的医疗卫生改革政策；三是政府的医疗卫生管理体制和社会经济、人文环境对医院的发展有着哪些深刻的影响。"

顺着这些思路，李镜波仔细、深入地研究了当时的政策环境、东莞的经济发展状况、当地人民群众对医疗服务、尤其是中医医疗服务的需求。经过李镜波和医院领导班子的反复论证，东莞市中医院陆续推出了一系列改革措施，取得了骄人的成绩。东莞市中医院也在这一时期取得了长足的进步，迅速发展成为珠江三角洲地区乃至广东全省最具实力的中医医院之一，在广东省的市级中医医院中，走在了"排头兵"的位置。

今天看来，东莞中医院的那一段经历显然让李镜波更加成熟起来，这也为他后来入主东莞最大的私立医院——东华医院积累了宝贵的财富。

近年来，我国各地涌现出了一大批民营医院，可是其中的大多数并没有得到当地群众的高度认可，一小部分私立医院甚至在靠多开检查单、开高价药牟取利润。但是在许多东莞市民眼中，东华医院却是有口皆碑，有些人甚至压根就不知道东华医院"私立"的性质，只知道这家医院医疗水平高、服务质量好、收费合理公道。这家医院的掌门人，便是曾经担任东莞市中医院院长的李镜波。

在 10 年的医院管理工作的不断探索和创新过程中，李镜波和他所领导的医院始终走在医疗卫生改革的前列。但是，习惯于缜密思考、擅长于把握发展机遇的他，并未满足于已经取得的成就。1994年，改革开放的春风又一次吹遍南粤大地，医疗卫生事业发展再次面临大好时机。李镜波审时度势，准确把握人生机遇，毅然进行了更为大胆的尝试：经营一所中外合作综合医院——东莞东华医院，开始了他在医院管理生涯中全新的探索。

作为一家新型体制的医院，当时还没有可资借鉴的经验，一切都要从头开始。李镜波大胆引进国外医院管理的经营理念，积极借鉴国内外企业管理经验，结合医院的实际情况，提出了许多新的思路和策略，并打破常规，对医院的经营管理机制进行了全方位的变革与创新。

经过一番充分论证之后，他大刀阔斧地将医院的发展引入市场机制，注重经营，讲求效益。以医疗服务需求为导向，制定医院的经营策略；冲破医院改革禁区，实行全员劳动合同聘用制，通过打破"铁饭碗"以从根本上调动职工的积极性；改革分配制度，告别"大锅饭"，将个人收入与工作实绩挂钩，通过经济杠杆，促进医疗水平与服务质量的提高；从社会上议论最多，群众最关心的服务态度和医德医风入手，改变传统的行医观念，规范职工的日常行为，树立良好的医院形象；通过改善服务设施，尽可能使群众在就医过程中有方便感和舒适感，让东华医院以全新的面貌出现在社会公众面前。

李镜波改革的"三板斧"真正灵了。东华医院建院初期有职工106名，其中大部分从全国各地招聘来的职工，有的在国有医院呆了几十年，猛然间要他们改变长期以来形成的思维习惯和行为方式谈何容易！但除极少数人遭到了无情的淘汰，大多数人都"挺"过来了，这些经过风雨洗礼仍傲然挺立的人才，如今已是东华医院顶天立地的栋梁。

从1996年以来，东华医院的业务量以年平均30%的速度递增，最快时达到了68%。医院先后被东莞市人民政府授予"社会公德先进集体"光荣称号，被广东省红十字会和东莞市政府命名为"东莞市红十字会医院"，并通过广东省普通高等医学院校教学医院评审。此外，医院还先后成为中华医院管理学会理事单位和广东省医院管理学会常务理事单位，被中国医院协会评为"全国百姓放心示范医院"。李院长本人也由于成绩显著，先后被聘为中国医院协会常务理事、中国医院协会民营分会副主任委员、广东省民营医院协会主任委员、广东省现代医院管理研究所研究员、东莞市中医学会副会长、东莞市医学会副会长、东莞市医院协会副会长等称号和荣誉。2002年，他又被评选为"全国医院优秀院长"。东莞东华医院成为首批荣获此殊荣的民营医院之一。

抚今追昔，李镜波在医院管理改革的道路上，一直都是一位先行者。但在他的记忆中，最怀念的还是在东莞市中医院工作的那段时间。他说："是（东莞）市中医院培养了我，给了我一个广阔的舞台，让我得到了快速的成长。也要感谢当时团结在我周围，与我同甘共苦的同事们，没有他们的理解、支持和帮助，我也不可能做出那样的成绩。"东莞市中医院的老职工们回忆起这位年轻的"老院长"，也纷纷表示：东莞市中医院能取得今天的成绩，李镜波功不可没。尽管他已经离开医院，但在东莞市中医院的发展历史上，李镜波的名字必定被写在最华丽的篇章之上！

九、 三死三生耀医术——记何世东

何世东（见图28），1947年11月出生，广东东莞市人，毕业于广州中医药大学。2001年享受国务院政府特殊津贴，同年被评为"东莞市技术专业拔尖人才"；国家中医药管理局确定的第三批继承工作的老中医专家。曾任东莞市中医院内科主任，广州中医药大学兼职副教授，广东省中西医结合学会消化专业委员会委员，广东省中医药学会肾病专业委员会委员，担任老年病研究所副所长，发表论文38篇。1975年获"东莞市先进工作者奖"，1997年获"广东省优秀中医药科技工作者"称号。

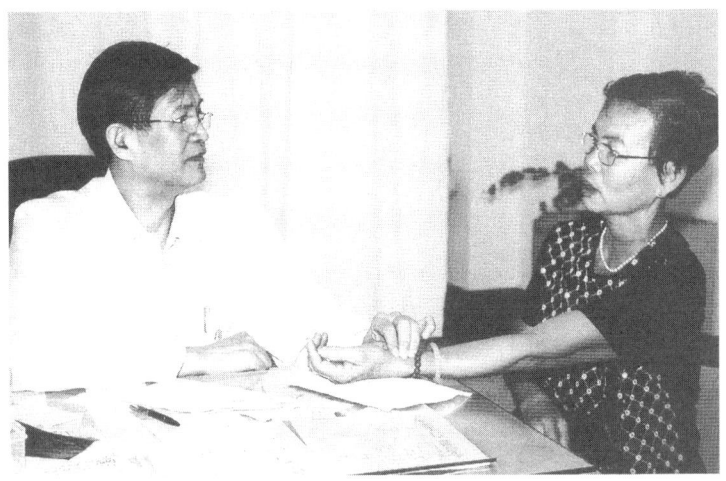

图28　何世东在为患者诊病

略微瘦削的面庞，嘴角挂着一抹微笑，身体斜倚在沙发上，双手轻抓着扶手——自信、开朗，甚至还带着一股常人不易察觉的不羁——如果不是主动地自我介绍，谁都不敢相信，这位外表看起来似乎只是 40 多岁的"中年人"，竟然是东莞中医院的招牌之一——曾任内科主任的老中医专家，年已 62 岁的何世东。

作为全国知名、享受国务院特殊津贴的老中医专家，没人会质疑他的医术。

作为内科主任，起早摸黑在急诊部工作 20 多年的老医生，没人会质疑他的医德。

而谈起自己的过往经历，何世东那平淡、缓慢，又有点激动的语调，给人的感觉，就好像一位可敬的长者，没有抗拒感，没有距离感。

1. 下乡当起赤脚医生

"我是 1966 年高中毕业的。"何世东很爱强调这一点，在采访中，曾经数次提到。翻看历史，不难发现，这一特殊的年份，代表着不一样的意味——除了是影响一代人的特殊十年的开端，也是毛主席提倡"赤脚医生"，肯定中医贡献，鼓励中医下乡的特殊年份。当年，全国数以百万计的中医生，心怀济世救人的远大理想，肩担对农村病人的不容推卸的责任，纷纷走进贫苦的乡村，走在医疗第一线上，用自己的热忱去关怀病人，用精湛的技术去救治病人。

何世东，就是这庞大而又不平凡的百万大军中的一位"热血青年"。何世东笑着谈起当年依然带着些许懵懂的自己，用了这样一个有意味的词。的确，即使在人们思想普遍早熟的现在，年龄 19 岁的高中毕业生，依然摆脱不了固有的青涩。而当年的何世东，却已带着这份青涩去勇敢回报社会。

高中毕业，在现今社会不算什么高学历，但在当时，这已经代表着出类拔萃。然而，在实践中，何世东又觉得自己所学的知识，远远跟不上工作的需要，不能很好地为病人排忧解难。看着病人被病痛折磨，他很痛苦，又很彷徨，怎么才能提高自己的医疗技术水平呢？

拜师学艺！

"中医很强调传、帮、带"，何世东谈起自己的学艺经历，语气中透着几分庆幸与感激，"当年，我跟着的老师，是一位南京大学的毕业生，如果在现在来说，都可以算是博士水平了，技术很好。"从这位老师身上，何世东学会了很多东西，尤其是中西医结合的技术，更是开拓了何世东的医疗视野，深化了他的医疗理论，提高了他的医疗技术，使他在"一个枕头，三个指头"的传统中医治疗方法之外，还练就了一身过硬的西医诊断本领。

除了老师的帮带之外，何世东在工作之余，依然通过书本，饥渴地汲取知识。"喽，这本就是我当年最爱看的书。"何世东小心翼翼地拿着一本书面泛黄，书页已经出现些微破损的书，用手指轻轻地翻动给笔者看，书面上写着《五院讲义》。"虽然这本书里，都是一些基本的治疗方法，但在当时，对我的帮助很大。"

从 1966 年一直到 1969 年，何世东，都在实践着"赤脚医生"的誓言与职责。

2. 两月辛劳抗击麻疹

1970 年，何世东进入东莞麻涌卫生院，成为一名正式的中医师，迎来了职业的第一次转折——用他自己的话来说"终于当上医生了"。从那年开始，直到 1978 年 3 月，他考上广州中医学院为止，整整 8 年，何世东都是在此渡过的。

卫生院，是与农村接触最近的医疗机构；卫生院医师，则可以说是农民的健康保护神。何世东，对此深有感悟——

给农民看病，重在用心。

或许是粗生粗养的传统思想作怪，或许是因为缺钱的尴尬，又或许是"讳疾忌医"的顾虑束缚，当时，农民很少去卫生院看病。

"我们就主动送医下乡。"何世东谈起对策，一点都不含糊。

说起来轻松，做起来困难，让何世东记忆犹新的，就是20世纪70年代初麻疹大流行时，送医下乡2个月的艰辛时间。

麻疹，是小儿多发病，现在，人们已经很少见到了。但在上世纪，基本上2~3年，就会大规模暴发一次。当然，当时的麻疹暴发一般都是轻度麻疹，症状不重；加上农村没有计划生育，子女较多，父母一般疏于照顾，自然不会重视这种常见病。生活条件恶劣，加上习以为常的漠视，终于引来了一次重度麻疹的大流行——时间就是20世纪70年代初。

与轻度麻疹不同，重度麻疹，发病急，扩散快，致死率高，据资料显示，当年的麻疹大流行，致死率高达20%。不过，由于麻疹的病毒较稳定，变异几率小，只要及时治疗，就能有效降低患儿的死亡率。

"医师是守卫病人的最后一道防线"，在当年麻疹大流行的战斗中，这句话得到了很好的诠释。作为卫生院的医师，何世东勇敢地站在了战斗第一线，坚持奋战了2个月时间。

直到现在，何世东还清楚地记得，那场与麻疹的战斗，开始在2月——天气依然寒冷的初春时节。冬春之交，无疑是万物复苏的好时节，但也避免不了病毒的肆虐，加上广东地处温湿的亚热带，病毒逞凶的机会更是大了不少。

当然，客观地说，当年的麻疹大流行也并非突如其来，因为政府根据惯例与一些征兆，已经有了预感，并作出一些相应的防范措施。但由于之前所说的，村民对"看病"的根深蒂固的抗拒，令农村的防疫工作难度增大。

为了农村居民的身体健康着想，卫生院根据政府的指示，进行了一系列的工作。何世东所在的麻涌卫生院，便规定了一位医生照看一条村子。当时的东莞农村，可不像现在这样，路面宽畅，还铺着水泥。据何世东回忆，当时像样点的农村，正道只铺着高低不平的青石板，而房前屋后的小道，大多都是杂草丛生的黄泥路，不要说骑单车了，人走在上面，都要小心翼翼，免得误踩到洼洞中，拐了脚。

为了圆满完成上级的任务，更为了能令村民平安度过传染病的高发期，何世东顾不上工作的劳累，隔天便带着医疗箱，深入自己的"责任村"，连节假日也不例外，早出晚归，风里来雨里去，连凉鞋都跑坏了一双。

何世东还记得，当时麻疹的传染速度很惊人。面对孩子们的啼哭，家长们的焦虑，何世东走完一家又一家，几乎是没日没夜，一干就是二个月！功夫不负有心人，到了4月，病情终于得到了有效的控制。

现在，回忆起当时的情景，何世东的语气却出奇的平静，似乎这些劳累只是不足挂齿的小插曲。

3. 三次救醒濒死患者

学无止境，何世东在卫生院工作8年，为了能令自己的技术水平更上一层楼，在全国恢复高考后，考进了广州中医院，经过学习，于1982年毕业，分配到了东莞市中医院。

经过深造，何世东的医疗技术水平进一步提高，掌握了温病发展规律，积极在疾病早期截断邪热传变，或透邪于外，或泄热于下，先证而治，每获良效；善用经方，扩大经方应用范围；坚持整体观念，强调辨证论治，着重治病求本，重视脾肾根本；疑难病从痰瘀论治；擅长中西医结合治疗急重病，或攻下，或清利，灵活运用"三宝"屡起沉疴。

何世东治疗的疑难重症，数不胜数，但谈起自己的经手的病例，一桩"三死三生"的故事，令他难忘。故事的主角是祝女士，1980 年患病，当时 43 岁。求诊的时间是 1983 年——

"何医生，我亲戚得了病啊，可不可以麻烦你看下？"一天，当何世东披上白大褂刚出现在诊室，一位护士便风急火燎地找上他，扯着他的衣服悄悄问道。

"好啊，带病人来了再说！"何世东不假思索，便爽快地答应了。

第 2 天，病人来了，乍看之下，何世东心里都不由"咯噔"一下——只见患者全身浮肿，手臂都快有大腿粗了，腿脚更是肥胖得不像样，连鞋子都穿不上，和病例上贴的照片里的清瘦形象，判若两人。而且由于极度虚胖，病人走上几步，就气喘吁吁，汗水把衣服都浸透了。

招呼病人坐下，何世东拿起病历——"祝某，女，患系统性红斑狼疮，狼疮性肾病综合征（1982 年在广州中山医学院第二附属医院住院，应用激素治疗）以后并发多发性囊肿，表现发热，身体多处肿块疼痛，全身浮肿，肥胖，纳差，多汗，疲乏，大便烂，尿黄。"

"何医生，原来的主治医生建议用中医治疗比较好。"患者亲属见何世东在沉思，便插了一句。

"好，我先开一副托里消毒饮加味，你吃下试试。"何世东开了一剂处方。

由于病人体质虚弱，当天晚上就出现了危险，休克不说，整个舌头都肿了起来，连嘴都合不上。经过紧急抢救，病人病情稳定下来，1小时后，舌头也缩回原样，看不出异样。

经过处方治疗，原来虚胖的病人，半个月后，手脚便消肿了，一个月后，便改用益气补肾祛湿活血法善后，三个月后病就全好了，不仔细看，还真看不出是生过大病的人。

然而，好事多磨。1989年因停药时间长，祝女士的红斑狼疮复发，引起狼疮性心肌炎伴休克，更昏迷在冲凉房中，家人送她住院抢救。

经过抢救，成功苏醒。何世东再次应用益气补肾、祛湿活血中药善后，方用左归饮加四君子汤、黄芪、田七、丹参等，三个月便行如常人。

2003年，祝女士因为急性肠炎，应用抗生素后并发胃炎，第3次病发——全身乏力，明显消瘦，纳差，呕吐，腹泻一天便达十多次。

由于与之前的症状有差异，此次，何世东就用中医温中健脾祛湿法，加西药支持疗法。开了附子理中汤加味的方子，一吃，果然立竿见影，祝女士大便转正常，再次应用益气补肾、祛湿活血法善后，五个月后，便可以正常生活，一直到现在，都没再病发。

前后3次，间隔达20多年的医治，当然只能算是何世东数十年行医生涯中的一个浪花，但却可从中看出何世东医术的精湛。

4. 课题研究国内领先

何世东医术的精湛，同样表现在对科研课题的研究上。作为东莞著名的中医科研项目的带头人之一，何世东取得了许多领先全国的成就。如1998年主持"康尔胃抗消化性溃疡复发的临床及实验研究"达国内先进水平，荣获广东省中医药局及东莞市人民政府科技进步二等奖。

针对顽固性消化性溃疡复发这一疑难病，何世东详细观察，不断总结，认为溃疡反复发作以脾胃虚寒多见，故反复验证以黄芪、甘草、黄连、三七、五灵脂、吴茱萸、白及等七味药成方，治疗此类病人效果显著，并制成康尔胃Ⅰ号。临床科研验证结论：康尔胃Ⅰ号具有治愈率高，抗复发疗程短，抗复发作用明显，无毒副作用等特点。

在取得阶段性研究成果之后，何世东在康尔胃Ⅰ号的基础上，于2003年主持"康尔胃Ⅱ号治疗功能性消化不良临床及实验研究"，并获东莞市人民政府科技进步三等奖。何世东以厚朴、枳实、法半夏、紫苏梗、蒲公英、黄连、党参、黑老虎等成方，取得较佳的治疗效果。

另外，何世东在保健养生方面，提倡"平衡"使人健康长寿。人生活起居与四时变化相适应，以取得平衡。心理平衡、心态平静、恬淡虚无、真气从之。饮食根据每个人体质情况，尽量做到饮食平衡。运动亦根据每个人体质及喜好，需从平衡考虑，选择方法及运动量，从而达到阴阳平衡。善于"平衡"者，健康长寿也。

2007年，何世东退休，闲时，麻将会友，逗乐儿孙，过起了逍遥日子。采访时，何世东拿起一杯功夫茶细细品尝，恬静，无欲的长寿理念彰显无遗。或许，这就是何世东懂得"平衡"，以致年轻二十年的明证。

十、 尽开便宜药的中医师——记刘石坚

刘石坚（见图29），男，广东省东莞市人。1940年4月出生，1961年入读东莞县中医学徒班，跟随省名老中医何炎

桑学医四年，于1965年经考试合格出师。1991年被评选为首届全国继承老中医药专家学术经验的学术继承人，师从何炎燊学医3年，全面继承学习何炎燊的学术思想及临床经验，于1994年4月，经专家鉴定以优异成绩出师。曾获"广东省科普工作先进工作者"、"广东省白求恩式先进工作者"、"第三届广东省科学协会先进工作者"、"1994年东莞市先进工作者"等称号。

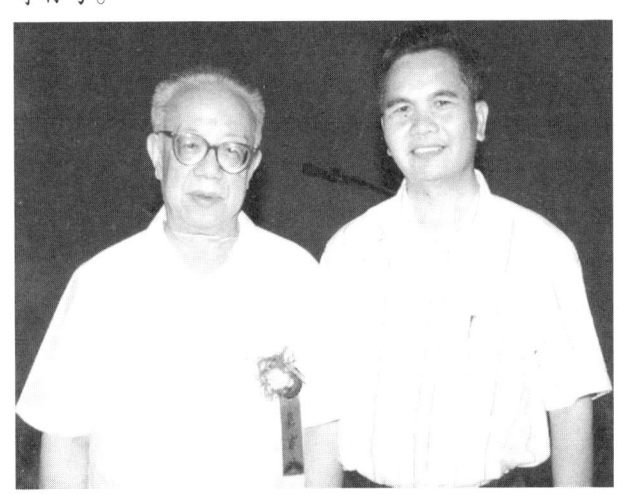

图29 刘石坚（右）与恩师何炎燊

1. 博览汇通，"十五分法"治咳嗽

刘石坚治学严谨、临床实践认真，并全面继承和发扬何炎燊的学术思想及临床经验，广集医著，浏览百家，兼收并蓄。并且结合四十多年的临床实践，形成了自己的独特见解，长于中医内儿科，尤精于脾胃病和温热病。

刘石坚善用消导法治疗儿科疾病，他认为"小儿脏腑娇嫩，形气未充"。然而现今独生子女居多，家长宠爱有加，孩子饮食结构复杂多样，且又不加以节制，往往会损伤胃肠，导致积滞，从而衍生一系列的疾患，比如伴发顽固性咳嗽等。

咳嗽是一个常见病，貌似简单但治疗却很复杂。古人有云："医生入门听咳嗽，眉头皱"。因为五脏六腑之病皆会令人咳，这说明咳嗽一症，病因非常复杂。

刘石坚在临床上很巧妙地运用消导法治疗小儿喘咳证，疗效颇佳。

比如，一个5岁男孩，因为家长溺爱，性情骄纵，饮食不节制，长此以往造成了身体羸弱，食欲不振。某次不慎感受风寒造成了咳嗽，久治不愈，经过中西医多次治疗，或是消炎镇咳，或是清热祛痰，或是润肺化痰，或是健脾止咳均未见成效。最后找到刘石坚。

初诊时病孩咳喘不已，痰涎清稀，腹部微涨，口秽，大便溏滞。刘石坚诊断为气郁不畅，肺气不降，食积成痰所致，故用莱菔子、神曲、枳实、葶苈子、滑石、枇杷叶、厚朴、陈皮、大腹皮、茯苓、浙贝母、北杏熬汤以服之，病孩服3剂后咳嗽则停，家长对此感激不已。

不仅如此，刘石坚经过四十多年的临床实践，还总结出治疗咳嗽十五法：

①疏散风寒、宣通肺气法；②疏散风热、宣肺止咳法；③清肺润燥、疏风清热法；④温润肺燥、疏风止咳法；⑤解热泻肺、涤痰止咳法；⑥清肝泻火、凉肺止咳法；⑦清咽利喉、化痰止咳法；⑧清肃肺胃、降气止咳法；⑨疏风脱敏、解毒清肺法；⑩和中消积、祛痰止咳法；⑪健运脾胃、祛痰止咳法；⑫降气止咳、顺气祛痰法；⑬温化寒痰、降气止咳法；⑭敛肺宁心、养心止咳法；⑮滋肾纳气、补肺定喘法。

仅是一个咳嗽就十五方法而治，足见刘石坚医术高超。

除了小儿咳嗽，刘石坚还擅长治疗多种妇科病。中医云："气行则血行，气滞则血滞，气旺则血旺"。所以他治疗妇科病以调理气血为先，运用活血化瘀法治愈子宫内膜异位症、卵巢囊肿、崩漏、痛经、子宫肌瘤、乳腺增生症等多种妇科病，疗效甚佳。

此外，刘石坚也提出了治未病，主张治病要以预防为主。他善于膳疗，保健养生，在东莞日报上发表了二十多篇科普文章，还到基层单位作了十多场养生防病的科普讲座，深受群众的欢迎。

2. "传帮带"的典范

1990 年开始，广东省中医药局大力根据"关于做好老中医药专家学术经验继承人的遴选工作"的精神，开展名老中医药专家学术经验继承工作，采用了传统的"师带徒"人才培养模式。广东省名老中医何炎燊选定学术继承人就是当初医院开办的中医学徒班上的一名学生——刘石坚。

1991 年，刘石坚按照《全国老中医药专家学术经验继承工作管理办法实施细则》制定为期 3 年的传承工作计划。何炎燊要求他把《伤寒论》、《黄帝内经》、《神农本草经》和《金匮要略》这四大中医经典著作背得滚瓜烂熟，随时都要抽查。为此他刻苦学习，用心写读书体会，让人惊叹不已的是年过半百的刘石坚竟然把所有的中医经典著作都背了下来，采录了老中医的临证经验，积累了大量宝贵的病例资料，于 1994 年顺利地完成出师考核。3 年的黄卷青灯，苦读钻研，刘石坚的医术突飞猛进，成为享誉莞邑的名医。

曾经在拜师大会上身为"徒弟"的刘石坚，而今也荣升为"师傅"了。2004 年主任中医师刘石坚被省选定为全国第三批继承老中医药专家经验的导师，指定学术继承人是刘慧卿副主任中医师。

在3年的带徒工作中，刘石坚工作积极负责，对刘慧卿谆谆教导，毫无保留地把自己的临床经验传授给她，同时也要求刘慧卿每天抽空读中医经典著作，写读书心得及临床体会，刘石坚认真批改，还不定期对她考核，总结成绩，找出不足，及时补课。

3年来，经过他们师徒的不懈努力，师承工作取得满意的成果，刘慧卿的中医理论水平、诊疗技术均获得提高，顺利通过出师考核。

3. 尽开便宜药的中医师

刘石坚常以孙思邈的《大医精诚》为准则，工作兢兢业业，以医治病人为己任，哪怕是生病也坚持上班。为了诊治病人，他常常推迟下班，治病用药处处为病人着想，少花钱，医好病，不滥开大处方，深受群众好评，2007年3月28日东莞日报曾报道称他为"尽开便宜药的中医师"。

刘石坚医德高尚，有目共睹，1994年获得广东省卫生厅的"广东省白求恩式先进工作者"称号，1995年他获得东莞市"先进工作者"的称号。他还先后获得广东省第三届科学技术协会"先进工作者"称号，由广东省宣传部、省科技厅、广东省科学技术协会联合颁发的全省"科普先进工作者先进个人"称号，并多次获得东莞市"先进科普工作者"、"先进科技工作者"等荣誉称号。

一个好医生不但在临床上有所作为，在科研上的贡献也不可忽视。刘石坚参与的"何炎燊学术思想临床实践的研究"课题在1999年4月获得了东莞市科技进步一等奖和广东省科技进步一等奖。该课题后来经过进一步整理，于2007年又顺利通过全国"十五"计划科研项目验收；他与马凤彬主任中医师合作整理了何炎燊的临床经验，一起出版了《双乐室医集》。

刘石坚在报刊、杂志上先后发表《何炎燊老中医治疗慢性胃炎经验》、《何炎燊老师治疗崩漏经验》、《何炎燊老中医治疗小儿腹泻经验》、《石膏浮萍汤治疗青年扁平疣》、《消导法治疗小儿疾病的经验》、《治疗咳嗽临床经验》、《治疗非特异性结肠炎的经验》等十五篇学术论文，影响颇大。

刘石坚表示，只要祖国需要，他将毫不吝啬自己的精力投身于培养新一代中医工作者中，尽一切努力为振兴中医药事业，为中医世代相传作出应有的贡献。

十一、 难解中医缘—— 记马凤彬

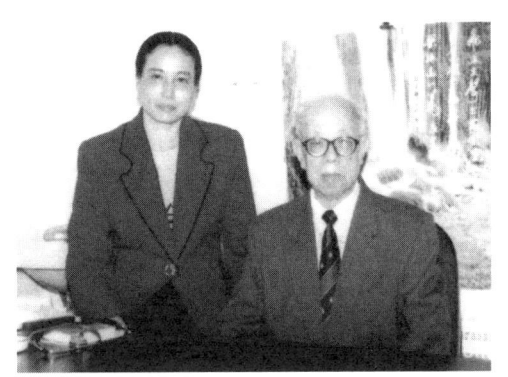

图30　马凤彬（左）与恩师何炎燊

马凤彬（见图30），女，1956年9月出生。吉林省扶余县人，回族，东莞市中医院门诊部医生，主任中医师，广州中医药大学教授、广州中医药大学硕士研究生指导老师。东莞市第十届、第十一届政协委员、东莞市科学技术协会第七届委员、东莞市中医学会理事，广州市中医药学会第一届疑难病专业委员会委员，东莞市第二届优秀科技工作者（获终身荣誉）。

笔者未见到马凤彬前，心里面有诸多想象。她名字里有"凤"，自古，"凤凰，灵鸟仁瑞也；雄曰凤，雌曰凰。"作为我国古代传说中的百鸟之王，自然带有些许霸气，而"彬"带有极致的"文雅"之意。"霸气"与"文雅"如何能完美地结合？及至见到马凤彬，果不其然。你看她，气质文雅，沉静如水，而就是这么个弱女子，做人做事却"霸气"得让人肃然起敬！

1. 锲而不舍，金石可镂

1972 年，马凤彬从东莞中学高中毕业。

1973 年，她进入了由卫生局委托东莞市中医院举办的第三届中医学徒班学习。在这里的第三天，她就被广东省名老中医、全国中医临床家何炎燊破例收为首位女弟子，也是关门弟子。

从此，她与中医结下了一生难解的缘。

1976 年，马凤彬从中医学徒班毕业后，留在东莞市中医院，从此披上白袍，开始她的中医生涯。此时的马医生才刚刚 20 岁。

俗话说："中医领域里，60 岁才能出一个名医。"几千年来，中医学术都是靠祖传师授，一代代传承下来的。结业出师后，马医生虽然有了处方权，但是她仍坚持从师诊病，继续深造。作为师傅，何炎燊毫不保留地将自己所学传授给自己的弟子，他曾经对马凤彬说，自己要如"老母鸡带小母鸡"一般带她。在继承何炎燊中医学术思想的基础上，马凤彬兼收并蓄，刻苦钻研中医经典著作、中医各家学说以及现代医学知识。书本上得到的理论在从师诊病中不断得到验证，经过反复的临床磨炼，她开始独立诊病，并慢慢崭露头角……

学习、学习、再学习，马凤彬数十年来如一日。她坚信：只有坚持学习，才能不断提升自我，适应不断变化的形势。

1986 年，广州中医学院（即现在的广州中医药大学）办了一个中医理论班，马凤彬在那里学习了 1 年，主修医学四大经典：《黄帝内经》、《伤寒论》、《金匮要略》、《神农本草经》，奠定了深厚的理论基础。

1998 年，也就是在马凤彬 42 岁的时候，她参加了广东省自学考试。大多数 40 岁左右的职业女性，身上担负着家庭和事业的两头重任，能够协调好两者的关系已属不易，哪还有精力深造自己，但是马凤彬做到了。那时候她既要照顾家里两个年幼的孩子，又要完成繁重的中医门诊工作；既要主持住院部妇科的中医诊疗工作，还要帮助何炎燊总结临床经验；既要带教年轻中医，主持科研立项，还要坚持自学完成了广州中医药大学中医学专业自学考试的专科、本科课程。经过 6 年不懈的努力，2004 年 12 月，她终于取得广州中医药大学中医学专业自学考试本科学历。

至今为止 30 多年的从医生涯，对于马凤彬来说，也是她三十年锲而不舍的学习生涯。她与何炎燊一样，除了读书、诊病，再无其他嗜好。因为这样的锲而不舍，马凤彬逐渐敲开了中医的大门，她的中医事业开始打开局面。2000 年，马凤彬从中医师升为主治医师。2004 年，她破格提前一年升副主任中医师，2007 年，她破格提前两年升主任中医师。

2. "今天是教训，明天就是经验"

有一次，一名患者在服药一段时间后就没有再来复诊。

问明原因才知这名患者已求医于他人，并日渐转夷。马凤彬当下抄写下那位医生的方子，认真分析总结。正如她自己所言："今天是教训，明天就是经验"。多年来，马凤彬一直坚持总结经验教训。即便已成为医院里威信极高的中医专家，她依然不忘虚心请教。对待比自己高明的医术，她更是记下笔记反复研读。每一个细节，她都不放过，每一个病案，她都研究透彻。

就是这样的"不依不饶"，练就了马凤彬过硬的诊疗水平，特别是在疑难病方面，她更是东莞市中医院首屈一指的中医专家。28 岁之前，马凤彬主要诊治常见病；从 30 岁开始钻研疑难病。近 20 多年来，马凤彬对恶性肿瘤、不孕不育症、缠绵难愈的妇科炎症、习惯性流产、支气管哮喘、慢性支气管炎、慢性肠胃疾病、小儿多动症、慢性乙型肝炎等 20 多个疑难病种进行中医药治疗探索，运用古方治疗今病，努力开拓中医药治疗疑难病的思路，取得了可喜的成果。

在恶性肿瘤治疗方面，她使用中医疗法帮助病人平安度过痛苦的化疗、放疗阶段，减轻了毒副作用。化疗完成后再使用"扶正祛邪解毒方法"进行抗癌治疗，较好地提高了疗效。

在支气管哮喘方面，她对中医"发作时治标，平时治本"的治疗原则，大胆提出自己的不同见解。她认为对支气管哮喘长年累月发作的患者在哮喘发作期间也应酌情治本。针对儿童哮喘，她觉得以肺脾论治，比以肾论治疗效更佳。

在不孕不育方面，她用古方"三甲复脉汤加减"治疗妇人卵泡发育缓慢引致的不孕症，疗效显著，使 60 多名患者治愈受孕，帮助很多濒临破碎的家庭重获希望。有一位女患者年逾 30，结婚十多年没有怀孕。由于盼子心切，她在 2008

271

年尝试做过两次试管婴儿，可是都失败了。灰心至极的她找到马凤彬，在马凤彬的精心调理下，女患者的身体越来越好，可是还是一直处于闭经的状态。这时候，马凤彬当机立断，换了一个调整卵巢功能内分泌的方子。四个月后，女患者突然出现了连续的恶心感，一检查后发现怀孕了！她和她丈夫根本不敢相信这个事实，高兴的几个晚上都睡不着。现在，这位女患者正在家里静静等待着和宝宝见面……

3. 甘做中医传承使者

历任的院长一直把马凤彬放在何炎燊身边工作，到现在已经有 34 年的光阴了。"全面继承何炎燊的学术思想，协助何炎燊整理临床经验"，这是学徒班毕业的时候，陈程院长对马凤彬嘱咐过的话。她一直谨记在心。

1989 年，何炎燊对马凤彬说："我眼睛很差，但是我很想出书。"马凤彬毫不犹豫地说："我来帮您。"她毅然承担起了整理出书的繁重工作。仅用了一年的时间，何炎燊的专著《常用方歌阐释》、《竹头木屑集》就出版了，引起了业界极大的反响。后来，马凤彬还帮何炎燊整理出版了《何炎燊临证试效方》、《双乐室医集》等书籍，全面系统地整理了何炎燊毕生的中医临床经验，为国学医库保留了弥足珍贵的大家学说，造福于后人。

多年来，马凤彬不仅协助何炎燊整理、出版了 5 本专著和大量的临床资料，还一直致力于何炎燊临证经验及学术思想的相关课题研究，成果显著。1998 年，马凤彬担任广东省中医药管理局立项的"中医名家何炎燊临证经验及学术思想研究"课题负责人，本课题获 1998 年广东省中医药科技进步一等奖，东莞市 1999 年科技进步一等奖。2005 年 4 月，马凤彬担任由国家中医药管理局立项的、国家"十五"科技计划"何炎燊名老中医学术思想、经验传承研究"课题负责人,主动承担和完成课题的80%的科研任务,工作量甚大。有很多次,马凤彬因为劳累过度而病倒,但她仍以超乎常人的意志力战胜病痛,完成了此项科研任务。据马凤彬说,当初专家组进行最后验收的时候,最担心的就是她这个课题组。因为其他课题组都是高等院校,只有东莞市中医院与另外一个地市级医院,没有博士参与课题。但是让专家组欣喜的是,东莞市中医院由马凤彬主持的这个课题组不但圆满完成了任务,而且完成得很出色。2007年6月更以95.76分的优异成绩位居广东省第一,通过了国家中医药管理局该项目总课题组的验收。

今天的马凤彬是主任中医师,又是广州中医药大学的硕士研究生指导老师,还一直为培养下一代中医不遗余力,在带教广州中医药大学中医系本科生、硕士研究生以及中医院的年轻中医的过程中,她针对学生们临床时间过短、临床与理论脱节的情况,引导他们把临床病例与课堂学过的中医理论有机结合,极大地提高了他们临床学习的效果。1993年,马凤彬整理出《何炎燊临证试效方》一书,学生读后,普遍感觉良好。

4. 医者父母心

古语云"医者父母心",马凤彬从医30多年来,一心为病者服务,时刻把病者放在第一位。为照顾路远的病者,她经常推迟一个多小时下班,30多年来风雨不改。来诊者不论贫富,她都一视同仁,热情诊治。在诊病过程中,她会随时注意病者情绪,耐心倾听他们的诉说,悉心解答他们的疑问,及时对其进行心理辅导,帮助他们解除精神上的负担。

重庆市郊区的儿童小秦东,患腹泻3年不愈,病情逐日加重。当地西医治之不效，小秦东父母满怀希望将孩子带来广东。经广州几家大医院检查后，仍无法找到腹泻原因。2003 年 10 月 10 日，马凤彬从《广州日报》了解到这一情况后，顾不得考虑个人得失，在得到郑志文院长的大力支持后，立即找到小秦东父母向他们表明将以中医手法免费为小秦东治疗的来意，并拿出 1 000 元让他们办出院手续。到了东莞市中医院，马凤彬又和她的家人凑了 12 000 多元，给小秦东住院。根据小秦东的具体情况，马凤彬跟儿科的罗桂平主任分工。罗主任主要负责控制肺感染，马凤彬则主要医治腹泻。她大胆运用中医隔姜灸的治疗方法等，在短期内解决了患儿的严重腹泻，使孩子转危为安，康复出院。

5. "最大的愿望就是一直干下去"

何炎燊曾经借用"春蚕到死丝方尽，蜡炬成灰泪始干"来表达他对中医事业的热忱。他今年 88 岁，仍每周上班 3 个上午，每次接诊住院、门诊 40 个病号。如今，马凤彬与他一样，誓将中医事业进行到底。

"中医事业将是伴随我一生的伴侣！我最大的愿望就是一直干下去，干到自己不能干。我已经过了大半生了，剩下的时间，能够解决多少问题，就解决多少问题。"。退休后又被医院返聘的马凤彬的一天仍然是非常忙碌的，她上午钻研四大经典，研究医学杂志，下午到医院接诊病人，帮助病人排忧解难。

忙，总是忙！

忙碌的日子，马凤彬感到很满足。她说，这就够了。

忙碌中，马凤彬的中医事业也在不断地延伸……

十二、 胆识过人 "李大剂" ——追记李翼农

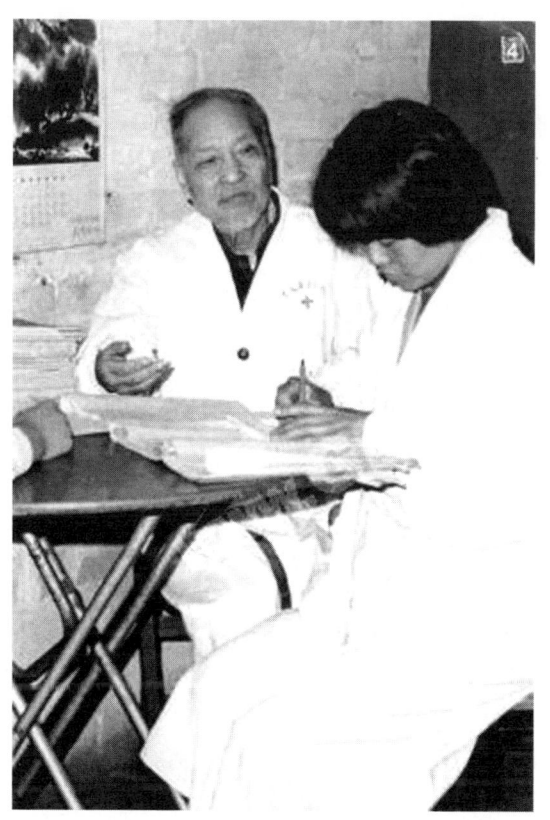

图31 已故名医李翼农（上）在教导学生

李翼农（见图31），男，汉族，清光绪十六年（1890）生于东莞县莞城镇县后坊。清光绪三十年（1904）随东莞温病名家袁仰山学医，勤奋过人，得袁仰山心传。清宣统二年（1910）行医济世，从事中医工作达75年，至1984年10月18日病逝，终年95岁。新中国成立前曾任东莞中医公会会

长、理事长。1978 年广东省人民政府授予"广东省名老中医"光荣称号。

1. "李大剂"何许人也?

要说"李大剂",就不能不说这段"古"。

李翼农,15 岁起在名医袁仰山处学医,刻苦学习 5 年,20 岁出师,4 年后回到莞城行医。袁仰山用药剂量不大,从未教过他用大剂量药。他从张仲景《伤寒论》和孙思邈《备急千金方》中,见到过用大剂量治病的先例,即试用大剂量药治愈道滘刘丽元的臌胀症和腰痛症。此后,他遇到重症、顽症,看准就用大剂量,有时一张处方多至三十味药,一味药用二三两,多至一斤半。因此,"李大剂"之名不胫而走。

李翼农常谓:"重症非大剂不为功"。如有一位重型"乙脑"病人张某,高热,昏迷,抽搐,发病已 14 天,医生用清瘟败毒饮,其中石膏已用至 100 克,而病情并无好转。李翼农会诊后认为诊断、辨证、用药均无误,只是剂量还不够大。当即建议石膏用至 180 克,病人服后微汗出,热渐退,继续原方五剂,热退神渐清,后随证加减,病人痊愈出院。

2. 贯通伤寒温病,擅治时疫热症

李翼农对伤寒与温病研究有素,博览各家《伤寒论》注释和温病学派的代表作,主张伤寒与温病统一。认为温病学说乃《伤寒论》的发展,两者在临床实践中没有明显界限,关键在于辨证明确。例如:上焦温病,由于恶寒明显,李翼农根据"有一分恶寒,则有一分表证"的论点,不避桂枝汤。他认为桂枝汤能调和营卫,通阳和解肌表,故原方加疏风、清热之品用于风疹及皮肤瘙痒症,效果甚佳。

李翼农潜心研究温热病,认为温热病虽系伤寒理论的发

展，但它已形成独特的理论体系和完事的治疗经验。他推崇叶天士《外感温热篇》和王孟英的丰富经验。在治疗温病时，还有选择地采用民间有效验方，以作辅助治疗。如洗浴助邪外达；睡床铺鲜蕉叶，抱井水泡浸的冬瓜以解暑等等。

在诊治中，他重视祛邪与扶正相结合；时令与辨证相结合；四诊与理、法、方、药相结合……诸如此类，李翼农经过长期的临床实践和悉心摸索，总结出许多实践经验，已经能够独成一家，以馈后人了。

几十年来，李翼农治愈不少急症、重症、顽症，使不少病人起死回生。大朗蔡边乡有位侨居菲律宾的华侨，患黄疸型肝炎，久治不愈，李翼农治疗半个月后便痊愈。莞城有位妇女咳嗽、气喘，四处找名医治疗，用过大量针药都无效。后来只吃过李翼农的 3 剂药便痊愈了。

3. 著述学说，渐成一体

"书山有路勤为径，学海无涯苦作舟"，青年时代的李翼农，把这两句诗写在墙上，作为座右铭，勤于钻研，锲而不舍，著述颇丰。新中国成立前在《广东七十二行商报》等报刊连载《伤寒存津液论》、《运气不足凭证》等 10 多篇论文；新中国成立后，在《中医杂志》、《广东中医》等医刊发表论文、验案共 33 篇，曾与全国中医泰斗著名老中医蒲辅周开展学术争鸣。著有《外感温热篇浅释》、《麻疹学论著》、《鼠疫临床札记》。

1959 年，受广东省卫生厅之聘，参与广东省中医验方文献审阅工作，能独抒己见，为人赞赏；

1961 年和 1978 年，两次被省卫生厅授予省名老中医称号；

1980 年 12 月，被评定为主任中医师，并担任惠阳地区中医学会名誉理事长、东莞县中医学会名誉会长。

4. 鞠躬尽瘁，后继有人

史书上记载，莞城有两次鼠疫流行。其时有一些医生害怕传染，纷纷走避外地。李翼农不仅没走，还买些治鼠疫药赠送群众，免费为病人治病。

95岁高龄时，李翼农虽已步履维艰，却仍坚持在家看诊，直至临终前的几天，还在为病人诊病。

……

李翼农1905年学医，1910年行医，业医74年，这74年里，可谓是鞠躬尽瘁、兢兢业业！李翼农这个名字就算不载入史册，也会刻在百姓的心里。因为有这样的大医，是老百姓的福气！

他带出来的门生，遍布各处，不少已成名医；他的儿女多从事中医工作。他的衣钵，后继有人！他的精神，永垂青史！

十三、 岳美中也用其方——追记谢其彦

谢其彦（1909—1978），男，东莞东坑人。少年时随父谢景九学医，1936年正式行医。1955年，入东莞人民医院任中医师。1956年当选为东莞县第二届人民代表，后任东莞县政协第一、二届委员、第三届常务委员。1962年晋升为中医主治医师，1965年调东莞县中医院。1978年病逝。

谢其彦属岭南温热学派，擅长治疗时病和杂症，以治疗乙型肝炎、破伤风等急重病著称。治内科，擅养阴，重脾胃；对妇科及儿科亦颇具匠心。谢其彦一生勤于医务，也忙于教学授徒工作，著述发表不多。所撰《茨实合剂治疗慢性胃炎

五十二例疗效观察》一文，在《新中医》发表后，为医坛所瞩目。北京中医研究院名中医岳美中运用其方，收效甚佳，被收入《岳美中医案集》中。

1. 私塾里走出的中医世子

谢其彦出生东莞东坑镇的一个中医世家，父亲谢景丸是当时东莞三大名医之一欧月生的高徒，当时在东坑、寮步、常平、谢岗、桥头、大朗、横沥一带极负盛名。

谢景丸非常崇文重教，谢其彦 7 岁时就被他送到私塾念书。本来接受启蒙教育与初步识字学习只需要三五年，而谢其彦在私塾接受了 11 年的学习教育，这包括了开笔写作、练习揣摩，甚至是科举考试的学习，大大地提升了他的学习、阅读和理解能力。父亲出诊行医，谢其彦耳濡目染也开始独自研读古代的经典医著，如《神农本草经》、《黄帝内经》等，就这样，谢其彦开始走上了探索中医的道路。

1928 年，从私塾结业的谢其彦随其父谢景丸学习中医。经过 8 年的黄卷青灯，苦心钻研后，谢其彦在 1936 年开始独立行医，悬壶济世。

1942 年后，谢其彦凭着精湛的医术在东坑镇开始声名鹊起。

1945 年，抗战胜利后谢其彦迁移至东莞县城行医，设医馆于振华路（1957 年末修建东莞运河时拆迁）。1955 年，谢其彦到东莞人民医院工作，1962 年被评定为主治中医师。3 年后，谢其彦调入东莞县中医院工作。

2. 岳美中也用其方

东莞地处岭南地区，由于湿热的地理气候环境的影响，人群体质有其特异性，温热病是岭南地区的常见病，多以湿浊与热毒合化为其特征，越来越为医家所重视。

谢其彦也属岭南温热学派，重视清热解毒，顾护津气，善用甘寒清热法、芳香化湿法和益气养阴法，他所致力的温热学派理论及应用研究为中医同行所称道。

谢其彦专治内科，擅养阴、重脾胃，对于慢性病之调理有独到之处，对于妇科及儿科亦颇具匠心。他辨证细致，处方严谨，用药精炼，在省内、外及港澳华侨之中声望日隆。

1965 年，谢其彦因创制芡实合剂，治疗首例慢性肾炎，取得较好的治疗效果，使他美名远扬，一时求医者络绎不绝，甚至很多海外同胞也慕名而来寻医。如有一位智利华侨谢某，患肾炎多年，四处求医未有理想疗效，听闻谢其彦的美名后专程从南美来到东莞，经谢其彦两个月的精心治疗，便告痊愈。

忙碌中挤出闲暇，谢其彦将临床实践经验记录在案，著述成文。如：《芡实合剂治疗慢性肾炎 52 例疗效观察》、《病毒性脑炎后遗症》、《玉竹治愈高血压病》、《异物误入气管的治疗方法》、《流行性乙型脑炎 29 例的中医药治疗报告》及大批医案等，其中《芡实合剂治疗慢性肾炎 52 例疗效观察》一文，被收入东莞县中医院编写的《中医临床资料》第二集，1973 年该文在《新中医》第三期发表。此文刊出后，一时为众医家所重。北京中医研究院著名中医大师岳美中运用其方，在治疗慢性肾炎上收效甚佳，于是该方被收入《岳美中医案集》中。

3. 妙手回春　医魂永存

谢其彦行医多年，对工作严谨负责，辨证细，论治确，用药准。他妙手回春，救治病人无数。他对待病人亲如家人，和蔼询病，亲自送医送药，有时甚至是"三过家门而不入"，晚上回到家里，若有病人前来寻医，他也一样认真诊治；对于一些贫穷困苦的病人，谢其彦从不计较报酬，甚至还免费给他们抓药。他终生奔波在临床一线，时而门诊，时而查房，每天工作达十几个小时，就算忙碌至深夜也毫无怨言。

1978 年，谢其彦逝世，享年 70 岁。

一位医生的到来，能给一方百姓带来什么？

这位医生的离去，会给他的病人留下怎样的思念？

不管什么时候，当人们追忆起他时，总会有感动弥漫心头，而他全心全意为病人服务的朴实精神，也将永远闪烁于医药界这片圣土。

展望篇：
把握市场的脉搏，
延续中医的辉煌

作为中华传统文化的典型代表之一，中医药事业在华夏大地延续了数千年。可是这一古老的文化发展到今天，却遭遇了前所未有的挑战——

现代医学日新月异，大多数人无法理解的中医学说是否能在当今的医学舞台屹立不倒？

老百姓对医疗服务的需求越来越高，沿用了几千年的中医理论是否还有足够的战斗力？

市场经济使医疗机构逐步进入了产业化的轨道，传统的中医医院是否能开拓更大的生存空间？

时代赋予了东莞市中医院人新的使命：要把握市场的脉搏，在市场经济的洪流中延续岭南中医药文化在东莞的辉煌！

——题记

一、突破发展"瓶颈"，旧貌将换新颜

2008年，一场突如其来的金融危机席卷全球，诸如美国国际集团（AIG）、通用汽车（GM）、克莱斯勒（CHRYS-LER）等一批国际巨头级的企业纷纷陷入前所未有的困境，有的甚至不得不接受破产的命运。作为一座经济与全球高度接轨的现代化工业城市，东莞在这场金融危机中也遭遇了空前的挑战。一些缺乏足够市场竞争力的企业举步维艰，一些过度依赖出口的工厂面临倒闭。

可是金融危机也为东莞创造了机遇，东莞市委书记、市人大常委会主任刘志庚表示，在金融危机的背景下，东莞市工业发展正面临着难得的结构调整和优化升级的战略机遇期，所以要进一步从加大投入、积极转型、开拓市场、破解难题、强化服务和加强协调等六方面稳定工业保增长。随着升级转型步伐的加快，东莞的企业实现了"逆市飘红"。2009年上半年，东莞全市引进内资项目513宗，直接投资154.9亿元，同比增长11.7%。其中投资额在3 500万元以上的项目总金额为146.16亿元，占全市内资协议投资额的97.3%！上半年东莞还引进了海尔等三家国内行业龙头企业。引进外资呈现出增幅快、规模大的特点。上半年新签外商投资2 511万美元，比上年同期增长22.6%。此外，上半年全市工业增资扩产同比增长61%……这一系列的数据说明，东莞已经以最稳健的步伐，逐渐走出了金融危机。

东莞之所以能在金融危机的困局中率先突围，靠的是对产业结构的战略调整。中共中央政治局委员、广东省委书记汪洋来粤履新不久，即到东莞调研，针对存在问题发出了

"今天不调整产业结构，明天就要被产业结构所调整"的警示，并提出了要在产业结构上进行必要的"腾笼换鸟"。

"汪洋书记的一席话，是他对东莞的市场经济'把脉'之后做出的精确'诊断'。"东莞市中医院院长郑志文说，"展望东莞市中医院的未来，我们同样需要把握市场的脉搏，以人民群众对中医医疗服务的需求为根本，立足中医技术，打造一家在广东省地级市中处于领先地位的高档次中医医院，延续岭南中医药文化在东莞的辉煌！"

谈起东莞市中医院的未来，院长郑志文脸上洋溢着难以言喻的兴奋。他拿出一份建筑规划设计方案，翻开扉页，向笔者讲解着一幅三维效果图（见图32）。效果图搭配着繁星点点的夜景：月光中，几座泛着银光的现代化建筑气派而庄严地连成一片小规模的"建筑群"，四周绿树环绕，青翠葱茏，静谧的池塘、隽秀的假山、漂亮的花园点缀其间，一条

鸟瞰图

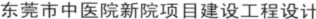

东莞市中医院新院项目建设工程设计
PLANNING & DESIGN OF DONGGUAN HOSPITAL OF TRADITIONAL CHINESE MEDICINE

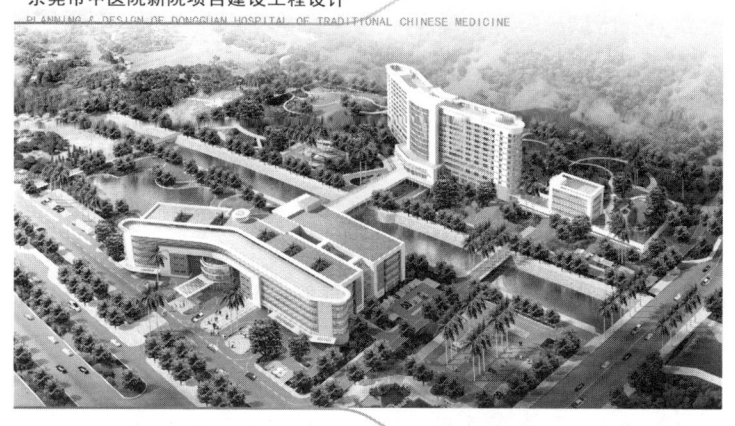

图32 东莞市中医院新院三维效果图

贯穿东莞城区，连接着多条交通干线的大道横亘医院门前。这就是已经于 2009 年 9 月破土动工的东莞市中医院新院的设计效果图，几年之后，当人们再次光临这座三级甲等中医医院时将发现，原来中医医院也可以如此现代化。

郑志文告诉笔者，东莞市中医院近年来的发展遭遇了一个"瓶颈"——医院现有的诊疗场地已经远远不能满足人民群众日益高涨的中医医疗需求。"医院现在最大的问题，就是地方不够用。"郑志文说起这句话时，流露出许多感慨。看得出来，这位优秀的医生、精明的管理者曾经因为这个难以调和的矛盾伤了不少脑筋。

郑志文在东莞市中医院工作已有 24 年，谈起医院 24 年来的种种变迁，他说："东莞市中医院 24 年来的发展和变化，见证了东莞人民 24 年来对中医医疗服务需求的变化。1985 年我刚到医院参加工作的时候，医院只有一栋又旧又小的三层楼房，一楼是门诊部，二楼是住院部，三楼是医院行政办公的区域。当时医院的床位数总共只有 90 来张，门诊量一个月才不过 10 000 人次左右；1988 年，医院新建了一座门诊大楼，床位数增加到了 220 张；1991 年，医院又盖了一栋总建筑面积为 4 000 多平方米的大楼，就是医院现在的门诊大楼；2001 年，医院新建了一栋住院大楼；2005 年，医院又在外开设了面积达到 3 000 多平方米的第二门诊部。这足以证明，东莞市中医院发展得越来越好，越来越快，东莞的老百姓对中医也越来越喜欢，对医院也越来越信任。"

郑志文说："虽然医院在不断地扩大，但依然远远满足不了东莞老百姓们对中医医疗服务的需求。近几年来，医院的门诊量正在以每年 20% 的速度递增，年住院人数从过去的 4 000 多人次增加到了 50 000 多人次，总业务量从过去的

8 000多万元增加到现在的2.4亿元。现在医院的495张床位已经远远不够用了，而且医院能加床的地方都已经加满了，自从进入2009年以来，全院每天的住院人数就从来没有少过550人，最高峰达到了619人。如果照这个增长速度发展下去，我们只能把医院的行政办公区域划出一部分来给病人使用了。这样也不过是杯水车薪，我最担心的问题就是有一天，我们不得不将一部分病人拒之门外。"

病人越来越多，郑志文打心底里感到高兴，这意味着医院的效益越来越好；更意味着医院的医疗水平和服务质量得到了越来越多病人的认可。可是这同时也是郑志文心中的忧虑，这种忧虑也是东莞市许多居民的忧虑。一位内科的住院病人就曾经对自己的主治医师开玩笑地提出过这样的抱怨："为了到你们医院住上几天院，我可是等得病情又加重了几分哦。"虽说只是一句戏谑，却道出了人们"看病难"、"住院难"的现实。郑志文说："老百姓'看病难'的问题已经说了好多年了，这个问题的根源在于我们的优质医疗资源相对不足。但是医疗资源的培育和发展却很难跟得上老百姓对医疗服务需求的增长速度，'看病难'也是医院的'老大难'问题。"

然而，东莞市中医院是幸运的，东莞人也是幸运的。老百姓"看病难"的问题引起了东莞市委、市政府的高度重视。现任广东省副省长的佟星同志在担任东莞市委书记的时候就多次指示有关部门，"一定要在解决老百姓'看病难'的问题上提出切实可行的方案"。东莞市现任市委书记刘志庚在担任市长时，切实了解了东莞市中医院的现状和困难后明确指示："东莞一定要办一家上规模的中医医院！"

领导的关怀和指示很快落到了实处。在东莞市委、市政府牵头指挥下，东莞市卫生、国土、建设、财政、交通、水利、电力、环保等多个部门经过大量的实地考察和仔细的沟通协调，在东莞市东城区划出了足足 200 亩地，用于建设一座新的东莞市中医院！

郑志文指着新中医院的建筑规划方案（见图 33）对笔者说："新中医院规划的建筑面积多达 20 000 多平方米，初步设计的床位数达到 800 个，根据实际情况，有必要的话还可以增加到 1 000 张床位，设计的每日门诊量可以达到 3 500 人次。而且新中医院的所在地交通非常便利，位于广深高速公路、东莞东部快速线、松山湖大道、环城路的交汇处，是名副其实的交通'咽喉'地带。新中医院今年 9 月已经正式破土动工了，按照规划，预计在 2011 年内就能投入使用。"东莞市中医院老党总支书记张长吉说起新中医院，欣喜之情也溢于言表："这是市委、市政府为东莞人民造福，东莞市中

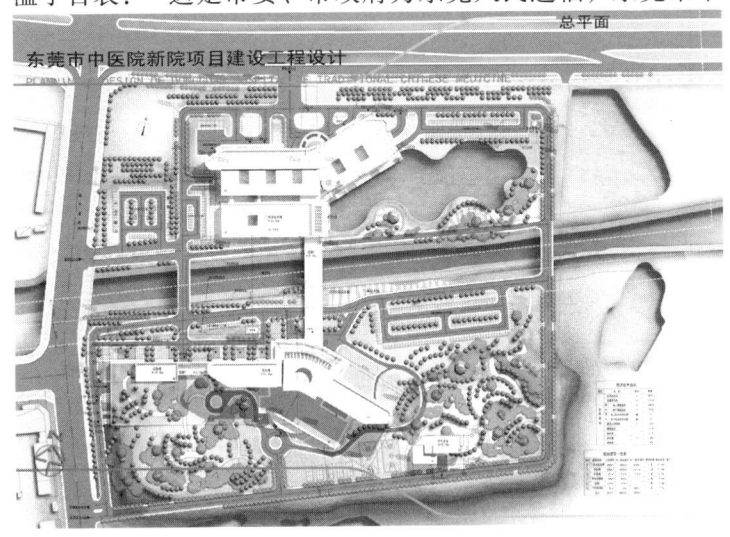

图 33　东莞市中医院新院平面设计图

医院有福，东莞人民也有福啊！"

笔者了解到，东莞市委、市政府为了建设新中医院，在资金投入上也是毫不吝惜。"市里边对这个项目的投入高达5个亿！这5亿元只是单纯的建筑费用，还不包括拆迁所需要花费的费用，总投入至少超过了6亿元。"提及此事，郑志文心存感激地说，"市政府还承诺为医院担保，向银行贷款2亿元用于新中医院的全方位建设，其中所产生的利息医院只需承担一半，由市里承担另一半！"

未来的东莞市中医院，改善的不仅是环境和面积，医院的诊疗设备也将有一次大规模的"升级"。"医院可不能仅仅是'看上去现代化'，我们的硬件、医疗水平、服务治疗、管理理念都必须'现代化'。"郑志文说，"古人说过：'工欲善其事，必先利其器。'新中医院建成以后，医院也将添置、更新一批新的设备，以最大限度地丰富我们的诊疗手段，提高诊疗水平。而且我们将根据中医医学和现代医学包括西医的发展，开展最先进的诊疗项目，始终保持医院'东莞领先、省内一流'的地位。"

在现在的东莞市中医院，笔者眼中所见的场景，感触最深的是一个"挤"字：从医院"一位难求"的停车场，到排起长龙的门诊大厅，再到摆满了床位的住院病区走廊，病人的空间是十分挤迫的。尽管医院想尽办法，尽一切可能地为病人创造了不少便利设施和条件，但拥挤的现实却是无法改变的。医院的环境虽然非常干净，秩序也井井有条，但病人求医问药以及住院治疗的过程却因为拥挤而轻松不起来，而新中医院的建成将有效地解决这一问题。"新中医院的环境，舒适得像一所疗养院一样。到那个时候，病人一来到医院，感觉病已经好了一半呢！"老书记张长吉"夸张"地形容着新中医院，可是他内心的欣喜，却是一点也不夸张。

新中医院对病人就医环境的改善还远不只如此，根据规划，医院的配套设施是非常完善的，甚至连一些人性化的配套服务项目也十分齐全。郑志文向笔者透露说："东莞市中医院的定位包含了'高档次'的概念，医院的档次不仅仅要求医疗水平够高，环境够好，还要给病人提供高质量的多元化服务。例如体检的人大多是不能吃早餐的，新中医院的体检中心会开设一个早餐厅；门诊区域内会为病人的家属开辟专门的家属休息厅；为了方便一些高端病人在住院期间会客，同时方便一些病人和家属在就医过程中的消费需求，新中医院还会开设环境幽雅的咖啡厅。"

新中医院的建设，将最大限度地解决东莞市中医院发展的"瓶颈"。郑志文信心满满地向笔者描绘着他心中的另一幅"蓝图"："我们不仅要把新的东莞市中医院建设成为一家高水平、高质量、高档次的中医医疗服务机构，更要把她建设成为岭南中医药文化乃至传统中医文化在东莞的'代言人'。我们要向东莞人、向岭南人、向全世界展示中医的魅力！"

二、 打造一家以骨科为 "龙头" 的高档次中医院

新的中医院除了给东莞市中医院带来外观和空间上的变化以外，对医院的"内功"将起到哪些建设作用？对此，郑志文早就胸有成竹——新的东莞市中医院，将发展成为一家以骨科为重点和特色的医院："骨科本来就是医院的重点科室。新中医院建成以后，首先将重点加快骨科的发展水平，

加强对骨科的支持力度。届时，东莞将会拥有一个在广东顶呱呱，在全国响当当的中医骨科的'金字招牌'！"

东莞市中医院的目标定位是：打造一家位居广东省地级市中医院行列前列、学科建设达到领先水平的高档次中医院。郑志文跟笔者聊起了他的"管理经"："国家搞经济建设，允许一部分人先富起来，也允许一部分地区先发展起来。作为一家综合性、多学科的三级甲等中医医院，东莞市中医院要向'领先'和'高档次'的目标看齐，也需要一部分科室担当起'龙头'的作用。骨科是东莞市中医院发展最快、水平最高、最具有学术地位的科室，就是东莞市中医院的'龙头'。我们要允许、鼓励和支持'龙头'率先达到目标，从而带动更多的科室，带动整个医院实现跨越式的发展。"

现在，东莞市中医院的骨科拥有四个相对独立的二级科室，分别是关节骨科（骨一科）、骨病骨肿瘤科（骨二科）、脊柱科（骨三科）和手足科（骨四科）。该科早已在东莞乃至珠江三角洲地区久负盛名，在全国中医骨科学术界也拥有相当的地位。在学科带头人、广东省名中医叶伟洪主任中医师和业务副院长、东莞市科学技术拔尖人才蔡立民主任中医师的带领下，东莞市中医院的骨科已经成为了广东省中医药管理局挂牌的重点学科。然而，郑志文对骨科的未来还有着更大的要求和更宏伟的目标。他告诉笔者："未来的东莞市中医院骨科，将在现有的基础上进一步巩固和发展关节、微创、创伤、脊柱、骨肿瘤以及多发、常见骨病等的诊疗技术。同时还要创建和发展小儿骨科、整形骨科等一批新的学科。新中医院建成之后，我们的骨科要逐步发展为一个拥有 10 个以上的二级分科的中医骨科医疗和学术'集团军'！这不仅是医院发展的需要，也是东莞中医医疗市场发展的需要。"

计划中的骨科在新中医院建成后，将拥有 500 至 600 张床位，超过了东莞市中医院目前的床位总数。而针对骨科未来发展方向的重点人才培养，医院早已开始着手进行。关于医院未来的骨科人才团队建设，郑志文向笔者透露："一方面，骨科未来几年的人才需求量是很大的，但我们不但要得多，而且要得精。医院目前招收人才的比例是 1∶3∶1，也就是每招收 5 名人才，大致保持在 1 名博士、3 名硕士、1 名本科毕业生的比例。东莞市中医院的人才门槛本来就不低，而骨科在未来招收人才的时候，将更加侧重于硕士以上学历的人才，门槛只会越来越高；而另一方面，在从外部引进人才的方面，医院也将一如既往地将引进的目标保持在高职称、高水平的高级专科人才上。整体的思路还是临床与科研结合，以临床带动科研工作的发展，以科研作为临床发展的基础。"

东莞市中医院骨科未来的发展，也将在科研上下足功夫，以科研促进临床工作的进步。郑志文说："目前，医院的骨科拥有 4 个二级分科，这一数字将来将要达到 10 个。10 个二级分科可不是说建就建这么简单，每一个新的二级分科的开设，意味着在一个治疗领域有了更专业、更细致、更高水平临床项目的开展。这就要求我们必须着重加强科研工作，因为每一个新项目从研究到开展、实施，再到最后切实地为病人解决实际问题，都必须有大量扎实的基础研究。包括从外部引进的新人才带来的新项目，也要通过不断进行科研工作来获得巩固和提高，从而由一个人掌握的项目，变成一个团队掌握的项目、一个科室拥有的项目，最终成为医院的一种财富。"

我国曾经有少数医疗机构曾出现过"重科研、轻临床"的现象，结果是科研成果出不来，临床工作也停滞不前的

"两头空"的结果。对此，东莞市中医院早就给自己打好了"预防针"。郑志文向笔者比喻道："科研是一个科室乃至一家医院发展的'翅膀'，而临床则是医院生存和发展的'躯体'。科研固然重要，能起到'如虎添翼'的作用，但首先要保证这只'老虎'是一只强壮、健康、有活力的'猛虎'，给它安上一对翅膀才有意义。如果给一只瘦弱不堪的'老虎'甚至是一只'病猫'安一对翅膀，它不但飞不起来，还有可能摔得很惨！对于老百姓、对于病人而言，他们不在乎医院的科研工作开展得怎么样，他们在乎的是医院能不能真正治好自己的病痛，帮助自己拥有一个健康的体魄。所以，医院的科研无论如何都要体现在临床上，科研成果也一定要能够应用于临床上。从经济的视角来看，科研成果只有应用于临床，才能体现出它的市场价值。否则，光是'纸上谈兵'，医院投入大量的财力、人力、物力开展的科研工作，取得成果之后却无法为医院创造新的效益，那就得不偿失了。"

针对性的科研工作也是东莞市中医院历来所拥有的一项"传统"，其中又以骨科创造的科研成果为医院近年来"之最"。翻开骨科近年来取得的科研成果的相关资料，就会发现4个二级科室所开展的科研工作以及所取得的研究成果，大多数都转换成为在临床工作中实际开展的，并最终帮助病人从中获益的治疗技术和方法。如骨病骨肿瘤科开展的胫腓骨骨折手术治疗中自创的360°弹性固定、闭合复位交锁髓内钉内固定术；脊柱科开展的颈椎后路枕颈融合治疗颈椎粉碎性骨折伴失稳、颈椎侧块钢板内固定并椎管双开门术、胸椎后路椎弓根钉内固定及前路开胸减压内固定术、枢椎齿状突骨折空心螺纹钉内固定术、椎管内脊髓外肿瘤摘除术和囊肿摘除术、脊柱结核病灶清除术；关节骨科开展的半月板损伤的关节镜下切除成型及修补术，前后交叉韧带的关节镜下重建、膝关节滑膜炎的全滑膜切除；手足科开展显微外科技术等。在如此优良的传统和如此雄厚的科研力量的支持下，对于骨科未来科研工作的开展，郑志文也显得信心十足。他说："科研代表着新的技术，新的技术意味着新的市场。医院每一个新的科研成果的诞生，就是我们对医疗市场新的开拓！"

郑志文还说："加强科研工作对于医院培养年轻医师也是一种非常有效的促进手段。疾病的发生是有规律的，有心人可以根据自己的经验对疾病的发病规律进行探索。但是，这样的探索是低水平的，因为一个人的经验有很大的局限性。怎么能够拓宽思路，对疾病有更加深刻的认识呢？在科研工作中对自己所遇到的疾病进行深入研究就是一个很好的途径。通过自己的经验，也通过别人的经验，在循证的基础上总结规律，认识就会深刻得多。这样不仅使自己对疾病的认识深化，同时也能总结出更好的治疗方法和预防措施，久而久之，医术就会有较大提高。"他进一步指出，现代医学的发展，早已到了多学科交叉的阶段，应用别的学科知识解决本学科的问题，已经成为潮流。"比如治疗一个骨折病人，已经不再局限于既往的骨折复位是否理想，骨科医师更加关心的是患者功能恢复是否理想。在进行治疗时，医生不仅要想到如何进行骨折复位，同时还要考虑这样的复位是否符合病人功能恢复的要求，要考虑哪一种复位方法能够让病人尽早康复等等。这可能还会涉及许多其他学科的知识，如果年轻医师的经验不够，那么在科研工作中，他也能更好、更快地积累经验，而不再需要用几年甚至几十年的时间在临床中自己进行摸索。"

郑志文还向笔者进一步透露，经过东莞市中医院和市卫生局的仔细讨论和反复论证，最终决定将新中医院定位为一家以骨科为"龙头"的高档次中医医院，而在新中医院建成投入使用以后，现在的东莞市中医院将变成一家以老年病诊治、康复为主的中医医院。郑志文说："在医院新老院区的功能定位上这样的区分，是东莞市卫生局领导和医院班子经过深思熟虑后做出的决定。新中医院位于新城区，交通便利、发达，硬件优越，更适合一些创伤型疾病项目的重点开展以及急救工作。而现在的中医院地址位于东莞市的老城区，这里的老东莞居民人数众多，常住居民中，老年人所占的比例也相对较高。因此，这里将来会以老年病的诊治、康复为主要工作，也方便更多的老年病人到医院来进行治疗和保健。这也符合了市场经济'因地制宜'的需要。"他还笑着告诉笔者："可不要以为让老年人上旧医院有什么不对哦，等其他科室搬到新中医院之后，这里的老人家用来享受医疗服务的人均面积，说不定比新中医院那边还要大呢！"

三、 开辟传统中医药文化推广的新基地

东莞市中医院身上所背负的责任，不仅是为一座经济发达的改革开放前沿地级市的 1 000 多万人口提供中医医疗服务，还承担着传承、发展、推广传统中医医学乃至中华中医药文化的重任。未来的东莞市中医院，又将如何延续中医的辉煌呢？东莞市中医院人心中有一个理想，也是一个为之奋斗的目标：无论这里的人们来自何方，只要他们来到东莞，来到东莞市中医院，就要让他们感受传统中医药文化的魅力，让他们接受并喜爱中医，信赖中医，让他们学会欣赏中医这

块中华民族传统文化的瑰宝！

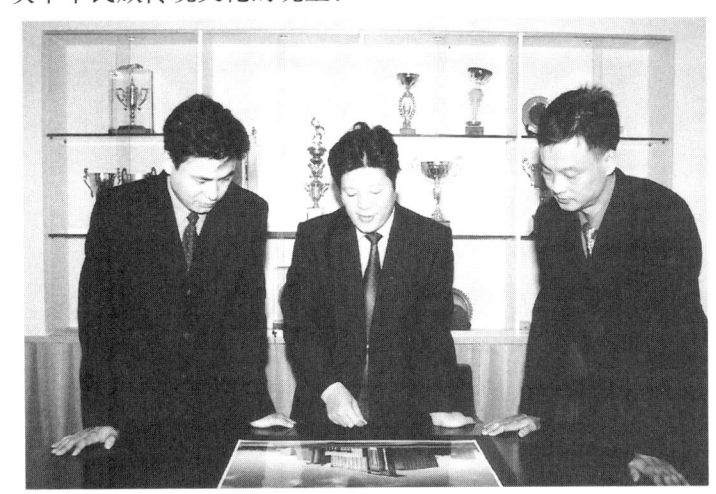

图34　医院领导在讨论新院规划

为了这个理想，医院领导也在新院规划上做足了文章（见图34）。在新的东莞市中医院的建筑规划设计图上，笔者发现，其中有一片占地面积大约为新中医院总占地面积十分之一左右大小的"绿地"。郑志文告诉笔者："这块地有足足20亩，我们计划用它来建设一个'中药园'。建成以后，里面将会栽种、培育多达500种中草药。这不仅能进一步保证医院药房所用药物的质量，也将为我们对中药的研究提供相当大的支持。更重要的是，中医药文化中，医疗与药物历来都是不分家的，'中药园'对医院推广中医药文化的工作将起到极大的促进作用。"

笔者了解到，近年来，我国中草药，尤其是野生中草药的生长面积急剧减少，仅甘草这一味最常用的中草药，其野生生长的面积就"缩水"了70%，经济蕴藏量下降80%。郑志文不无惋惜地说："李时珍的《本草纲目》记载最有效、最普及的药方中，就将近有 5 000 个方子含有甘草。中医对甘草的评价历来都是很高的，所谓的'十方九草'、'无草不成方'、'四大药王之首'，所指的都是甘草。从这些赞美之词中，不难看出甘草在药用价值方面的地位。而要缓解这种局面，开展中药剂型改革是一种有效的途径。"

东莞市中医院开展剂型改革的工作，也早就走在了东莞中医医疗服务市场的前沿，仅针对骨科一个科室，就在临床实践中研制出了"壮骨片"、"驳骨片"、"关节通片"、"行气活血片"、"骨伤洗剂"、"消炎止痛洗剂"、"跌打丸"、"跌打酒"等一批广受病人欢迎的创新性药品、药剂。而根据以何炎燊为首的一批名老中医数十年的临床经验所总结出来的验方，如"人参胃康片"、"肝康片"、"健脾开胃饮"、"康尔胃冲剂"等也纷纷被制成了中成药，极大地方便了病人。郑志文还告诉笔者，曾经有好几家制药企业想花重金向何炎燊等名老中医以及医院购买这些中成药的处方权，但何炎燊等人一概婉言谢绝了。何炎燊曾表示，医院把这些验方制成中成药，仅仅是为了给病人创造更好的治疗条件，并不是为了赚钱。

剂型改革的目的虽然不是单纯为了创收，但这项工作的开展却很好地因应了东莞中医医疗市场的需求。由于东莞市是一个外来人口众多的城市，尤其千千万万的"打工一族"更是在东莞的居民中有着极大的比重。"这些人看病，要求的是'短、平、快'的效果，而且对于他们而言，煎中药也是一件很困难、很麻烦的事情。"医院的老书记张长吉说，"中药的剂型改革很好地解决了外来务工病人不方便煎中药的问题，也很好地满足了一部分病人在寻求中医医疗服务的过程中遇到的实际需求。"

岭南中医药文库

"未来，新中医院的'中药园'对剂型改革的工作也将起到相当大的作用。自己种植中药，能让我们从药物的生长过程中更好地了解药物的药性、药理，对我们开发更多的中成药，提高中成药的质量将起到很好的作用。"郑志文对"中药园"的功能的解读，远远不止是"种草药"这么简单，"只要一个病人吃到了中药，我们就多了一分机会向社会传播中医药文化的魅力。'中药园'里种的不仅是中草药，更是在人民的心中播种中医药文化。"

在东莞市中医院人的眼中，要更好地传播中医药文化，最好的方法莫过于在年青一代中培养更多的中医人才。作为广州中医药大学的非直属附属医院，东莞市中医院也是这所我国南方地区最著名的中医药高等学府的一个重要的科研、教学基地。而新东莞市中医院建成以后，不但在科研上会有更大的投入与突破，医院的教学工作也将更上一层楼。笔者在新中医院的建筑规划设计图上看到，一栋漂亮的学生楼也将拔地而起。不仅如此，郑志文还告诉笔者，新中医院建成以后，医院的每个科室都将开设相应的教研室、实验室，这将最大限度地提高医院的教学水平、丰富教学手段，为东莞、广东乃至全国培养更多更优秀的中医人才。

未来的东莞市中医院，仍将一如既往地和国内最顶尖的医院，包括一些高水平的西医院以及综合性医院建立紧密的联系，开展多种形式的合作，在中西医结合的道路上继续坚持、发扬中医的特色。郑志文也向笔者"承诺"：新中医院建成以后，医院将主办、承办更多的大型学术活动，包括和国外一些先进的医学单位和组织以及知名的医学学者进行更多的交流。"但是，中医院必须'姓中'的本质无论如何也不会改变。"郑志文坚定地说，"一方面，我们一直在提倡与国际接轨，但是在对待中医药文化方面，我们一定要做到'与祖先接轨'。因为中国优秀的传统文化才是最适合中国国情，是中国人能够接受的，也是有益于全人类的一种文化。而且，对外的'开放'要有自主性、双向性，我们绝不是单方面地学习、借鉴西医的先进治疗手段和方法。在进行学术交流活动的过程中，我们也将更多地将我们的中医文化对外进行传播，让全国甚至全球的医学界更多地感受中医的魅力，体验几千年来长盛不衰的中医药文化。在中医走向世界主流医学的道路上，将留下东莞市中医院贡献出的一份力量。"

为了让东莞的广大市民更好地了解中医药文化，东莞市中医院还谋划了一个创举：在新中医院开办一个"中医药文化展览厅"。据郑志文介绍，这个"中医药文化展览厅"就像是一个小型的中医药文化博物馆，将陈列和展出众多的中华传统医学的瑰宝，包括中国古代名医的介绍、中医药事业几千年来发展的历史资料、中医药的传统典籍、中医中药的相关知识等，医院甚至还将在民间搜集少量与中医药相关的珍贵历史文物，向东莞市民展出。郑志文向笔者表达了他对医院"中医药文化展览厅"的期望·"这个展览厅将成为东莞人民了解、感受中医药文化的一个窗口，也将成为传统的中医医学向现代人展现魅力的一个窗口。我们不仅要让每一个病人在治疗和康复的过程中向中医敞开怀抱，也要让每一个健康的人向中医这个中华民族传统文化的瑰宝敞开怀抱。"

合上新东莞市中医院的建设蓝图，郑志文略微显得有些"恋恋不舍"。在他踌躇满志的眼神和表情中，笔者也看到了东莞市中医院的另一幅发展"蓝图"：那就是把握市场的脉搏，延续中医的辉煌，在中医药事业发展的道路上，留下东莞市中医院浓墨重彩的篇章！

附　　录

（一）东莞市中医院大事记

1965 年

12 月 1 日，东莞县中医院成立，属集体所有制事业医疗单位，杜锦任院长。

1966 年

1 月，成立了东莞县中医院党支部。

2 月，东莞县人民医院中医科并入东莞县中医院，同时，成立了东门门诊部。

1967 年

9 月，成立了东莞县中医院革命委员会小组。

1970 年

3 月，东莞县中医院举办了赤脚医生培训班，学制 9 个月，培训了由各乡村派来的赤脚医生 36 人。

1971 年

3 月，因为"文革"而被迫停顿的东莞县中医院党支部，在上级党委的关心支持下，恢复工作和党员组织生活。

10 月，老中医李翼农、何炎燊、邓敬参、叶冠中等恢复工作。

11 月，东莞县分配七名退伍军人到东莞县中医院接受培训，分别跟一名老中医（中医师带徒形式），以培养中医接班人。

1972 年

7 月，何炎燊主编的《中医临床资料汇编》第一集出版。医院增设了痔科、蛇伤和外伤缝合手术等项目。开办了"西学中"学习班，培训了各兄弟单位在职医务人员38人。

1973年

4月，医院主办的第一届中医学徒班开学，学制两年，由何炎燊负责教学任务，共培养学员60人。

1974年

1月，增设了西医外伤五官科、中医五官科、中医骨外科、放射科。

1975年

5月，政府拨款120万元，加上医院自筹部分资金在莞城东城街60号新建三层门诊留医综合大楼，建筑面积3 250米^2。

12月11日，广东省卫生厅批准医院为第一批试办中西医结合的医院。

1976年

8月，东莞县"新医大学"开学，分西医班和中医班，该院承担主办了中医班的教学任务，学制三年，共培养学员42人。

1977年

3月，医院门诊增设了激光治疗仪。

8月，医院派出由7人组成的卫生革命工作队到塘厦公社搞合作医疗，培训赤脚医生，推广使用中草药。

1978年

11月，在莞城镇东城街60号建成门诊留医综合大楼。

12月，李翼农、何炎燊被省人民政府授予"广东省名老中医"称号。

1979年

3月，医院转为全民所有制医疗事业单位，增设了中西医结合为主的急腹证外科、皮肤科。

6月，医院开展了"百日无差错劳动竞赛"。

1980年

1月，在一门诊和二门诊试行经济独立核算。增设外科住院部。

9月，在三门诊二楼大厅举办了为期两年的护士班。

1981年

2月，以医院为主体的东莞县中医学会在三门诊二楼大厅成立。

9月10日，该院首次制订《县中医院规章制度》和《各类人员工作职责》。

1982年

1月30日，撤销原政工、医教、行政三个股，设置办公室、医务股、总务股三个科室。

12月18日，医院成立了尿石研究所。县后坊职工宿舍建成。

1983年

1月，增设中医妇科专诊室、老人专诊室。

4月29日，广东电视台以《这里的中医后继有人》为题，播放东莞县中医院落实党的中医政策，振兴中医事业的电视新闻。电视台评论员还发表了《各级领导要重视振兴中医药事业》的专题评论。

6月，医院购置F78—1型双床旋转阳极管300毫安X线诊断仪一台，使用率100%。

12月17日，医院与广州中医学院签订了教学协议书。

1984年

5月1日，位于运河东一路的新门诊大楼正式开诊，增设了心电图、超声波、化验室、供应室、放射科等。

9月，成立"中医药服务公司"，经营范围以医药原料、材料为主，面向东莞县各个医疗单位。

1985年

1月20日，医院与中山医学院第三附属医院签订了医疗业务协议书。

4月10日，医院与广州中医学院签订了关于建立肿瘤专科门诊和开展肿瘤普查工作的协议书。

9月，建立了院长负责制的新领导班子。

12月1日，该院举行了庆祝建院二十周年暨东莞市老年病防治研究所的成立大会。

12月，医院购置澳大利亚150型B型超声诊断仪一台，利用率66%。

1986年

2月2日，老年病防治研究所和广州中医学院神经科签订了关于开展脑血管病流行病学调查的协议书。

2月15日，与香港保宁中西大药行签订了中药材来料加工协议书。

3月，三门诊开始增设夜诊，配备各种急救仪器设备。

4月1日，医院和暨南大学医学院签订了关于合作开展心血管病、胃肠道病防治研究暨开设中西医结合专科门诊的协议书。

9月16日，由东莞市政府拨款180万元，在三门诊旁边新建的六层住院大楼破土动工，总面积为7 156米^2。

10月，医院与暨南大学有关专家教授合作，对莞城地区老年人进行健康状况体检，总调查人数1 100余人，老年病专科门诊开始对老年病人系统治疗，并发放"老年人健康证"，便于就诊。

12月1日，中兴路门诊部（港务所对面）正式开诊。

同月，检验科新开展血液流变学检验项目。

同月，骨科人工股骨头置换术三例均获成功。

1987年

1月，增设了急诊室，24小时应诊。

2月，购置日本产TH141R型纤维膀胱镜一部，利用率40%。购置澳大利亚HS40AV型床边监护仪两台，中心监护仪一台，除颤器一台，利用率达40%。

同月，日本世界大学医院部健康医学研究所野口文雄教授带队来医院访问。

同月，成立医疗质量控制小组。

6月13日，医院被广东省卫生厅评为中医药管理工作先进单位。

7月1日，经东莞市卫生局批准，成立了东莞市中医院卫生技术职务评议小组。

1988年

1月，各科新开设了多项治疗技术项目。如外科：卡介苗灌注治疗膀胱癌；骨伤科：颅骨凹陷性骨折手术、脊柱的Luqe氏手术、股骨颈骨折切复螺纹钉加带肌蒂骨瓣内固定术；五官科：上颌窦根治术、五针一线改良法眼睑内反矫正术、鼻中隔矫正术、间接喉镜下喉息肉摘除术和冰冻法、晶体摘除术。

6月，医院进行了改革职称评定，实行专业技术职务聘任制工作，接受了东莞市职改办和卫生局的委托成为"验收"试点单位。

8月15日，五层住院大楼开始使用。同时，新开设口腔科、中医妇科和按摩科。

9月8日，医院获广东省卫生厅颁发的"中医科研成绩显著"奖。

9月26日，医院由副科级升格为科级事业单位，名称为"东莞市中医院"。

1989年

1月，东莞市府拨款371.5万元，在步步高兴建一座六层门诊大楼和一座五层辅助楼，建筑面积分别为3 972米^{2}和1 293米^2；自筹资金86万元，在步步高兴建一座六层职工宿舍，建筑面积为2 111米^2。

1月，成立了院工会。

2月，把五官科的技术力量集中起来，在一门诊四、五楼设立五官科治疗中心，设床位20张。

2月17日，增设护理部。

6月，日本世界大学医学部健康医学研究所第二次来医院访问。

6月20日，针对东莞市是一个肾结石高发病区的特点，在住院部设立了由医院与深圳市美芝工业公司合办的"体外震波肾结石治疗中心"，引进了先进的美芝 J T—E SW LⅣ型体外冲击波碎石机。

骨伤科床位增至140张，增加新项目：严重外伤大面积植皮、高腿腓肠肌皮瓣移植、腹部带蒂皮瓣移植，肺叶切除、大面积烧伤治疗、超高龄肛瘘治疗等，成为医院的拳头科室。购置一台20多万元的日产 B 型超声诊断仪。

7月8日，成立党总支委员会，熊发任书记，李镜波、何炎燊为副书记。同时，设立了"院务委员会"。医院的重大事情决策均由"两委会议"共同讨论和研定。

7月15日，医院设立了学术委员会（何炎燊任主任）、药事委员会（陈惠宗任主任）、医疗事故鉴定小组（何炎燊任组长）、医疗质量控制小组（单庆润任组长）。

9月1日，该院承担广东省骨伤科进修班的教学任务，学制一年，培训来自广东省内各地的骨伤科专业人员24人。

11月9日，成立医院感染管理小组（陈惠宗任组长）、妇女工作领导小组（麦瑞华任组长）、财务内审小组（刘树榕任组长）。

11月，该院升格为副处级单位，设科级机构办公室、医务科、总务科、财务科、护理部，并实行了工作人员上班佩戴"工作卡"制度。

12月，该院党总支被东莞市评为1989年度先进支部。该院被东莞市评为"职业道德教育优秀集体"。

1990年

3月，何炎燊编著的《常用方歌阐释》出版。

6月26日，国家中医药管理局和全国中医药高等院校领导同志共80多人访问该院。

7月15日，何炎燊入选《中国当代中医名人志》第一卷。

8月20日，受广东省中医药管理局委托，该院承办为期一年的"广东省骨伤科进修班"结业。

9月3日，成立"妇女委员会"。

9月24日，北京举办了"中国中医药文化"博览会，会上通过文字、图片、实物产品等形式展示医院简介、骨伤科简介、药剂科的中草药制剂等并获得好评。

10月5日，医院党总支研究决定成立"思想政治工作研究组"，并设立了《中医院通讯》编辑组，不定期出版《中医院通讯》。

11月30日，中央卫生部政策法规司支峻波司长到该院视察工作。

1991年

1月，由广东省名老中医何炎燊主任医师主编，东莞市中医院、中医学会编印的《东莞中医论文荟萃》一书出版。

2月7日，广东省人民医院由著名心血管专家罗征祥院长率领各科主任一行67人参观该院，并深入科室进行业务指导。

2月底，医院成立共青团总支部。

3月，医院在"七五"期间的医院三项达标工作中，以病床260张，设备总值103.6万元，临床科室12个，经验收合格，由广东省中医药管理局颁发了《广东省中医院三项达标合格证书》。

4月23日，何炎燊教授与刘石坚签订了继承老中医药专家学术经验协议书。

6月21日，步步高门诊部和综合楼两项工程落成。

8月26日，何炎燊编著的《竹头木屑集》一书出版。

8月30日，步步高桃苑八座的职工宿舍楼落实了分配方案，解决了22户职工的住房困难问题。

9月7日，全国名老中医、广州中医学院邓铁涛教授应邀到该院作学术报告，题目为《对冠心病的认识与辨证论治之体会》。

9月18日，何炎燊和叶伟洪被广东省中医药管理局授予"广东省先进中医药科技工作者"光荣称号，并颁发了荣誉证书。

10月，医院自筹资金17.5万元，在三门诊左侧兴建一座五层的服务公司大楼，建筑面积 4 442 米²。

12 月 3 日，医院成功地进行了一例开胸探查手术，成功缝合修补心肌裂口。

12 月 10 日，医院骨伤科被东莞市政府授予"先进集体"称号；李镜波被东莞市委授予"优秀共产党员"称号；陈惠宗被广东省卫生厅授予"白求恩式医务工作者"称号；何炎燊成为第一批享受国务院颁发特殊津贴的专家。

1992 年

1 月，制定了《东莞市中医院医德规范实施细则》、《东莞市中医院管理规章制度》、《中医医院分级管理与标准实施方案》。

2 月 28 日，医院召开了中医医院分级管理"达标上等"动员大会。

4 月 22 日，成为东莞市首家被高等医药院校定为教学医院的医院。

5 月 7 日，将外科分为骨伤科、外科、麻醉科。

5 月 21 日，成立医疗设备科。

7 月 18 日，东莞市中医学会在东莞宾馆举行何炎燊基金会成立大会，广东省顾委主任寇庆延，广东省卫生厅副厅长兼省中医药管理局局长张孝娟，东莞市常委杜奕宽、周文媛，东莞副市长姚锦柏等领导和嘉宾一百多人出席了大会，并先后做了重要讲话。张孝娟副厅长等人还视察了住院部和两个门诊部。会议由孙康泰主持，李镜波院长代表医院讲话，何炎燊的徒弟刘石坚在大会发言。何炎燊将两体著作的稿费 7 000 多元首先捐赠给基金会。基金会还得到了不少关心中医药事业的领导和社会各界及港澳人士的支持，初步统计捐款单 54 张，捐款个人 77 人，共筹资金超过 30 万元。此举在全省中医药界引起较大反响。

9月6日，老年病研究所申报了"延缓衰老"药物临床观察科研项目。该项目采用院内制剂"寿而康"片剂，有系统地对91名60岁以上老人进行服用和观察并总结。

11月1日，《健康报》社记者到该院拍摄录像片《健康之路》，介绍东莞医疗卫生发展概况。

1993年

1月12日，东莞市卫生局召开"卫生系统思想政治研究会"第三次年会。刘树榕被评为学会积极分子，李镜波获优秀论文奖。

4月7日，日本"整体疗术会"一行五人在野口文雄会长率领下访问期间医院，李镜波院长等陪同客人参观康复科并交流经验。

4月9日，医院CT室正式启用。

5月20日，医院召开"达标上等"誓师大会。李镜波院长作动员报告。

1994年

1月5日，1993年中医学会年会暨何炎燊基金会颁奖大会召开。

4月15日，东莞市档案局领导视察医院，进行档案工作升级评审，授予医院"省一级机关档案达标单位"牌匾。

1995年

3月18日，挂靠医院的"东莞市中医药研究所"举行挂牌仪式。

4月28日，医院举行广州中医药大学教学医院挂牌仪式。

8月4日，何炎燊第三本专著《何炎燊临证试效方》出版。

10 月，广东省中医药局授予医院"三级甲等中医医院"、"广东省示范中医院"、"九四年度文明中医院"三块牌匾。

12 月，创作完成东莞市中医院院歌。

12 月 9 日，中央电视台记者专访广东省名老中医何炎燊主任中医师。

1996 年

5 月 18 日，医院外科成功抢救一位心脏、肝脏复合伤患者。

6 月 7 日，医院首次聘任"社会监督员"并召开座谈会。

10 月 19 日，骨一科主任叶伟洪副主任医师赴澳大利亚参加"国际中医药暨传统医学特色疗法学术交流大会"并获优秀论文奖。

11 月 27 日，骨二科主任卢松江副主任医师被广东省卫生厅授予"白求恩式医务工作者"称号。

12 月 30 日，医院被评为东莞市卫生系统 96 年度"先进单位"。

1997 年

2 月 17 日，医院荣获东莞市"文明单位"称号。

5 月 12 日，内科董明国主治医师被评为东莞市"十大优秀青年"。

5 月 17 日，按广东省中医药局安排，医院成为龙川县中医院扶贫定点单位。

8 月 30 日，国家中医研究院专家到院指导工作。

11 月 10 日，医院正式被广东省高等教育厅、卫生厅批准为"广东省高等医药院校教学医院"。

1998 年

7月1日，医院举行"教学医院挂牌"仪式及"青年文明号"挂牌仪式。

9月21日，"何炎燊学术思想研究组"成立。

9月22日，医院正式被授予"放心药房"荣誉。

11月2日，医院成立抢救小组。

1999年

10月28日，叶伟洪主任中医师被国务院批准为"有突出贡献自然科学专家"，享受政府特殊津贴。

12月，叶伟洪主任中医师，应邀参加在荷兰首都阿姆斯特丹和德国汉诺威召开的"面向21世纪的东方医学学术大会"。

12月8日，叶伟洪主任中医师应邀参加由广东省中医药局组织的在香港召开的"21世纪中医药推介大会"。

2000年

7月11日，医院引进河南省中医药研究院新项目——"高血压病辨证分型个体化诊疗系统"，并成立了"中医高血压（东莞）医疗中心"。

11月10日，医院首次使用民主推荐的方法，在内一科选拔主任、副主任。

2001年

4月9日，经广东省卫生厅、广东省中医药局评审批准，该院被评为"广东省百佳文明医院"。

5月20日，中国百年百名中医临床家丛书《何炎燊》专册出版发行，何炎燊入选百名专家之一。

6月9日，经广东省人民政府正式批准，副院长、骨科专家叶伟洪主任中医师被授予"广东省名中医"称号。

9月1日，医院新住院大楼建成启用。是日，以治疗脊柱伤病为主的骨三科正式分科成立。以五官科（眼、耳鼻喉）和肛肠科为主的综合科正式成立。

10 月，叶伟洪、何世东被评为"东莞市第五批专业技术拔尖人才"。

11 月 13 日，该院成功举办了骨科新技术高级研修班。

12 月 3 日，骨一科成功进行了医院首例腹膜后胸腹外显露切口，行前路椎管减压、前路自锁钢板内固定加椎体间植骨融合术，治疗第 2 腰椎爆裂型骨折合并不全瘫痪。

12 月 10 日，广东省中医药局下达的科研课题"中医名家何炎燊临证经验及学术思想研究"获 1999 年度广东省中医药科技进步一等奖。

12 月 29 日，由广东省人民医院等有关单位派出专家、组成的鉴定委员会对该院的省级立项课题"创面灵治疗感染创面与烧伤的临床及实验研究"进行了鉴定。

2002 年

1 月 10 日，由东莞市中医学会和医院联合举办的"关于中医急症治疗抢救"的学术活动举行。

1 月，医院引进美国马可尼的全新 PROVIEW0.23T 核磁共振，经过一个月的安装调试，正式投入使用。为了更好地推广核磁共振的临床应用，1 月 23 日下午，医院举办了题为"核磁共振的临床应用"的学术报告会议。

4 月，医院骨科科研项目"创面灵治疗感染创伤及烧伤的临床及实验研究"荣获东莞市科技进步一等奖。

6 月，副院长郑志文被东莞市团市委、市青联授予"东莞市优秀青年"荣誉称号。

8 月 16 日，广东省卫生厅副厅长兼中医药局局长彭炜同志一行到医院进行中医工作调研。

8月22日，举行了共青团东莞市卫生局第三次代表大会，审议通过了第二届委员会报告，选举产生了第三届委员会，张志峰以最高票数当选新一届委员会委员，并任局团委副书记。

9月26日，东莞市卫生局洪耀坚局长来院宣读上级文件，正式宣布由郑志文副院长主持东莞市中医院全面工作。

11月11日，台湾长庚医院集团高层人士一行四人莅临医院参观考察。

12月6日，医院重新聘任一批"特邀社会监督员"，共六人。

12月20日，经医院"两委会"研究决定，重新调整和任命一批年富力强的临床科主任。

12月，何炎燊主任中医师专著《何炎燊医著选集》出版。

2003年

2月12日，医院召开职工大会，传达、动员和布置抗"非典"工作。

3月11日，医院中心门诊大楼正式投入使用。

5月，医院团总支部获得"2002年度东莞市五四红旗团总支"称号。

5月26日，清洁工作实行公开投标，这是医院后勤工作走向社会化第一步。

8月9日，郑志文、高大达、钟钻仪三位同志获得"东莞市抗击非典卫生系统优秀共产党员"光荣称号。

8月21日，叶伟洪副院长代表医院参加了全省中医工作会议，获得"广东省优秀中医医院院长"的称号。

8月22日，广东省中医药局举行了广东省第三批全国老中医老专家学术经验继承工作暨拜师大会，该院主任中医师何世东、刘石坚被国家中医药管理局定为全国第三批带教老师，分别授带该院宁为民、刘慧卿副主任中医师。

2004 年

1 月 3 日，医院两项东莞市科研课题"清肺止咳浆治疗肺热咳嗽和临床及实验研究"和"康尔胃Ⅱ号治疗功能性消化不良临床及实验研究"通过东莞市科技局鉴定。

6 月 10 日，美籍华人加州大学医学院骨科专家 Louis M Kwong 来医院演示骨科新技术。

"七一"前夕，何炎燊主任中医师获市 100 名优秀老党员殊荣。

7 月 8 日，医院首次对临床中层干部实行聘任制，聘期一年。

7 月 19 日，设在医院住院楼一楼大厅的便民药房正式对外营业。

8 月 12 日，医院儿科正式成立，设有儿科门诊和住院病区。填补了临床科室无儿科的空白，解决了儿科重症病人的救治问题。

8 月，以创伤、手足显微外科为主的骨四科正式成立，使东莞市中医院骨科在东莞地区的龙头地位更加确立。至此，骨科共有四个住院病区，逐步发展出创伤、正骨、关节、脊柱、显微、骨病骨肿瘤、小儿骨科等项目。

12 月 10 日，由医院承办的广东省中医急症、中医热病、中西医结合急救专业委员会年会暨学术交流会在西湖大酒店召开。

同月，外科主任、副主任医师周学鲁同志被国家人事局、卫生部、国家中医药管理局授予"全国卫生系统先进工作者"称号，并被评为"东莞市第六批专业技术拔尖人才"。

2005 年

1 月 27 日，为了健全机构，医院成立东莞市中医院保持共产党员先进性教育领导小组，并下设办公室。

4 月 2 日~3 日，由东莞市卫生局组织，东莞市中医院 6 名党员专家志愿者组成服务队，在郑志文副书记、副院长的带领下赴韶关市新丰县开展共产党员献爱心送健康志愿服务。捐赠计算机断层扫描系统、心电监护仪等医疗器械和药品一批。

4 月，医院新购买一台日本东芝四螺旋计算机断层扫描系统经安装调试后正式投入使用。

4 月 12 日，郑志文同志被正式任命为东莞市中医院院长。

4 月 22 日，东莞团市委为康复科进行"青年文明号"挂牌。

4 月 26 日，院长郑志文、医务科副科长董明国赴北京，参加由科技部、国家中医药管理局召开的国家"十五"科技攻关课题会议，题为"名老中医学术思想临证经验研究"。

5 月 1 日，为调整市局医疗卫生资源，经上级批准，运河门诊部正式结业。

6 月 14 日，上级组织任命陈惠宗、叶伟洪两位同志为医院副处级干部。

7 月，在东莞市政府支持下，征用医院住院楼南面民房约 10 亩地，拆迁工作开始进行。

8 月 4 日，地处火炼树的怡丰门诊部验收。东莞市食品药品监督管理局验收位于东城区下桥的医院制剂室。

8 月 12 日~15 日，由医院举办的"2005 年东莞国际骨科新技术论坛暨骨关节疾病研修班"在会展国际酒店隆重召开，东莞市人民政府常务副市长冷晓明、副市长吴道闻出席了大会并发表了重要讲话，鼓励医院科研、学术工作再上新台阶。

9月18日，东莞市中医院怡丰门诊部正式开业。

11月8日，蔡立民、张柱权2位同志被正式任命为东莞市中医院副院长。

12月1日，医院举行建院40周年院庆活动，并在东莞市会展国际酒店举行"院庆"酒会。国家中医药管理局副局长吴刚、东莞市市长刘志庚等领导到会祝贺，鼓励全院干部职工为东莞地区中医药事业发展做出新贡献，创造中医院更加灿烂美好的明天。

2006年

3月31日，医院召开工会会员代表大会，选举第三届工会委员会，张柱权副院长当选为工会主席。

4月8日，卫生部、中医药管理局偕同电视摄制组抵达中医院采访省名老中医何炎燊同志、省名中医叶伟洪同志等知名专家。

4月26日，广东省卫生厅张顺华调研员、广东省中医药局李梓廉处长、黎锦成副处长等有关领导来院指导创建"非直属附属医院"工作。

9月，完成后勤楼装修、安装工程，并投入使用。

10月，蔡立民同志被评为"东莞市第七批专业技术拔尖人才"。

11月30日，成立东莞市中医院党委。郑志文，蔡立民、张志峰、张子尧为党委委员。其中郑志文为党委书记。

2007年

1月15日，妇科病区成立。解决了妇科危重病人救治问题。

3月11日，医院进行了广州中医药大学非直属附属医院验收预检工作。

3月26日，内三科（神经内科）成立。

3月26日～4月2日，刘景锋、刘慧卿两位同志参加东莞援藏医疗队支援西藏林芝地区。郑志文院长随同东莞市卫生局工作人员亲送两人入藏。

4月，东莞市委，市政府同意在松山湖大道兴建东莞市中医院新院，占地面积约200亩，计划建设800张床位，建筑面积12万米^2。

4月11日，在国家"十五"科技攻关计划课题验收会议上，"何炎燊名老中医学术思想、经验传承研究"课题通过国家验收组验收。

4月12日，医院历史首次进行招收研究生面试工作，共招收6人。

4月23日，医院全天进行广州中医药大学非直属附属医院评审会议。

4月，张子尧同志荣获2006～2007年度广东省"十佳"团支部书记光荣称号。

5月15日，检验科部分试剂首次询价采购。

5月26日，医院召开2007年度东莞市第一期"名医讲坛"。

6月26日，国家中医药管理局医政处吴凯处长莅临医院指导工作。

7月24日～25日，郑志文院长参加新中医院建设项目的方案评选。

9月1日，东莞市2007年度第一期中医药培训班在医院开讲。

11月5日，进行了新院设计演示。

12月24日，中医中药中国行东莞站启动仪式。

2008年

1月9日，医院ICU病区正式成立。大大提高了对危重病人的救治水平。

2月21日，医院举行广州中医药大学非直属附属东莞中医院挂牌仪式。

5月25日，医院接收5名四川汶川地震灾区伤员；并为他们精心制定了治疗方案。同日，东莞市市长李毓全、副市长李小梅等领导来院慰问四川伤员。

6月20日，国家中医药管理局副局长吴刚来医院探望慰问四川伤员。

9月3日~4日，医院骨伤科和中风专科通过广东省中医重点专科评审验收组乎审，成为省中医重点专科。

医院骨一科在"青年文明号"创建活动中成绩突出，荣获市"青年文明号"光荣称号。

9月6日，医院承办市级学术活动"骨科（骨盆、关节镜）新技术研修班"

9月13日，广州中医药大学附属东莞中医院硕士学位课程班正式开班。

10月10日，医院正式成为广东省中医院协作医院，'并举行了签字挂牌仪式。

10月17日~18日，医院成功举办了首届中层干部管理培训班。

11月7日，医院袁瑞兴、关建强2位同志作为东莞市第三批对口支援四川映秀灾区医疗队成员赶赴灾区。

2009 年

1 月，国家"十五"科技攻关计划"名老中医学术思想、经验传承研究"项目入选名家学验薪传丛书《何炎燊医案集》出版。

2 月，医院内一科荣膺东莞市"青年文明号"光荣称号。

2 月 5 日，医院由副处级单位正式升格为正处级单位。

3 月，医院内三科护理单元荣获"全国中医特色护理优秀科室"光荣称号。

4 月 30 日，卫生部政策法规司副司长汪建荣、国家中医药管理局法监司副司长桑滨生等领导一行莅临医院进行考察、调研工作。

5 月 22 日~24 日，该院承办省级学术活动"第十届华南地区关节外科新技术高级研讨班。"

5 月 27 日，张柱权副院长作为市第五批援川医疗队队长赴四川映秀灾区。

7 月 14 日，东莞市人民政府副市长成洪波到该院调研视察新院建设工作。

8 月 3 日，医院举行第三届职工代表大会第四次会议审议通过新的绩效工资分配方案。

9 月 21 日，医院第一个专科护理门诊——骨一科专科护理门诊开诊。是体现该院护理技术水平的重要标志。是日，医院急诊科病区、输血科、病理科正式开科。骨一科朱玉霞荣获"广东省优秀护士"光荣称号。

9 月 16 日，医院管理培训系列讲坛——"百家医院管理公益讲坛"的第 281 场在医院举行。

9 月 28 日，作为东莞市 2009 年 28 项重点工程之一的东莞市中医院新院工程举行隆重动工典礼。东莞市市委常委、副市长江凌、市政协副主席邝明子、市纪委副书记陈锦洪、市卫生局管敏政局长共同为工程动工揭幕，宣布开工。

10月，医院充分发挥自身优势，开展中医体质辨识与养生服务以来，受到广大市民欢迎。

11月，《岭南中医药文库》医家系列分册《岭南中医药名家何炎燊》正式出版。

12月16日，广东省卫生厅副厅长、省中医药局局长彭炜来院视察中医药防治甲型H1H1流感工作。对医院充分发挥中医药特色和优势，积极防治甲型H1N1流感工作取得的经验和成绩表示了高度的赞赏。

（二）论文发表与科研成果情况一览表

1994年至2007年末，东莞市中医院医务人员所写的论文，在地市级、省级及全国性学术刊物上及国际期刊发表的共有409篇。其中国家级以上294篇，省级112篇，2003年以来，每年均有高质量的论文发表。应用性科研成果方面，也有多项取得突破，现择其要简列如下。

1988年—2007年东莞市中医院科技成果一览表

获奖年份（年）	成果名称	完成单位及主要人员	获奖等级
1988	伸直型肱骨髁上骨折内外侧双夹板固定	叶伟洪等	东莞市科技成果技术推广四等奖

续表

获奖年份（年）	成果名称	完成单位及主要人员	获奖等级
1988	中西医结合治愈两例四肢骨折并主动脉离断报告	叶伟洪等	东莞市科技成果技术推广三等奖
1988	东莞市老年人健康状况中西医结合流行病学调查分析研究	孙康泰等	东莞市科技成果技术建议三等奖
1992	人工股骨头置换治疗股骨颈骨折	叶伟洪等	东莞市科技成果三等奖
1997	创面灵治疗感染创面及烧伤的临床及实验研究	叶伟洪、陈硕敏，蔡立民，卢松江，苏建榆等	东莞市技术进步一等奖
1998	康尔胃冲剂抗消化性溃疡复发作用的临床和实验研究	何世东、董明国、叶小汉、邓丛荣、何金木、宁为民等	东莞市科技进步一等奖，广东省科技进步二等奖
1999	中医名家何炎燊临证经验及学术思想研究	何炎燊、马凤彬、董明国、刘石坚、郑志文等	东莞市科技进步一等奖，广东省科技进步一等奖
1999	胃尔康2号治疗功能性消化不良临床及实验研究	何世东、董明国、叶小汉、宁为民、陈伟东等	东莞市科技进步三等奖

获奖年份(年)	成果名称	完成单位及主要人员	获奖等级
2001	清肺止咳糖浆治疗肺热咳嗽的临床和实验研究	马凤彬、邓达荣、任国珍、何炎燊,杨运高、陈先明等	东莞市科技进步二等奖
2001	关节通片治疗膝关节骨性关节炎的临床研究	叶伟洪、叶建勋、骆家伟、廖国强、李伟等	东莞市科技进步三等奖
2004	连续腰麻在老年病人中的应用	陈国振、张志辉、陈传义、李刚,何柱良、陈杰、龚琰	东莞市科技成果二等奖
2004	中西医结合治疗颅脑损伤1 326例	莫琰、叶伟洪、周俊灼、周学鲁、苏永权等	东莞市科技成果三等奖
2007	溃疡分支杆菌皮肤感染的临床研究	周学鲁、谭学军、叶伟洪、黄坚、莫琰等	东莞市科技进步三等奖
2007	补肾活血通痹法治疗膝关节骨性关节炎的临床及实验研究	叶伟洪、叶建勋、张志峰、杜松柏等	东莞市科技进步三等奖

旗峰莞水大岐黄

岭南中医药文库

（三）东莞市中医院历届领导一览表

职　务	姓名	任职年限	分工
代院长	杜　锦	1965 年 12 月至 1966 年 3 月	全面
院长	陈　根	1966 年 3 月至 1969 年 9 月	全面
革命领导小组组长	陈　桥	1969 年 9 月至 1970 年 12 月	全面
革命领导小组副组长	钟逸庭	1969 年 9 月至 1977 年	业务
革命领导小组副组长	周巧媚	1970 年 3 月至 1973 年 8 月	业务
革命领导小组组长	郑　就	1970 年 12 月至 1972 年	行政
院长	陈　程	1972 年 5 月至 1978 年 8 月	全面
副院长	张治安	1973 年 3 月至 1978 年 10 月	行政
副院长	张锦坚	1978 年 9 月至 1986 年	业务
副院长	陈裕新	1978 年 3 月至 1986 年 11 月	行政
院长	刘庭玉	1978 年 8 月至 1981 年 9 月	全面
副院长	何炎燊	1978 年 8 月至 1988 年 8 月	业务
副院长	莫刘基	1979 年 4 月至 1983 年 4 月	业务

职　　务	姓名	任职年限	分工
院长	熊　发	1981 年 9 月至 1985 年 9 月	全面
院长	孙康泰	1985 年 9 月至 1988 年 8 月	全面
副院长	单庆润	1985 年 10 月至 1988 年 8 月	业务
名誉院长	何炎燊	1988 年 11 月至今	业务
院长	李镜波	1988 年 8 月至 1995 年 1 月	全面
书记	熊　发	1986 年至 1992 年	政工
副院长	陈惠宗	1989 年 6 月至 2005 年 5 月	业务
副院长	张长吉	1991 年 8 月至 1996 年 10 月	行政
院长	张长吉	1996 年 11 月至 2001 年 3 月	全面
书记	张长吉	1996 年 11 月至 2007 年 2 月	政工
副院长	叶伟洪	1996 年 12 月至 2005 年 5 月	业务
院长	简任昌	2001 年 3 月至 2002 年 10 月	全面
副院长	郑志文	2001 年 1 月至 2005 年 2 月	业务
院长	郑志文	2005 年 3 月至今	全面
副院长	蔡立民	2005 年 11 月至今	业务
副院长	张柱权	2005 年 11 月至今	行政
副院长	叶伟强	2007 年 9 月至 2008 年 6 月	行政

（四）东莞市中医院机构设置一览表

东莞市中医院组织结构图

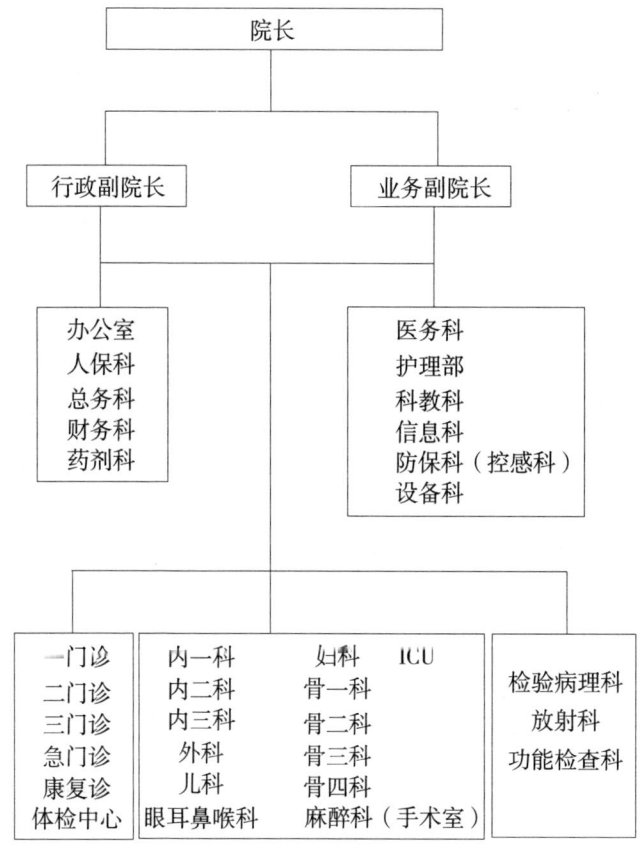

（五）主要设备一览表

东莞市中医院主要大型医疗设备一览表（10 万元以上）

截止日期：2007 年 12 月 31 日

类别	资产名称	型号	购置日期	资产原值 （人民币）
诊断设备	超声诊断仪	SA－6000Ⅱ型	2004 年 1 月	378 000.00
	悬吊式高频 X 线机	RAD10TEX－CH（500MA）	2005 年 12 月	628 000.00
	运动平板试验系统	M9901	2003 年 7 月	198 000.00
	肌电诱发电位仪	MEB－9200K	2007 年 7 月	330 000.00
	脑电图仪	EEG－9200K	2007 年 7 月	340 000.00
	自动角膜状态验光仪	KR－8100PA	2000 年 7 月	150 000.00
	移动式 X 线机	PX－100CLK	2007 年 12 月	124 000.00
	移动式 C 臂 X 线机	BV25G	1999 年 1 月	603 000.00
	彩色超声波	ZK－ATL－SONOSISE	2002 年 11 月	780 000.00
	彩色经颅多普勒台式系统	EME.TC－2021	2002 年 3 月	198 000.00
	全数字黑白 B 超	G20	2005 年 9 月	475 000.00
	电子结肠镜	C－140I	2003 年 7 月	245 000.00
	螺旋 CT	AQUILINE4（TSX－101A）	2005 年 5 月	6 573 000.00
	磁共振	0.23T 常导型	2001 年 9 月	6 730 000.00
	800mA 无暗合 X 线透视装置	800mA	2002 年 4 月	1 665 000.00
	双能 X 线骨密度仪	GDR－4500W	2004 年 12 月	930 000.00

类别	资产名称	型号	购置日期	资产原值（人民币）
一、诊断设备	多功能数字化胃肠造影X线机(800MA)	WINSCOPE 2000	2006 年 6 月	2 730 350.00
	冷冻切片机	CM1900	2005 年 10 月	215 000.00
	ATB细菌鉴定药敏测定仪	ATB1525	1997 年 4 月	330 000.00
	全自动化学发光免疫分析仪	ACCESS	2003 年 2 月	530 000.00
	全自动酶联免疫分析仪(单机1)	DG-53	2006 年 4 月	680 000.00
	全自动生化分析仪	AU644-04	2007 年 8 月	1 893 000.00
	全自动血细胞分析仪	HMX-AL	2003 年 6 月	800 000.00
	体检车专用X线机	SZY5040XTJ	2004 年 11 月	333 000.00
治疗设备	体外冲击波碎石机	MJ-ESWL-208A 型	2002 年 8 月	330 000.00
	外科腔壁、关节镜	PV430	2004 年 12 月	1 250 000.00
	外科手术显微镜	S88	2007 年 1 月	798 500.00
	内生场热疗系统	HG-2000P	2000 年 8 月	250 000.00
抢救设备	雷鸟呼吸机	T-BIRD VSO2	1999 年 11 月	240 000.00
	美国MDE彩色监护仪	MDE-20413	2003 年 6 月	115 000.00
	麻醉安全监护仪	ASC-512B	2000 年 8 月	110 000.00
	多功能麻醉机	ARTEC-2B	2001 年 11 月	318 000.00